Lesenswert

vor der Arbeit

als Pflegehelfer/in

in der

Hals-Nasen-Ohren-

Heilkunde

MARTIN STERLING

Inhaltsverzeichnis

« *In der HNO-Heilkunde ist jeder Eingriff, sei es am Gehör, an der Stimme oder an der Atmung, eine Rückeroberung der Kommunikation mit der Welt, eine Pflege, die den Patienten die Möglichkeit zurückgibt, sich wieder mit dem Leben zu verbinden.* »

Einführung

Die wichtige Rolle des HNO-Pflegehelfers

- Allgemeine Einführung in die HNO-Heilkunde: Was ist die HNO-Heilkunde?

Die Hals-Nasen-Ohrenheilkunde (HNO) ist ein medizinisches Fachgebiet, das sich mit der Untersuchung und Behandlung von Erkrankungen befasst, die mit den drei wichtigsten Teilen des menschlichen Körpers zusammenhängen: Ohren, Nase und Hals, einschließlich Kopf und Hals. Als Teilbereich der Medizin befasst sich die HNO mit Funktionsstörungen, Krankheiten und Anomalien in diesen Bereichen, die eine grundlegende Rolle bei mehreren lebenswichtigen Funktionen wie Atmung, Hören, Gleichgewicht, Geruch, Stimme und sogar Schlucken spielen.

Die Erkrankungen, mit denen sich ein HNO-Arzt befasst, sind breit gefächert. Bei den Ohren kann es sich um Hörprobleme wie Taubheit, Mittelohrentzündungen (Otitis) sowie um Gleichgewichtsstörungen wie Schwindel handeln. Die Nase ist häufig von Krankheiten wie Rhinitis, Sinusitis, Polypen oder auch Atemproblemen aufgrund einer Verkrümmung der Nasenscheidewand betroffen. Der Hals wiederum ist Schauplatz zahlreicher Erkrankungen wie Angina, Laryngitis oder komplexerer Störungen wie Dysphonie (Stimmstörungen) und Krebs der Stimmbänder. Die HNO ist jedoch nicht nur auf diese drei Bereiche beschränkt. Sie umfasst auch Erkrankungen im Kopf- und Halsbereich, darunter auch ernstere Erkrankungen wie Krebs, die eine spezielle chirurgische Behandlung erfordern.

Was die Klinik-HNO so einzigartig macht, ist die Vielfalt der Organe und Funktionen, mit denen sie sich befasst. Die Ohren sind nämlich nicht nur Hör-, sondern auch Gleichgewichtsorgane. Die Nase ist nicht nur für den Geruchssinn zuständig, sondern spielt auch bei der Atmung und dem Schutz der Atemwege eine entscheidende Rolle. Der Hals ist nicht nur für die Phonation und die Kommunikation von entscheidender Bedeutung, sondern auch an so lebenswichtigen Prozessen wie der Ernährung und der Atmung beteiligt. Der HNO-Arzt muss daher ein genaues Verständnis dieser vielfältigen Funktionen und der komplexen Wechselwirkungen zwischen ihnen integrieren, um eine wirksame Diagnose und Behandlung anbieten zu können.

Die Behandlungen im HNO-Bereich können von einfachen Handgriffen bis hin zu komplexeren chirurgischen Eingriffen reichen. Sie reichen von der Verschreibung von Medikamenten bei leichten Infektionen bis hin zu größeren chirurgischen Eingriffen wie dem Einsetzen von Cochlea-Implantaten bei schwerer Taubheit oder Wiederaufbauoperationen nach einer Krebserkrankung. Darüber hinaus hat die Entwicklung neuer Technologien große Fortschritte in der HNO-Praxis gebracht. Dazu gehören der Einsatz von Lasern, robotergestützter Chirurgie oder 3D-Navigation für eine höhere Präzision bei den Eingriffen.

Die Heilkunde-HNO spielt auch eine entscheidende Rolle für die Lebensqualität der Patienten, da die von ihr behandelten Krankheiten tief greifende Auswirkungen auf wichtige Funktionen des täglichen Lebens haben können, wie z. B. Kommunikation, Hören von Umgebungsgeräuschen, Geschmackssinn und Atmung. Das Wohlbefinden der Patienten, ob es sich nun um ein Kind mit wiederholten Mittelohrentzündungen, einen Erwachsenen mit wiederkehrenden Nasenpolypen oder einen älteren Menschen mit Hörverlust handelt, steht im Mittelpunkt dieses Fachgebiets. Die Qualität der Nachsorge und Pflege ist daher von entscheidender Bedeutung für eine funktionelle Rehabilitation und eine deutliche Verbesserung des Lebens der Patienten.

- Die wesentliche Rolle des Pflegehelfers: eine Säule in der HNO-Abteilung

Der Pflegehelfer nimmt in der Abteilung für Hals-Nasen-Ohrenheilkunde (HNO) eine zentrale und unumgängliche Stellung ein. Seine Rolle geht weit über die unterstützenden Aufgaben hinaus, die man ihm vereinfachend zuweisen könnte. Er ist eine echte Stütze für das reibungslose Funktionieren dieser Abteilung und sorgt nicht nur für die Kontinuität der Pflege, sondern auch für den Komfort und das Wohlbefinden der Patienten in jeder Phase ihrer Behandlung. In diesem so speziellen Bereich, in dem komplexe Erkrankungen behandelt werden, die Ohren, Nase, Hals und Kopf betreffen, spielt der Pflegehelfer eine grundlegende Rolle in der Gesamtbetreuung des Patienten.

Bei der Aufnahme des Patienten steht der Pflegehelfer an vorderster Front. Er stellt einen ersten Kontakt her, der oft entscheidend ist, um Patienten zu beruhigen, die mit Hör- oder Stimmproblemen oder auch mit Atembeschwerden kommen. Diese erste Interaktion sollte wohlwollend und einfühlsam sein, denn es ist wichtig, die Sorgen der Patienten zu zerstreuen, die sich angesichts von Krankheiten, die so grundlegende Funktionen beeinträchtigen, besonders verletzlich fühlen können. Die Pflegekraft sammelt erste Informationen über den Allgemeinzustand des Patienten, begleitet ihn bei den verschiedenen administrativen Schritten und sorgt vor allem dafür, dass er sich vor jedem Arztbesuch oder medizinischen Eingriff sicher fühlt.

Auf technischer Ebene ist der HNO-Krankenpflegehelfer auch eine Schlüsselfigur bei der Vorbereitung von Konsultationen und Behandlungen. Er ist für die Bereitstellung der erforderlichen medizinischen Geräte verantwortlich, sei es für eine audiometrische Untersuchung, eine Nasenfibroskopie oder einen schwereren Eingriff wie eine Nasennebenhöhlenoperation. Die genaue Kenntnis der spezifischen HNO-Ausrüstung wie Otoskope, Laryngoskope oder auch Audiometer ist für einen reibungslosen Ablauf der Konsultationen und Behandlungen unerlässlich. Die Rolle der Pflegekraft besteht darin, dafür zu sorgen, dass alles perfekt für den Arzt vorbereitet ist, um eine effiziente und sichere Behandlung zu gewährleisten.

Darüber hinaus ist der Krankenpflegehelfer auch an der postoperativen Pflege beteiligt. Patienten, die nach Eingriffen im Bereich des Halses, der Nasennebenhöhlen oder der Ohren oft geschwächt sind, benötigen besondere Aufmerksamkeit, und hier entfaltet der Krankenpflegehelfer sein ganzes Fachwissen. Er ist an der Wundversorgung beteiligt, wechselt Verbände, verwaltet

Drainagen und überwacht aufmerksam den Verlauf der Wundheilung, um Komplikationen wie Infektionen oder Blutungen zu verhindern. In spezielleren Fällen wie einem Tracheostoma muss der Pflegehelfer technische Pflegemaßnahmen wie das Absaugen von Sekret oder das Reinigen der Kanüle beherrschen. Diese Maßnahmen erfordern Präzision und Wachsamkeit und sorgen dafür, dass sich der Patient wohlfühlt.

Der HNO-Krankenpflegehelfer spielt auch eine unverzichtbare Rolle bei der Überwachung von Patienten nach chirurgischen Eingriffen oder medizinischen Behandlungen. Er achtet auf ihr Wohlbefinden, die Schmerzbehandlung, die Beobachtung abnormaler Zeichen und die Vermeidung unmittelbarer Komplikationen wie Atembeschwerden oder Blutungen. Diese aufmerksame Überwachung ist von entscheidender Bedeutung, insbesondere in einem Bereich, in dem die Atemwege durch Krankheiten oder Behandlungen direkt beeinträchtigt werden können. Durch die Nähe zu den Patienten ist der Pflegehelfer oft derjenige, der die ersten Anzeichen von Unwohlsein oder Komplikationen erkennt, und er ist dafür verantwortlich, schnell zu reagieren, um das medizinische Team zu informieren und kritische Situationen zu vermeiden.

Darüber hinaus darf der menschliche Aspekt der Rolle des Pflegers nicht unterschätzt werden. In einer Abteilung wie der HNO, in der die Erkrankungen häufig die Sinne und Funktionen betreffen, die für die Kommunikation und soziale Interaktion von größter Bedeutung sind (wie das Hören oder Sprechen), können sich die Patienten isoliert und verletzlich fühlen. Der Pfleger hat eine psychologisch unterstützende Funktion, er ist oft derjenige, der tröstet, komplexe medizinische Verfahren mit einfachen Worten erklärt und den Patienten hilft, ihre Ängste zu überwinden. Seine Haltung, sein aktives Zuhören und seine Fähigkeit, zu beruhigen, sind unverzichtbare Eigenschaften in einer Abteilung, in der Stress und die Angst vor dem Verlust von Fähigkeiten, die für das tägliche Leben wichtig sind, häufig auftreten.

Der Krankenpflegehelfer fungiert auch als Bindeglied zwischen den verschiedenen Mitgliedern des medizinischen Teams. Er vermittelt entscheidende Informationen über den Zustand der Patienten, ihre Reaktionen auf die Pflege und ihre speziellen Bedürfnisse. Durch ihre ständige Präsenz bei den Patienten ist sie das direkte Bindeglied zwischen diesen und den Ärzten, Krankenschwestern und anderen Gesundheitsfachkräften und erleichtert so eine umfassende und kohärente Betreuung. Diese Brückenposition ist umso wichtiger in einer Abteilung, in der die Konsultationen technisch und schnell sein können und in der die ständige Betreuung des Patienten von entscheidender Bedeutung ist.

In einer HNO-Abteilung, in der häufig chronische Erkrankungen (wie wiederkehrende Sinusitis, Hörstörungen oder Nasenpolypen) behandelt werden, hat der Pflegehelfer schließlich die Rolle eines Erziehers für die Patienten. Er hilft ihnen, ihre Krankheiten zu verstehen, die alltäglichen Handlungen zur Pflege besser zu verstehen und vorbeugende Verhaltensweisen zu übernehmen, um Rückfälle oder Komplikationen zu vermeiden. Diese langfristige Begleitung macht ihn zu einem Hauptakteur bei der Verbesserung der Lebensqualität der Patienten.

- Ziele des Buches: Warum ein spezieller Leitfaden für HNO-Ärzte?

Die Idee, einen speziellen HNO-Leitfaden für Pflegehelfer zu schreiben, beruht auf mehreren grundlegenden Feststellungen, die die Schaffung eines eigenen Buches für dieses Fachgebiet voll und ganz rechtfertigen. Dieses Buch soll eine Lücke in der medizinischen Literatur füllen, indem es Pflegehelfern ein praktisches und für ihren Alltag geeignetes Hilfsmittel in diesem speziellen Fachgebiet an die Hand gibt. Es handelt sich nicht um eine einfache Sammlung medizinischer Theorien, sondern um einen Leitfaden, der mitten in die tägliche Realität der HNO-Abteilung eintaucht, konkrete Antworten und praktische

Ratschläge gibt und gleichzeitig die technischen und zwischenmenschlichen Kompetenzen der dort tätigen Fachkräfte stärkt.

Zunächst einmal ist die HNO ein komplexes und äußerst vielfältiges Fachgebiet. Sie umfasst zahlreiche Erkrankungen, die so unterschiedliche Organe wie Ohren, Nase, Hals, aber auch Kopf und Hals betreffen. Jeder Teil dieser Region ist für das reibungslose Funktionieren des Organismus von entscheidender Bedeutung, und als solches erfordert die Behandlung der Patienten in dieser Abteilung besondere Aufmerksamkeit, technisches Know-how und einen angemessenen menschlichen Ansatz. Die dort tätigen Pflegehelferinnen und Pflegehelfer sind mit einer Vielzahl klinischer Situationen konfrontiert, die eine gründliche Kenntnis der spezifischen Pathologien, Pflegemaßnahmen und Interventionen im HNO-Bereich erfordern. Dieser Leitfaden soll ihnen daher eine solide Grundlage bieten, um diese Besonderheiten zu verstehen und zu meistern.

Das erste Ziel dieses Buches ist es, Pflegehilfskräften ein besseres Verständnis der Besonderheiten der HNO-Abteilung zu vermitteln. Obwohl die Grundlagen der Pflege denen anderer medizinischer Fachbereiche ähnlich sind, sind die in der -HNO Klinik behandelten Erkrankungen oft einzigartig, da sie sich direkt auf lebenswichtige Funktionen und Sinne wie Hören, Gleichgewicht, Atmen, Riechen und Sprechen auswirken. Ein spezieller Leitfaden ermöglicht es, diese Erkrankungen genauer zu erfassen und sich mit den spezifischen technischen Handgriffen der Pflege-HNO vertraut zu machen, wie z. B. das Absaugen der Atemwege, die Überwachung von Tracheostomien oder die Handhabung von Hörgeräten. Das Buch erklärt auch die Verwendung der speziellen Instrumente der Abteilung-HNO, wie Otoskope, Glasfaserendoskope und Audiometer, und geht auf die postoperative Pflege ein, die sich von anderen Fachgebieten unterscheidet.

Zweitens soll dieses Buch Pflegehilfskräfte auf die besonderen Herausforderungen der HNO-Abteilung vorbereiten, insbesondere auf die Betreuung der Patienten vor und nach chirurgischen Eingriffen. Die HNO-Abteilung zeichnet sich durch die Häufigkeit heikler und manchmal komplexer chirurgischer Eingriffe aus, wie Operationen an den Nasennebenhöhlen, den Mandeln oder den Stimmbändern. Diese Eingriffe erfordern eine gründliche Vorbereitung und eine sorgfältige postoperative Nachsorge, bei der die Pflegekraft eine Schlüsselrolle spielt. Dieser spezielle Leitfaden geht detailliert auf diese Aspekte der HNO-Arbeit ein, bietet klare Protokolle für die prä- und postoperative Pflege und schult Pflegehilfskräfte darin, mögliche Komplikationen wie Blutungen oder Atembeschwerden vorauszusehen, um effektiv und sicher für den Patienten reagieren zu können.

Darüber hinaus ist eine der Besonderheiten von -HNO Erkrankungen, dass sie häufig die Sinnesfunktionen oder wesentliche Aspekte der menschlichen Kommunikation betreffen. Der Verlust des Gehörs, Atembeschwerden oder Sprachstörungen beeinträchtigen die Lebensqualität der Patienten erheblich und führen oft zu tiefen Ängsten. Dieser Leitfaden soll Pflegehilfskräfte für diese Realitäten sensibilisieren, indem sie in ihrer Praxis einen menschlichen und empathischen Ansatz entwickeln. Eines der zentralen Ziele dieses Buches ist es daher, Pflegehilfskräfte darin zu schulen, die psychologischen Auswirkungen von HNO-Erkrankungen auf die Patienten besser zu verstehen und zu wissen, wie sie die Patienten nicht nur körperlich, sondern auch emotional und psychologisch begleiten können. Das bedeutet, zu lernen, wie man mit Patienten mit Hörstörungen kommuniziert, wie man Patienten, die sich auf größere Operationen vorbereiten, beruhigt oder wie man Patienten, die sich einer Behandlung wegen schwerer Krankheiten wie HNO-Krebs unterziehen, moralisch unterstützt.

Darüber hinaus ist eine der großen Stärken dieses Buches, dass es sich nicht auf die technischen Aspekte der Pflege beschränkt. Es hebt auch die Bedeutung der Koordination mit dem gesamten medizinischen Team in der HNO-Abteilung hervor. Denn die Pflegekraft arbeitet Hand in Hand mit Krankenpflegern, HNO-Ärzten, Physiotherapeuten und vielen anderen Gesundheitsfachkräften. Dieser Leitfaden unterstreicht daher die Bedeutung dieser interdisziplinären Zusammenarbeit und gibt Tipps, wie die Kommunikation und Effizienz innerhalb des Teams zum Wohle des Patienten verbessert werden kann.

Schließlich soll dieses Buch auch eine Quelle der Ermutigung und Inspiration für Studenten und Neulinge sein, die eine Spezialisierung in der HNO-Pflege in Erwägung ziehen. Die Vielfalt der Pflege, die Technizität der Eingriffe, aber auch die Befriedigung, wenn ein Patient nach einem erfolgreichen Eingriff seine Stimme, seine normale Atmung oder sein Gehör wiedererlangt, machen die HNO zu einem reichen und lohnenden Bereich. Indem er einen detaillierten Einblick in den Alltag von Pflegehelfern in dieser Abteilung bietet, hofft dieser Leitfaden, Berufungen zu wecken und junge Berufstätige zu ermutigen, sich mit Zuversicht in diese Fachrichtung zu stürzen.

Zusammenfassend lässt sich sagen, dass dieses Buch Pflegehilfskräften ein fundiertes Wissen über die Besonderheiten der HNO-Abteilung vermitteln und sie gleichzeitig in den technischen Handgriffen, der spezifischen Pflege und den in diesem Bereich so wichtigen menschlichen Beziehungen schulen soll. Es soll ein praktisches Werkzeug sein, das sie in ihrem Alltag begleitet und ihnen die Schlüssel zur Entwicklung und Entfaltung in diesem anspruchsvollen, aber spannenden Fachgebiet an die Hand gibt.

- Ermutigung für Anfänger und Studenten : Eine lohnende und anspruchsvolle Karriere

Eine Karriere als Pflegehelfer/in in der Hals-Nasen-Ohrenheilkunde (HNO) kann auf den ersten Blick abschreckend wirken. Die Vielfalt der Krankheitsbilder, die Komplexität der

Pflege und der technische Anspruch der Eingriffe können Neulinge tatsächlich entmutigen. Dennoch ist es ein unglaublich reiches Fachgebiet, das sowohl befriedigend als auch menschlich ist und in dem jeder Tag die Gelegenheit bietet, einen echten Unterschied im Leben der Patienten zu machen. Es ist wichtig zu betonen, dass diese Laufbahn zwar anspruchsvoll ist, aber auch einzigartige Möglichkeiten zur beruflichen Weiterentwicklung, persönlichen Bereicherung und tiefen Zufriedenheit bietet.

In den ersten Tagen in der HNO-Abteilung lernen die jungen Pflegehelferinnen und Pflegehelfer schnell das Ausmaß der Vielfalt der Pflege kennen. Die Krankheitsbilder, mit denen sie konfrontiert werden, sind sehr vielfältig und betreffen wesentliche Funktionen des täglichen Lebens: das Hören, Atmen, Sprechen und das Gleichgewicht. Jede dieser Funktionen spielt eine lebenswichtige Rolle bei der Interaktion eines Menschen mit der Welt um ihn herum. Die Pflegekraft trägt durch ihre aufmerksame Begleitung und präzise Pflege direkt dazu bei, diese Fähigkeiten wiederherzustellen oder zu erhalten, manchmal sogar nach schweren Eingriffen. Einer der befriedigendsten Aspekte dieses Berufs ist es, wenn ein Patient, der vielleicht mit einem Hörverlust oder schweren Atembeschwerden auf die Station kam, mit einer deutlichen Verbesserung seiner Lebensqualität nach Hause entlassen wird. Diese kleinen täglichen Siege sind für jeden Berufstätigen von unschätzbarem Wert.

Über den technischen Aspekt hinaus ermöglicht die Arbeit in der HNO-Klinik die Entwicklung tiefgreifender Beziehungsfähigkeiten. In dieser Abteilung sind die Patienten oft ängstlich, insbesondere weil die Beschwerden, die sie haben, so grundlegende Funktionen wie Atmen oder Sprechen betreffen. Manche haben aufgrund von Hörproblemen oder Sprechschwierigkeiten Schwierigkeiten, zu kommunizieren oder ihre Not auszudrücken. Hier spielt der Pflegehelfer eine wesentliche Rolle, indem er zuhört und Trost spendet. Technische Maßnahmen sind zwar wichtig, reichen aber nicht aus, um diese Patienten zu beruhigen. Sie brauchen menschliche Unterstützung, eine helfende Hand und beruhigende Worte, um schwierige

Momente zu überstehen. In dieser Dimension kann die Arbeit in der Klinik-HNO äußerst befriedigend sein: Indem der Pflegehelfer diese Empathie anbietet, wird er zu einem Bezugspunkt für Menschen, die sich ihren Krankheiten manchmal hilflos gegenüber sehen.

Dieser Beruf ist auch anspruchsvoll, und gerade diese Anforderungen machen ihn so lehrreich und bereichernd. Er erfordert ein hohes Maß an Disziplin, Lernfähigkeit und schnelle Anpassungsfähigkeit, denn jeder Patient ist anders und jede medizinische Situation kann sich unerwartet entwickeln. Die Pflegekraft muss gleichzeitig aufmerksam und reaktionsschnell sein und die Bedürfnisse des Patienten und des medizinischen Teams voraussehen können. Das Fachgebiet-HNO erfordert den Umgang mit speziellen medizinischen Geräten, die Assistenz bei technischen Untersuchungen oder heiklen Operationen und die Beherrschung der oft komplexen postoperativen Pflege. Diese Fachkenntnisse sind zwar anfangs manchmal einschüchternd, werden aber mit zunehmender Erfahrung und Beherrschung zu einer Quelle des Stolzes. Es ist diese Kombination aus präzisen Handgriffen, technischem Können und der Aufmerksamkeit für den Menschen, die diese Karriere langfristig so lohnend macht.

Die Abteilung-HNO ist auch ein Ort, an dem ständig gelernt wird. Technologische Fortschritte, neue Operationstechniken und Innovationen in der Pflege machen es erforderlich, dass Pflegehelferinnen und Pflegehelfer auf dem neuesten Stand bleiben und sich während ihrer gesamten Laufbahn weiterbilden. Diese Dynamik des kontinuierlichen Fortschritts ist eine weitere Quelle der Zufriedenheit für diejenigen, die sich für diesen Weg entscheiden. In der Heilkunde-HNO lernt man nie aus, und jede neu erworbene Fähigkeit stärkt das Selbstvertrauen und ermöglicht es, noch effizienter auf die Bedürfnisse der Patienten einzugehen.

Schließlich ist es wichtig, daran zu erinnern, dass man in der HNO-Klinik nie allein arbeitet. Die Pflegekraft ist Teil eines multidisziplinären Teams, in dem die Zusammenarbeit von entscheidender Bedeutung ist. Die Arbeit an der Seite von HNO-Ärzten, Krankenpflegern, Anästhesisten und anderen Spezialisten ermöglicht es, von einem großen Reichtum an Erfahrungen und Fähigkeiten zu profitieren. Jedes Teammitglied leistet seinen Beitrag, und die Pflegekraft, obwohl sie oft an vorderster Front für die Patienten da ist, spielt eine ebenso grundlegende Rolle in dieser kollektiven Dynamik. Dieser Zusammenhalt und die Teamarbeit tragen dazu bei, die berufliche Entfaltung und das Gefühl der Zugehörigkeit zu einer Gemeinschaft von engagierten Pflegekräften zu stärken.

Kapitel 1

Entdeckung der Abteilung für Hals-Nasen-Ohrenheilkunde

- **Vorstellung der HNO-Abteilung**
  - Definition und Tätigkeitsfelder des HNO-Arztes

Die Hals-Nasen-Ohrenheilkunde (HNO) ist ein medizinisches Fachgebiet, das sich mit der Untersuchung, Diagnose und Behandlung von Erkrankungen befasst, die drei große anatomische Kernbereiche des menschlichen Körpers betreffen: die Ohren, die Nase und den Hals. Obwohl diese drei Bereiche voneinander getrennt sind, teilen sie sich lebenswichtige Funktionen wie Atmung, Hören, Gleichgewicht, Phonation und Geruchssinn. Die HNO-Heilkunde erstreckt sich auch auf größere Bereiche wie den Kopf und den Hals und umfasst die Behandlung bestimmter Erkrankungen der Speicheldrüsen, der Schilddrüse und der lymphatischen Strukturen in diesem Bereich.

Der Aufgabenbereich des HNO-Arztes ist äußerst umfangreich und deckt ein breites Spektrum an Erkrankungen ab, das von leichten Beschwerden bis hin zu schweren Erkrankungen reicht, die komplexe chirurgische Eingriffe erfordern. In Bezug auf die **Ohren** behandelt der HNO-Arzt Hörprobleme wie teilweise oder vollständige Taubheit, wiederkehrende Mittelohrentzündungen (Otitis) sowie Gleichgewichtsstörungen, die durch Fehlfunktionen des Innenohrs verursacht werden. Auch Schwindel und Krankheiten wie Menière, die das Gleichgewicht und die Koordination beeinträchtigen, gehören zu den Erkrankungen, die unter das Fachgebiet HNO fallen. Neben der medizinischen Behandlung dieser Störungen befasst sich der HNO-Arzt auch mit korrektiven Lösungen wie dem Einsetzen von Cochlea-Implantaten bei Menschen mit hochgradiger Schwerhörigkeit.

Was die **Nase** betrifft, so befasst sich der HNO-Arzt mit verschiedenen Erkrankungen, von der einfachen chronischen Rhinitis und Sinusitis bis hin zu komplexeren Fällen wie Nasenpolypen, Verkrümmungen der Nasenscheidewand oder Tumoren der Nasenhöhle. Patienten, die an Naseatmungsstörungen oder Anosmie (Verlust des Geruchssinns) leiden, können in dieser Fachrichtung von geeigneten Behandlungen profitieren. Chronische Infektionen der Nasennebenhöhlen wie Sinusitis werden ebenfalls von HNO-

30

Fachärzten behandelt, häufig chirurgisch über moderne endoskopische Operationstechniken, mit denen die Belüftung und Drainage der Nasennebenhöhlen minimalinvasiv wiederhergestellt werden kann.

Was den **Hals** betrifft, so konzentriert sich der HNO-Arzt auf Erkrankungen der Stimme, des Schluckens und der oberen Atemwege. Dazu gehören Erkrankungen wie chronische Halsentzündungen, Kehlkopfentzündungen, Dysphonie (Stimmstörungen) und sogar schwerere Erkrankungen wie Tumore der Stimmbänder oder des Rachens. Der HNO-Arzt kümmert sich auch um Schluckprobleme, die häufig bei älteren Patienten oder nach komplizierten chirurgischen Eingriffen auftreten. Da der Hals ein entscheidender Bereich für die Atmung und die Phonation ist, erfordert die Behandlung dieser Erkrankungen besondere Fachkenntnisse. Die HNO-Heilkunde erstreckt sich auch auf die Behandlung von Tracheostomien, bei denen die Nachsorge und Pflege nach der Operation entscheidend sind, um bei Patienten, die diesen Eingriff benötigen, eine ausreichende Atmung zu gewährleisten.

Über diese drei Hauptregionen hinaus befasst sich die HNO auch mit Erkrankungen des **Halses** und des **Kopfes**, insbesondere durch die Behandlung der Speicheldrüsen, der Schilddrüse und der Lymphknoten. Schilddrüsenerkrankungen wie Schilddrüsenknoten oder Schilddrüsenkrebs gehören zum Aufgabenbereich des HNO-Arztes, wobei die Operationen aufgrund der Nähe zu lebenswichtigen Strukturen wie den Stimmbandnerven oft heikel sind. Erkrankungen der Speicheldrüsen, wie Steine oder Infektionen der Ohrspeicheldrüsen, gehören ebenfalls zu diesem Tätigkeitsfeld, ebenso wie die Behandlung von Krebserkrankungen im Mund, Rachen und Kehlkopf.

Einer der bemerkenswerten Aspekte der HNO ist die Vielfalt der eingesetzten Behandlungsmethoden. Neben der klassischen medikamentösen Behandlung von Infektionen oder Entzündungen stützt sich die HNO stark auf fortschrittliche chirurgische

Techniken, die oft durch moderne Technologien unterstützt werden. Endoskopische Eingriffe, Laser oder Mikrochirurgie ermöglichen heute die Behandlung von Erkrankungen mit großer Präzision und geringerem Trauma für den Patienten. Darüber hinaus hat die Einführung von Robotertechniken und 3D-Navigationstools einige HNO-Eingriffe revolutioniert und bietet sicherere und effizientere Ergebnisse.

Neben der rein medizinischen Versorgung legt der HNO-Arzt besonderen Wert auf die **funktionelle Rehabilitation**, insbesondere nach schweren chirurgischen Eingriffen oder Krebsbehandlungen. Die Begleitung der Patienten bei der Wiedererlangung ihrer Atem-, Hör- oder Stimmfunktionen ist ein Schlüsselelement dieses Fachgebiets. Beispielsweise erhalten Patienten, die sich einer Stimmbandoperation unterziehen mussten, häufig eine spezielle Rehabilitation mit Logopäden, um ihre Stimme wiederzuerlangen und ihre Lebensqualität zu verbessern. Ebenso ist nach dem Einsetzen von Cochlea-Implantaten eine Lern- und Anpassungsphase erforderlich, um das Hörvermögen des Patienten zu rehabilitieren.

○   Behandelte Haupterkrankungen (Ohrenentzündungen, Sinusitis, Polypen, Taubheit, Dysphonie usw.)

Die Abteilung für Ohrenheilkunde-Nasen-Hals (HNO) behandelt ein breites Spektrum an Erkrankungen, die Organe und Funktionen betreffen, die für das tägliche Leben von entscheidender Bedeutung sind, wie z. B. Hören, Atmen, Gleichgewicht und Sprechen. Diese Erkrankungen sind zwar sehr vielfältig, können aber einen tiefgreifenden Einfluss auf die Lebensqualität der Patienten haben, indem sie manchmal so grundlegende Fähigkeiten wie Hören, Sprechen oder Atmen einschränken. Zu den häufigsten Erkrankungen, die in der HNO-Klinik auftreten, gehören Mittelohrentzündungen,

Nasennebenhöhlenentzündungen, Nasenpolypen, Taubheit und Dysphonie, aber das sind nur einige Beispiele von vielen.

Mittelohrentzündungen sind eine der häufigsten Erkrankungen, die in der HNO-Klinik behandelt werden, vor allem bei Kleinkindern, aber sie können Patienten jeden Alters betreffen. Es handelt sich um Ohrinfektionen, die das Außen-, Mittel- oder Innenohr betreffen können. Die äußere Mittelohrentzündung, die oft als "Schwimmerohrentzündung" bezeichnet wird, ist eine auf den äußeren Gehörgang beschränkte Infektion, die häufig durch Feuchtigkeit oder kleinere Traumata verursacht wird. Die Otitis media hingegen, die bei Kindern viel häufiger vorkommt, ist eine Infektion des Ohrs hinter dem Trommelfell. Sie tritt häufig in Verbindung mit Atemwegsinfektionen auf und kann zu starken Schmerzen, Ausfluss aus dem Ohr und vorübergehendem Hörverlust führen. In wiederkehrenden oder chronischen Fällen kann sie zu Komplikationen führen, die manchmal einen chirurgischen Eingriff erfordern, z. B. das Einsetzen von Transtympanalatoren (Diabolos), um einen angemessenen Abfluss der Flüssigkeit zu ermöglichen.

Eine weitere häufig auftretende Erkrankung im HNO-Bereich ist die **Sinusitis**, die die Nasennebenhöhlen betrifft, die luftgefüllten Hohlräume um die Nase herum. Eine akute Sinusitis, die häufig infektiösen Ursprungs ist, äußert sich durch eine Entzündung der Nasennebenhöhlen, die Symptome wie Kopfschmerzen, Gesichtsdruck, verstopfte Nase und dickflüssigen Nasenausfluss verursacht. Wenn die Episoden der Sinusitis chronisch werden, können sie mehrere Monate lang anhalten und die Lebensqualität erheblich beeinträchtigen. In diesen Fällen reicht die medizinische Behandlung möglicherweise nicht aus und ein chirurgischer Eingriff, wie z. B. eine endoskopische Nasennebenhöhlenoperation, kann erforderlich sein, um die richtige Belüftung wiederherzustellen und die Drainage der Nebenhöhlen zu erleichtern. Diese Erkrankung mag zwar harmlos erscheinen, ist für die Patienten jedoch behindernd und erfordert eine angemessene und regelmäßige Behandlung.

Nasenpolypen sind eine weitere Erkrankung, die vom HNO-Arzt behandelt wird. Diese gutartigen Wucherungen in der Nasenhöhle oder den Nasennebenhöhlen sind oft das Ergebnis einer chronischen Entzündung, wie sie bei allergischer Rhinitis oder chronischer Sinusitis auftritt. Nasenpolypen können zu einer verstopften Nase, Atembeschwerden, Geruchsverlust (Anosmie) und einem Druckgefühl im Gesicht führen. Ihre Behandlung kann Kortikosteroide umfassen, um die Entzündung zu reduzieren, aber in schwereren Fällen kann ein chirurgischer Eingriff erforderlich sein, um die Polypen zu entfernen und die Atmung des Patienten zu verbessern.

Taubheit oder Hörverlust ist ebenfalls eine zentrale Erkrankung im Bereich der HNO-Heilkunde, die besonders schwerwiegende Auswirkungen auf die Kommunikation und die Lebensqualität der Betroffenen hat. Gehörlosigkeit kann verschiedene Ursachen haben: wiederholte Infektionen, Traumata, Alterung (Presbyakusis) oder angeborene Pathologien. Je nachdem, wo die Störung auftritt (Außen-, Mittel- oder Innenohr), kann die Behandlung unterschiedlich ausfallen. Einige Fälle können durch einen chirurgischen Eingriff behoben werden, wie z. B. bei Otosklerose (einer Erkrankung, die die Gehörknöchelchen im Mittelohr betrifft), andere erfordern Hörgeräte oder, in schwereren Fällen, ein Cochlea-Implantat. Die Behandlung von Hörverlust erfordert einen multidisziplinären Ansatz, der eine genaue Beurteilung des Hörverlusts durch audiometrische Tests umfasst, gefolgt von einer geeigneten Lösung zur Rehabilitation des Hörvermögens des Patienten.

Dysphonie oder Stimmstörung ist eine häufige Erkrankung in der Heilkunde-HNO, die viele Ursachen haben kann, von einer einfachen akuten Kehlkopfentzündung bis hin zu ernsthafteren Erkrankungen wie Stimmbandknötchen oder -polypen oder sogar bösartigen Tumoren des Kehlkopfs. Eine Dysphonie äußert sich durch eine Veränderung der Stimmqualität, die rau, kratzig oder in schweren Fällen sogar völlig fehlend sein kann. Die Ursachen können harmlos sein, wie eine Überanstrengung der Stimme, oder mit ernsthafteren Erkrankungen zusammenhängen, wie gastroösophagealer Reflux oder Kehlkopfkrebs. Die Behandlung hängt von der zugrunde liegenden Ursache ab. Die Möglichkeiten reichen von Stimmtraining mit einem Logopäden bis hin zu chirurgischen Eingriffen, bei denen die Stimmbandverletzungen entfernt werden. Stimmstörungen können die Lebensqualität erheblich beeinträchtigen, vor allem bei Menschen, deren Stimme ein berufliches Werkzeug ist, wie Lehrer, Sänger oder Redner.

Neben diesen häufigen Erkrankungen kümmert sich die -HNO Abteilung auch um andere Erkrankungen wie **Tracheotomien**, die häufig nach schweren chirurgischen Eingriffen am Kehlkopf oder in Situationen, in denen die oberen Atemwege blockiert sind, notwendig sind. Der Arzt-HNO befasst sich auch mit gutartigen und bösartigen **Tumoren im Kopf- und Halsbereich**, wobei ein besonderer Schwerpunkt auf der postoperativen Rehabilitation der Patienten liegt, unabhängig davon, ob es sich um Sprach-, Atem- oder Schluckstörungen handelt.

- **Das multidisziplinäre Team**
  ○ Die Rolle der Krankenschwester, des HNO-Arztes, des Anästhesisten und der Pflegekraft

In einer Abteilung für Hals-Nasen-Ohrenheilkunde (HNO) beruht die Betreuung der Patienten auf einer engen und harmonischen Zusammenarbeit zwischen verschiedenen Gesundheitsfachkräften. Jedes Teammitglied spielt eine grundlegende und komplementäre Rolle, um eine qualitativ hochwertige Versorgung von der Diagnose bis zur postoperativen Rehabilitation zu gewährleisten. Zu diesen Akteuren gehören die Krankenschwester, der Arzt-HNO, der Anästhesist und die Pflegekraft. Jeder dieser Berufsgruppen trägt auf seine Weise zur Gesamtversorgung des Patienten bei, mit genauen Verantwortlichkeiten, aber immer in einer kollektiven Dynamik, in der Kommunikation und Koordination von entscheidender Bedeutung sind.

Der **HNO-Arzt** oder Hals-Nasen-Ohren-Arzt nimmt eine zentrale Rolle bei der Behandlung von Patienten ein. Er ist auf die Diagnose, die medizinische Behandlung und die Durchführung von chirurgischen Eingriffen spezialisiert. Der HNO-Arzt wird bereits bei der ersten Konsultation hinzugezogen, um eine genaue Diagnose von Erkrankungen der Ohren, der Nase, des Halses oder auch des Kopfes und des Halses zu stellen. Er analysiert die Symptome, führt spezielle klinische Untersuchungen durch (z. B. Otoskopie, Nasofibroskopie oder Audiometrie) und entscheidet über den Behandlungsplan. Dies kann eine Verschreibung von Medikamenten, eine besondere Pflege oder in manchen Fällen einen chirurgischen Eingriff umfassen. Wenn ein chirurgischer Eingriff erforderlich ist, ist der HNO-Arzt für den operativen Eingriff zuständig, der häufig durch moderne Technologien wie endoskopische Chirurgie oder Laser unterstützt wird, um einen präzisen und minimalinvasiven Eingriff zu gewährleisten. Parallel dazu muss der Arzt-HNO die postoperative Entwicklung der Patienten überwachen, ihre Genesung sicherstellen und die Behandlung an mögliche Komplikationen anpassen. Seine Rolle ist daher in jeder Phase des Behandlungsverlaufs, von der Erstdiagnose bis zur Rehabilitation, von entscheidender Bedeutung.

Der **Krankenpfleger** spielt seinerseits eine tragende Rolle bei der täglichen Betreuung der Patienten. Im HNO-Bereich ist der Krankenpfleger oft die wichtigste Schnittstelle zwischen Patient und Arzt. Er ist aktiv an der Organisation der Pflege, der Überwachung der Patienten und der Verabreichung der Behandlungen beteiligt. Vor einem chirurgischen Eingriff ist der Krankenpfleger dafür verantwortlich, den Patienten physisch und psychisch vorzubereiten, indem er darauf achtet, dass alle präoperativen Anweisungen eingehalten werden, wie z. B. Fasten oder die Einnahme von Medikamenten. Er überprüft auch die Vitalparameter und beruhigt den Patienten, indem er seine Fragen und Sorgen beantwortet. Nach dem Eingriff ist seine Rolle ebenso entscheidend: Er sorgt für die postoperative Überwachung, indem er die Vitalzeichen, Schmerzen und das Risiko von Komplikationen überwacht und die notwendige Pflege wie die

Verwaltung von Verbänden oder Drainagen durchführt. Die Krankenschwester spielt auch eine Schlüsselrolle bei der Aufklärung des Patienten und seiner Familie, indem sie ihnen die häusliche Pflege, die Warnzeichen, auf die sie achten sollten, und die Empfehlungen, die sie für eine optimale Genesung befolgen sollten, erklärt.

Der **Anästhesist** ist zwar nicht direkt an der täglichen Patientenversorgung beteiligt, spielt aber bei chirurgischen Eingriffen eine wesentliche Rolle. Vor einer Operation trifft er sich mit dem Patienten, um seinen allgemeinen Gesundheitszustand zu beurteilen und den besten anästhesiologischen Ansatz zu bestimmen. Je nach Art des Eingriffs, Alter und Vorgeschichte des Patienten entscheidet der Anästhesist über die am besten geeignete Anästhesietechnik, sei es eine Vollnarkose, eine Lokalanästhesie oder eine Sedierung. Seine Aufgabe ist es nicht nur, dafür zu sorgen, dass die Operation für den Patienten schmerzfrei verläuft, sondern auch, seine Sicherheit während des gesamten Eingriffs zu gewährleisten. Er überwacht die lebenswichtigen Funktionen während der Operation und ist bereit, auf Komplikationen zu reagieren. Nach der Operation ist der Anästhesist im Aufwachraum tätig, um sicherzustellen, dass der Patient problemlos aus der Narkose erwacht, wobei er mögliche Nebenwirkungen genau überwacht und die unmittelbaren postoperativen Schmerzen in den Griff bekommt.

Schließlich ist der **Pflegehelfer** ein unverzichtbarer Akteur im täglichen Betrieb der HNO-Abteilung. Seine Rolle ergänzt zwar die des Krankenpflegers, ist aber insofern einzigartig, als er sich mit der direkten und kontinuierlichen Begleitung des Patienten bei den täglichen Aufgaben und der Grundpflege befasst. Der Pflegehelfer ist oft die erste Anlaufstelle für den Patienten, wenn er auf der Station ankommt. Er sorgt für den Empfang, den Komfort und das Wohlbefinden des Patienten, indem er grundlegende Aufgaben wie die Hilfe bei der Körperpflege, die Mobilisierung und das Einrichten des Patienten vor Konsultationen oder Eingriffen übernimmt. Er spielt auch eine

Rolle als moralische Stütze, indem er den Patienten vor medizinischen Maßnahmen beruhigt und in Momenten der Verletzlichkeit an seiner Seite bleibt. Im HNO-Bereich ist der Krankenpflegehelfer auch für die Vorbereitung der Patienten auf Untersuchungen oder Eingriffe zuständig, indem er darauf achtet, dass alle präoperativen Anweisungen befolgt werden, und bei der Verwaltung der Ausrüstung hilft. Nach einem Eingriff unterstützt er die Krankenschwester bei der postoperativen Pflege, indem er den Patienten überwacht, ihm bei der Mobilisierung hilft und für eine optimale Hygiene sorgt. Der Pflegehelfer ist auch häufig derjenige, der dank seiner ständigen Anwesenheit beim Patienten die ersten Anzeichen von Komplikationen oder Unwohlsein erkennt, und er spielt eine entscheidende Rolle bei der Weitergabe von Informationen an das Ärzteteam.

○ Interprofessionelle Kommunikation und Zusammenarbeit

Kommunikation und interprofessionelle Zusammenarbeit sind grundlegende Elemente für das reibungslose Funktionieren eines Gesundheitsdienstes, und dies gilt insbesondere für die Hals-Nasen-Ohrenheilkunde (HNO). In dieser Abteilung, in der die Erkrankungen lebenswichtige Funktionen wie Atmen, Hören und Sprechen betreffen, ist eine reibungslose Koordination zwischen allen Mitgliedern des Gesundheitsteams erforderlich. Die Qualität der Pflege hängt nicht nur von den fachlichen Fähigkeiten der einzelnen Fachkräfte ab, sondern auch von der Art und Weise, wie sie interagieren und kooperieren. Jeder, ob Arzt-HNO, Krankenschwester, Anästhesist oder Pfleger, hat eine klar definierte Rolle, aber nur durch den Austausch von Informationen und die Zusammenarbeit fügen sich diese Rollen im Dienste des Patienten nahtlos ineinander.

Im Zentrum dieser Dynamik steht die **Kommunikation**. In der HNO-Heilkunde ist jeder Patient oft mit komplexen Erkrankungen konfrontiert, die eine mehrdimensionale

Behandlung erfordern. An der Diagnose, Behandlung und Rehabilitation eines Patienten können mehrere Disziplinen beteiligt sein, die von der Medizin über die Chirurgie bis hin zur Rehabilitation und Nachsorge reichen. Für eine optimale Betreuung ist es von entscheidender Bedeutung, dass jede Fachkraft über die Entwicklung des Patienten, die geleistete Pflege und mögliche Komplikationen informiert ist. Die klare und präzise Weitergabe von Informationen, sei es mündlich oder schriftlich, ermöglicht es jedem, in Kenntnis der Sachlage zu handeln und seine Maßnahmen auf die spezifischen Bedürfnisse des Patienten abzustimmen. So muss z. B. die Pflegekraft dem HNO-Arzt die Beobachtungen übermitteln können, die sie bei der Pflege gemacht hat, sei es die Entwicklung einer Narbe, eine Veränderung des Allgemeinzustands des Patienten oder eine neue Beschwerde, die der Patient geäußert hat.

Die Kommunikation ist besonders wichtig bei Pflegeübergängen, z. B. beim Übergang eines Patienten von der Sprechstunde in den Operationssaal oder vom Aufwachraum in die postoperative Pflegeabteilung. In jeder Phase müssen wichtige Informationen ausgetauscht werden, sei es über die Anästhesiebedingungen, intraoperativ aufgetretene Komplikationen oder die besondere postoperative Pflege. Eine klare Kommunikation gewährleistet die Kontinuität der Pflege und verhindert, dass es zu Missverständnissen oder Versäumnissen kommt, die die Sicherheit oder das Wohlbefinden des Patienten beeinträchtigen könnten.

Die interprofessionelle Zusammenarbeit geht über die bloße Weitergabe von Informationen hinaus. Sie beruht auf der **aktiven Zusammenarbeit** zwischen den verschiedenen Teammitgliedern, die jeweils ihr spezifisches Fachwissen einbringen, um eine ganzheitliche Behandlung zu ermöglichen. In der HNO-Heilkunde sind die Behandlungen oft komplex und multidisziplinär. Beispielsweise kann bei einem Patienten mit einem Tumor im Bereich der Stimmbänder ein chirurgischer Eingriff erforderlich sein, dem eine Stimmrehabilitation mit einem Logopäden folgt, aber auch eine sorgfältige postoperative

Pflege. Der HNO-Arzt, der den Eingriff durchführt, ist auf den Anästhesisten angewiesen, um die Sicherheit des Patienten während der Operation zu gewährleisten, und auf den Krankenpfleger, der die postoperative Pflege übernimmt. Ebenso muss die Pflegekraft, die den Patienten täglich begleitet, in der Lage sein, mit der Krankenschwester und dem HNO-Arzt zusammenzuarbeiten, indem sie ihnen entscheidende Informationen über die Entwicklung des Allgemeinzustands des Patienten übermittelt.

Diese Zusammenarbeit zeigt sich auch bei der Planung der Pflege. Bei der Vorbereitung eines chirurgischen Eingriffs beispielsweise arbeiten der Anästhesist, der HNO-Chirurg und die Pflegekraft zusammen, um potenzielle Risiken zu bewerten, die besonderen Bedürfnisse des Patienten zu antizipieren und sicherzustellen, dass die erforderlichen Materialien und Ressourcen zur Verfügung stehen. Der Krankenpfleger wiederum übernimmt häufig eine koordinierende Rolle und stellt sicher, dass die präoperativen Phasen unter optimalen Bedingungen ablaufen, indem er dafür sorgt, dass der Patient angemessen vorbereitet, informiert und unterstützt wird.

Teamarbeit ist nicht auf das Krankenhaus beschränkt. Im Rahmen der Rehabilitation oder der Langzeitpflege erstreckt sich die Zusammenarbeit auch auf andere Gesundheitsberufe wie Logopäden, Hörgeräteakustiker oder Physiotherapeuten. In der HNO-Heilkunde erfordern viele Erkrankungen wie Hörstörungen oder Krebs im Kopf- und Halsbereich eine Rehabilitation nach der Behandlung. Der HNO-Arzt muss daher nach der Diagnose und Behandlung der Erkrankung eng mit diesen Fachkräften zusammenarbeiten, um eine optimale Wiederherstellung der betroffenen Funktionen zu gewährleisten. Dies erfordert eine ständige Kommunikation und den Austausch von Informationen über die Entwicklung des Patienten, die notwendigen Anpassungen der Behandlungen oder auch die zu erreichenden Rehabilitationsziele.

Das **Notfallmanagement** in der HNO ist ein weiterer Bereich, in dem die interprofessionelle Kommunikation und Zusammenarbeit von entscheidender Bedeutung ist. Bestimmte Erkrankungen wie schwere Nasenblutungen (Epistaxis) oder eine Obstruktion der Atemwege erfordern eine schnelle und koordinierte Behandlung. In solchen Situationen hängt die Reaktionsfähigkeit des Teams von der reibungslosen Kommunikation und der Fähigkeit jedes Einzelnen ab, synergetisch zusammenzuarbeiten. Die Pflegekraft, die oft als erste an der Seite des Patienten ist, muss die Pflegekraft und den HNO-Arzt schnell alarmieren und die beobachteten Symptome genau beschreiben. Der Arzt-HNO kann dann in Zusammenarbeit mit dem Anästhesisten über die beste Strategie entscheiden, während die Krankenschwester und der Pfleger dafür sorgen, dass der Patient und die notwendige Ausrüstung vorbereitet sind, um so schnell wie möglich eingreifen zu können. Eine effektive Kommunikation kann hier Leben retten.

- **HNO-spezifisches medizinisches Material**
  - Instrumente : Otoskop, Glasfaserendoskop, Audiometer usw.

In der Abteilung für Ohrenheilkunde-Nasen-Hals (HNO) ist der Einsatz spezieller medizinischer Instrumente für die Untersuchung, Diagnose und Behandlung von Erkrankungen der Ohren, der Nase, des Rachens sowie der Kopf- und Halsstrukturen von entscheidender Bedeutung. Mit diesen Instrumenten, die auf Präzision und die Komplexität dieser sensiblen Bereiche ausgelegt sind, können Ärzte den Zustand der Patienten sorgfältig beurteilen und zuverlässige Diagnosen stellen. Jedes Instrument hat eine klar definierte Aufgabe, die von der direkten Beobachtung der Hohlräume über die Untersuchung der oberen Luftwege bis hin zur Messung des Hörvermögens reicht. Zu den wichtigsten Instrumenten, die in der -HNO Heilkunde verwendet werden, gehören das Otoskop, das Fibroskop und das Audiometer, aber auch Werkzeuge wie das Laryngoskop und das Operationsmikroskop, die alle im

Mittelpunkt der täglichen Praxis des HNO-Arztes und des Pflegepersonals stehen.

Das **Otoskop** ist wahrscheinlich das symbolträchtigste und am häufigsten verwendete Instrument in der Hals-Nasen-Ohren-Heilkunde. Es ermöglicht die Untersuchung des äußeren Gehörgangs und des Trommelfells und bietet eine direkte Sicht auf das Ohr. Dieses tragbare Instrument besteht aus einem Griff und einem Kopf, der ein Licht und eine Lupe enthält, was die Untersuchung des Gehörgangs auf Anzeichen einer Infektion, Fremdkörper oder Trommelfellperforation erleichtert. Es ist besonders hilfreich bei der Diagnose von häufigen Erkrankungen wie Mittelohrentzündungen, insbesondere bei Kleinkindern, die häufig für diese Art von Infektionen anfällig sind. Mit dem Otoskop kann der Arzt die Farbe, die Integrität und die Beweglichkeit des Trommelfells beobachten, die für die Beurteilung der Gesundheit des Mittelohrs entscheidend sind.

Das **Glasfaserendoskop** ist ein weiteres zentrales Instrument in der HNO-Heilkunde, das zur Untersuchung der oberen Atem- und Verdauungswege wie Nase, Nasennebenhöhlen, Rachen, Kehlkopf und Hypopharynx eingesetzt wird. Es handelt sich um ein dünnes, flexibles Rohr mit einer Kamera an der Spitze, mit der der Arzt Bereiche betrachten kann, die für das bloße Auge unzugänglich sind. Das Glasfaserendoskop wird je nach zu untersuchendem Bereich in der Regel durch die Nase oder den Mund eingeführt und projiziert Bilder in Echtzeit auf einen Bildschirm, sodass der Arzt das Gewebe und die inneren Strukturen im Detail betrachten kann. Dieses Instrument ist besonders wertvoll für die Diagnose von Erkrankungen wie chronischer Sinusitis, Nasenpolypen, Kehlkopftumoren oder Stimmbandlähmungen. Seine Flexibilität und Feinheit ermöglichen eine schonende Untersuchung, die das Unbehagen des Patienten minimiert und gleichzeitig eine bemerkenswerte diagnostische Genauigkeit bietet. Das Gerät wird häufig im Rahmen ambulanter Verfahren eingesetzt und ermöglicht eine schnelle, nicht-invasive Behandlung der Patienten.

Das **Audiometer** hingegen ist ein unverzichtbares Gerät zur Beurteilung des Hörvermögens. Es misst das Hörvermögen des Patienten anhand einer Reihe von Hörtests. Die Audiometrie wird in einer schalldichten Kabine durchgeführt, in der der Patient Tönen unterschiedlicher Frequenz und Intensität ausgesetzt ist. Das Audiometer zeichnet die Reaktionen des Patienten auf und ermöglicht so die Erstellung eines Audiogramms, das eine grafische Darstellung des Hörvermögens des Patienten bietet. Dieses Instrument ist wichtig für die Diagnose von Schwerhörigkeit, die Beurteilung des Grades der Schwerhörigkeit und die Feststellung, ob der Hörverlust auf Leitungsstörungen (im Außen- oder Mittelohr) oder auf sensorineurale Probleme (im Innenohr) zurückzuführen ist. Die Audiometrie wird häufig zur Überwachung des Fortschritts eines Hörverlusts verwendet, aber auch zur Anpassung von Hörlösungen wie Hörgeräten oder Cochlea-Implantaten.

Neben diesen Werkzeugen ist das **Laryngoskop** ein weiteres entscheidendes Instrument in der HNO-Heilkunde, das zur Untersuchung und Behandlung von Erkrankungen des Kehlkopfs und der Stimmbänder eingesetzt wird. Es gibt verschiedene Arten von Laryngoskopen, darunter starre und flexible Modelle. Das starre Laryngoskop wird häufig bei chirurgischen Untersuchungen oder invasiveren Eingriffen wie der Biopsie der Stimmbänder oder der Entfernung von Fremdkörpern verwendet. Das flexible Laryngoskop, das einem Fibroskop ähnelt, ermöglicht eine dynamische Darstellung der Stimmbänder bei der Arbeit, was für die Diagnose von Stimmstörungen wie Dysphonie oder die Überwachung von Patienten mit gutartigen oder bösartigen Stimmbandverletzungen unerlässlich ist. Mithilfe dieses Instruments kann der Arzt die Bewegungen der Stimmbänder in Echtzeit beobachten und die Qualität der Phonation beurteilen.

Ein weiteres Werkzeug, das in der HNO-Heilkunde verwendet wird, ist das Operationsmikroskop, das vor allem bei präzisen chirurgischen Eingriffen, z. B. am Ohr oder am Kehlkopf, zum Einsatz kommt. Dieses Mikroskop ist mit einer hochauflösenden Optik ausgestattet, die eine vergrößerte Darstellung der zu operierenden Strukturen ermöglicht. Es wird häufig bei Operationen am Ohr verwendet, z. B. bei Operationen zur Behandlung von Otosklerose oder beim Einsetzen von Cochlea-Implantaten. Da das Operationsmikroskop einen detaillierten Einblick in die inneren Strukturen des Ohrs oder des Kehlkopfs bietet, kann der Chirurg sehr feine und präzise Eingriffe vornehmen, wodurch das Risiko von Komplikationen verringert und die Genesung der Patienten verbessert wird.

Neben diesen Diagnose- und Behandlungsinstrumenten gibt es eine Reihe weiterer Spezialwerkzeuge, die in der HNO-Abteilung verwendet werden, wie z. B. **chirurgische Navigationssysteme**, die bei Eingriffen an den Nasennebenhöhlen oder der Schädelbasis millimetergenaues Operieren ermöglichen, oder **Lasergeräte**, die zur Behandlung bestimmter Erkrankungen wie Nasenpolypen oder krebsartiger Läsionen eingesetzt werden.

◦ Der Einsatz dieser Werkzeuge bei der Unterstützung von Untersuchungen und Pflegemaßnahmen

Der Einsatz von Instrumenten in der Ohrenheilkunde-Nasen-Hals (HNO) ist für die Unterstützung bei Untersuchungen und Behandlungen von entscheidender Bedeutung und spielt eine Schlüsselrolle bei der genauen Diagnose, dem therapeutischen Management und der Nachsorge von Patienten. Diese Spezialinstrumente wie Otoskop, Fiberskop, Audiometer und viele andere ermöglichen nicht nur die Erkundung der komplexen Strukturen von Ohren, Nase und Rachen, sondern auch ein gezieltes und wirksames Eingreifen bei Erkrankungen, die diese Bereiche betreffen. Ihre Handhabung erfordert eine perfekte Koordination zwischen HNO-Arzt, Krankenpflegern, Pflegekräften und manchmal auch anderen Mitgliedern des medizinischen Teams, wobei jeder sein Fachwissen einbringt, um die bestmögliche Behandlung zu gewährleisten.

Im Rahmen von Routineuntersuchungen wird das **Otoskop** häufig verwendet, um die Ohren der Patienten zu untersuchen. Es handelt sich um ein grundlegendes Werkzeug, mit dem der äußere Gehörgang und das Trommelfell genau inspiziert werden können. Wenn ein Patient mit Symptomen wie Ohrenschmerzen, Hörverlust oder einem Gefühl der Blockierung vorstellig wird, wird das Otoskop unentbehrlich, um Infektionen, perforierte Trommelfelle oder Fremdkörper zu erkennen. Die Pflegekraft bereitet in diesem Zusammenhang die Geräte vor, setzt den Patienten ein und sorgt dafür, dass er sich während der gesamten Untersuchung wohlfühlt. Außerdem sorgt er dafür, dass das Otoskop nach jedem Gebrauch hygienisch einwandfrei ist und gründlich desinfiziert wird, wodurch die Sicherheit der Patienten gewährleistet und Kreuzinfektionen vermieden werden. Das Otoskop ermöglicht es dem HNO-Arzt, schnelle und genaue Diagnosen zu stellen, z. B. bei Ohrenentzündungen, Ohrenschmalzpfropfen oder anderen Anomalien des Ohrs.

Das **Glasfaserendoskop** ist ein komplexeres Instrument, das zur Untersuchung der Nasenhöhle, der Nasennebenhöhlen, des Kehlkopfes oder des Rachens verwendet wird. Es wird häufig verwendet, wenn der HNO-Arzt Bereiche betrachten muss, die für das bloße Auge oder die Berührung unzugänglich sind. Bei der Verwendung eines Glasfaserendoskops ist die Rolle des Pflegepersonals entscheidend. Die Krankenschwester oder der Krankenpflegehelfer hilft bei der Vorbereitung der Ausrüstung und der Lagerung des Patienten, da die Untersuchung manchmal unbequem sein kann. Der Patient befindet sich in der Regel in einer halb sitzenden oder liegenden Position, und es kann eine örtliche Betäubung in Form eines Sprays angewendet werden, um unangenehme Empfindungen zu reduzieren. Das Glasfaserendoskop mit einer Kamera an der Spitze wird in die Nase oder den Mund eingeführt, und die Bilder werden live auf einen Bildschirm projiziert. So kann der Arzt Krankheitsbilder wie Nasenpolypen, Nasennebenhöhlenentzündungen, Tumore im Kehlkopf oder Stimmbandlähmungen beobachten. Je nach den Beobachtungen kann sofort ein Behandlungsplan erstellt werden. In diesem Prozess spielt die Pflegekraft eine aktiv unterstützende

Rolle und sorgt dafür, dass der Patient sich wohlfühlt und das Glasfaserendoskop richtig bedient wird, um eine optimale Untersuchung zu ermöglichen.

Das **Audiometer**, das zur Beurteilung des Hörvermögens eingesetzt wird, ist auch ein zentrales Hilfsmittel bei der Unterstützung von Untersuchungen in der HNO-Klinik. Wenn ein Patient Hörstörungen, einen Hörverlust oder Ohrensausen hat, ist ein audiometrischer Test erforderlich, um das Ausmaß und die Art der Schwerhörigkeit zu bestimmen. Bei diesem Test, der in einer schalldichten Kabine stattfindet, muss der Patient auf Töne unterschiedlicher Frequenz und Intensität reagieren. Der Pfleger oder Krankenpfleger spielt hier eine wichtige Rolle, indem er den Patienten vorbereitet, ihn über den Ablauf des Tests informiert und sicherstellt, dass er die Anweisungen versteht. Das Audiometer zeichnet die Antworten des Patienten auf und erstellt ein Audiogramm, das vom HNO-Arzt ausgewertet wird. Anhand der Ergebnisse kann der Arzt beurteilen, ob der Hörverlust auf ein Leitungsproblem (im Zusammenhang mit dem Außen- oder Mittelohr) oder auf eine sensorineurale Störung (im Zusammenhang mit dem Innenohr) zurückzuführen ist, und die Behandlung entsprechend anpassen. Das Behandlungsteam wiederum sorgt für einen reibungslosen Ablauf des Tests und begleitet den Patienten, der angesichts der ungewissen Diagnose manchmal ängstlich sein kann.

Neben den Untersuchungen werden diese Instrumente auch in der Patientenversorgung eingesetzt, z. B. bei chirurgischen Eingriffen oder in der postoperativen Versorgung. Das **Operationsmikroskop** ist zum Beispiel ein wichtiges Instrument bei Ohroperationen wie dem Einsetzen von Cochlea-Implantaten oder der Reparatur des Trommelfells. Dieses Mikroskop ermöglicht es dem HNO-Chirurgen, dank der verstärkten Visualisierung der inneren Strukturen äußerst präzise Eingriffe durchzuführen. Bei diesen Eingriffen unterstützt das Pflegeteam, das insbesondere aus Krankenschwestern und Krankenpflegern besteht, den Chirurgen, indem es die Instrumente vorbereitet und bedient, für die richtige Lagerung des Patienten sorgt und die

Vitalparameter überwacht. Die Rolle des Pflegeteams ist hier von grundlegender Bedeutung, um einen reibungslosen Ablauf des Eingriffs und die Sicherheit des Patienten während der gesamten Operation zu gewährleisten.

Das **Laryngoskop** ist ein weiteres Instrument, das neben Untersuchungen auch für therapeutische Eingriffe verwendet wird. Bei Stimmbandpolypen oder Kehlkopftumoren beispielsweise ermöglicht das Laryngoskop den Zugang zu diesen Strukturen und die gezielte Entfernung der Läsionen. Auch hier spielt das Pflegeteam eine Schlüsselrolle bei der Unterstützung des Arztes-HNO, indem es das Operationsbesteck vorbereitet, die Keimfreiheit aufrechterhält und den Patienten vor, während und nach dem Eingriff überwacht. Die Zusammenarbeit zwischen Arzt, Krankenpfleger und Pflegekraft ist für den Erfolg dieser heiklen Verfahren von entscheidender Bedeutung.

Darüber hinaus erfordern bestimmte Instrumente wie **chirurgische Navigationssysteme**, die bei komplexen Eingriffen an den Nasennebenhöhlen oder der Schädelbasis eingesetzt werden, eine enge Abstimmung zwischen allen Teammitgliedern. Diese Systeme ermöglichen es, den Chirurgen millimetergenau zu führen, indem sie sich auf dreidimensionale Bilder der anatomischen Strukturen des Patienten stützen. Das Pflegeteam stellt nicht nur sicher, dass die Geräte ordnungsgemäß funktionieren, sondern achtet auch auf den Komfort des Patienten und die korrekte Durchführung jedes einzelnen Schrittes des Eingriffs.

     ◦   Sterilisation und Materialverwaltung

Die Sterilisation und das Materialmanagement in der Hals-Nasen-Ohrenheilkunde (HNO) sind für die Sicherheit der Patientenversorgung von größter Bedeutung. In einer Abteilung, in der sich die Eingriffe häufig auf besonders empfindliche Bereiche des menschlichen Körpers wie Ohren, Nase, Hals und

Atemwege konzentrieren, ist die Vermeidung von Infektionen von entscheidender Bedeutung. Ein sorgfältiges Materialmanagement und eine effiziente Sterilisation gewährleisten nicht nur die Qualität der Pflege, sondern auch die Sicherheit der Patienten und des medizinischen Personals. Die strikte Einhaltung der Sterilisationsprotokolle ist daher ein grundlegender Bestandteil der täglichen Praxis in der HNO-Praxis.

Die **Sterilisation** von medizinischen Instrumenten zielt darauf ab, alle Mikroorganismen zu beseitigen, die sich potenziell auf den Oberflächen der verwendeten Werkzeuge befinden. Dieses Verfahren ist unerlässlich, um nosokomiale Infektionen zu vermeiden, die bei chirurgischen Eingriffen oder invasiven Untersuchungen auftreten können. In der HNO-Abteilung müssen zahlreiche Instrumente wie Otoskop, Fiberskop, Laryngoskop oder auch chirurgische Instrumente, die für Eingriffe an den Nasennebenhöhlen oder am Ohr verwendet werden, streng sterilisiert werden. Diese Werkzeuge kommen häufig in direkten Kontakt mit Schleimhäuten oder empfindlichen inneren Bereichen und sind daher einem erhöhten Kontaminationsrisiko ausgesetzt. Durch die Sterilisation wird daher sichergestellt, dass jedes Instrument völlig frei von Keimen, Bakterien, Viren oder Sporen ist, bevor es an einem neuen Patienten verwendet wird.

Der Sterilisationsprozess durchläuft mehrere wesentliche Schritte. Zunächst müssen die Instrumente nach ihrer Verwendung gründlich **desinfiziert und gereinigt** werden, um sichtbare organische Rückstände wie Blut, Gewebe oder Sekrete zu entfernen. Diese erste Reinigung ist entscheidend, da das Vorhandensein organischer Materialien die Wirksamkeit der Sterilisation beeinträchtigen könnte. Das Personal, seien es Helfer oder Krankenschwestern, spielt in diesem ersten Schritt eine grundlegende Rolle. Sie müssen sicherstellen, dass alle Instrumente unmittelbar nach ihrer Verwendung gereinigt werden, und dabei Sicherheitsvorschriften wie das Tragen von Handschuhen und Schutzbrillen beachten, um das Risiko einer Kontamination zu vermeiden.

Nachdem die Instrumente gereinigt wurden, werden sie in der Regel im **Autoklaven** sterilisiert, einem Gerät, das mithilfe von Hitze, Dampf und Druck alle Mikroorganismen abtötet. Das Autoklavieren ist eine der sichersten und am häufigsten angewandten Methoden in Krankenhäusern. Die Instrumente werden in spezielle Verpackungen gelegt, bevor sie in den Autoklaven gegeben werden, wodurch sichergestellt wird, dass sie bis zu ihrer nächsten Verwendung steril bleiben. Das mit der Sterilisation beauftragte Personal muss sicherstellen, dass der Autoklav ordnungsgemäß funktioniert, die Temperatur- und Druckparameter überprüfen und die vorgegebenen Zykluszeiten einhalten, um eine vollständige Sterilisation zu gewährleisten. Die Sterilisation im Autoklaven wird besonders bei wiederverwendbaren Metallinstrumenten wie Pinzetten, chirurgischen Scheren oder starren Laryngoskopen eingesetzt.

Bei einigen empfindlicheren Instrumenten, wie dem **Glasfaserendoskop** oder anderen Geräten mit empfindlichen Kameras oder Optiken, können alternative Sterilisationsmethoden wie die Niedrigtemperatursterilisation oder die Verwendung spezieller Chemikalien erforderlich sein. Diese Instrumente können die hohen Temperaturen eines herkömmlichen Autoklaven nicht unbeschadet überstehen. Daher werden manchmal hochwertige chemische Desinfektionsmittel oder Sterilisationsverfahren mit Ethylenoxid zur Behandlung dieser empfindlichen Geräte eingesetzt. Auch hier muss das Personal geschult werden, um diese alternativen Methoden sicher anzuwenden und dabei die Einwirkzeiten und Belüftungsbedingungen einzuhalten, um Gesundheitsrisiken zu vermeiden.

Parallel zur Sterilisation ist eine **sorgfältige Verwaltung des Materials** unerlässlich, um sicherzustellen, dass die Pflege unter den bestmöglichen Bedingungen erfolgt. Eine gute Verwaltung beginnt mit einer sorgfältigen Organisation der Arbeits- und Lagerräume. In einer HNO-Abteilung müssen die Instrumente leicht zugänglich sein und gleichzeitig so aufbewahrt werden, dass ihre Unversehrtheit und Sterilität gewährleistet ist. Schränke und Wagen sind oft in spezielle Abschnitte unterteilt, die für die Aufbewahrung verschiedener Arten von Instrumenten je nach Verwendungszweck und Sterilitätsgrad vorgesehen sind. Das Personal, seien es Helfer oder Krankenschwestern, achtet darauf, dass die sterilen Instrumente korrekt beschriftet und mit einem Datum versehen sind, damit die Fristen für die sichere Verwendung vor einer erneuten Sterilisation eingehalten werden.

Zur Materialüberwachung gehört auch die **regelmäßige Überprüfung des Zustands der Instrumente**. Es ist entscheidend, dass sich jedes Instrument in einem einwandfreien Betriebszustand befindet, bevor es an einem Patienten eingesetzt wird. Beschädigte Instrumente oder Instrumente mit Abnutzungserscheinungen sollten aus dem Pflegekreislauf entfernt und ersetzt werden. Dies ist besonders wichtig in einem Bereich wie der HNO-Heilkunde, wo die Präzision der Instrumente für die oft heiklen Untersuchungen und Eingriffe von entscheidender Bedeutung ist. Ein Glasfaserendoskop mit einer beschädigten Optik oder ein schlecht sitzendes Laryngoskop könnte nicht nur die Untersuchung weniger effizient machen, sondern auch den Patienten unnötigen Risiken aussetzen.

Neben dem Umgang mit sterilen Instrumenten ist auch die **korrekte Wiederaufbereitung von Einwegmaterial** erforderlich. Einige Materialien, wie z. B. Einmalspitzen von Fiberskopen oder Spatel von Laryngoskopen, werden nur einmal verwendet, um das Risiko einer Kreuzkontamination zu vermeiden. Zu einem guten Management gehört es, die Protokolle für das Recycling oder die Vernichtung dieser Materialien zu befolgen und sicherzustellen, dass sie auf eine Weise entsorgt werden, die den Umwelt- und Sicherheitsstandards entspricht.

Ein weiterer wichtiger Aspekt der Materialverwaltung betrifft die **Kontrolle der Bestände**. Pflegehilfskräfte und Krankenpfleger müssen sicherstellen, dass die Bestände an Instrumenten und Verbrauchsmaterial (Kompressen, Handschuhe, Desinfektionsmittel usw.) ständig aufgefüllt werden. Dies erfordert eine enge Abstimmung mit den Logistik- und

Versorgungsabteilungen des Krankenhauses, damit es nicht zu Materialengpässen kommt, die den Pflegeablauf beeinträchtigen könnten. Eine effektive Bestandsverwaltung stellt sicher, dass alle benötigten Materialien in ausreichender Menge zur Verfügung stehen, insbesondere um Notfälle zu bewältigen.

Kapitel 2

Der Alltag eines HNO-Helfers

- **Begrüßung und Vorbereitung des Patienten**

  ○ Die Bedeutung von Empathie und Kommunikation mit dem Patienten

Einfühlungsvermögen und Kommunikation mit dem Patienten sind in der medizinischen Praxis von zentraler Bedeutung, insbesondere in der Ohrenheilkunde-Nasen-Hals (HNO), wo die Erkrankungen wesentliche Funktionen wie Atmung, Hören, Sprechen und Gleichgewicht betreffen. Diese Funktionen sind nicht nur lebenswichtig, sondern spielen auch eine grundlegende Rolle in der Beziehung, die jeder Mensch zu seiner Umwelt unterhält. Wenn ein Patient die Fähigkeit verliert, richtig zu hören, zu sprechen oder zu atmen, kann dies zu tiefen Ängsten, einem Gefühl der Verletzlichkeit und manchmal sogar zu sozialer Isolation führen. In dieser Situation sind Einfühlungsvermögen und eine klare Kommunikation unerlässlich. Sie ermöglichen es, eine vertrauensvolle Beziehung zum Patienten aufzubauen, ihn zu beruhigen, ihn auf seinem Weg durch die Behandlung zu begleiten und seine Erfahrungen trotz der Schwere oder Komplexität seiner Erkrankung deutlich zu verbessern.

Empathie ist die Fähigkeit, die Gefühle anderer zu verstehen und zu empfinden. Sie ermöglicht es dem Pflegepersonal, sich in die Lage ihrer Patienten zu versetzen, zu verstehen, was sie durchmachen, und auf ihre Bedürfnisse auf eine menschlichere und angemessenere Weise einzugehen. In der HNO-Heilkunde können viele Patienten ängstlich oder besorgt sein, weil sie einige ihrer sensorischen Fähigkeiten wie das Hören oder die Stimme verlieren könnten, die für ihre Lebensqualität und die Kommunikation mit der Außenwelt von entscheidender Bedeutung sind. Ein Patient mit fortschreitendem Hörverlust kann sich beispielsweise isoliert fühlen, nicht mehr in der Lage sein, sich an Gesprächen mit seinen Angehörigen zu beteiligen, oder frustriert sein, weil seine Mitmenschen ihm mit Unverständnis begegnen. Das Einfühlungsvermögen des medizinischen Teams hilft nicht nur, diese Ängste zu verstehen, sondern bietet auch emotionale Unterstützung, die dem Patienten hilft, diese schwierigen Momente zu überstehen. Es geht nicht nur darum, eine Pathologie zu behandeln, sondern einen Menschen in seiner Erfahrung mit der Krankheit zu begleiten.

Empathie zeigt sich auch in der Art und Weise, wie das Pflegepersonal mit den Patienten interagiert, indem es sich die Zeit nimmt, ihre Sorgen anzuhören, ihre Zweifel zu zerstreuen und ihre Fragen zu beantworten. Wenn sich ein Patient angehört und verstanden fühlt, fühlt er sich wohler, ist weniger gestresst und viel eher bereit, den medizinischen Empfehlungen zu folgen. Das kann einen enormen Unterschied machen, insbesondere vor Operationen, wenn die Patienten oft sehr nervös sind. Eine einfühlsame Kommunikation hilft, die Angst vor der Operation zu verringern, und bereitet den Patienten nicht nur körperlich, sondern auch geistig vor.

Darüber hinaus darf die Bedeutung einer klaren und offenen **Kommunikation** nicht unterschätzt werden. In der HNO-Heilkunde können die Behandlungen und Eingriffe komplex sein, und es ist von entscheidender Bedeutung, dass die Patienten die Hintergründe ihrer Erkrankung und die verfügbaren Behandlungsmöglichkeiten verstehen. Ein Patient, der seinen Zustand und die einzelnen Schritte seiner Behandlung versteht, ist ein selbstbewussterer Patient, der besser mit dem medizinischen Team zusammenarbeiten kann. Dies ist besonders wichtig, wenn die Erkrankungen so entscheidende Funktionen wie die Stimme, das Hören oder die Atmung betreffen. Ein Patient, der sich beispielsweise auf eine Stimmbandoperation vorbereitet, muss umfassend über die zu erwartenden Ergebnisse, die möglichen Risiken, aber auch über die postoperative Versorgung, die er erhalten wird, informiert werden. Es ist wichtig, dass die Informationen auf einfache Weise und ohne komplizierten medizinischen Jargon vermittelt werden, damit der Patient die Einzelheiten seiner Behandlung verinnerlichen und die notwendigen Fragen stellen kann.

Kommunikation ist nicht nur ein Informationsinstrument, sondern auch ein Mittel zur Beruhigung und zur Stärkung des Vertrauens. Patienten kommen oft mit vorgefassten Meinungen oder Ängsten, die für sie sehr real sind. Beispielsweise kann jemand, der an chronischer Sinusitis leidet, befürchten, dass eine Nasennebenhöhlenoperation äußerst schmerzhaft oder mit vielen Risiken verbunden ist. Eine offene und transparente Kommunikation kann diese Bedenken zerstreuen, indem sie klar und deutlich erklärt, wie die Operation ablaufen wird, welche Risiken tatsächlich bestehen und wie die Schmerzen nach dem Eingriff bewältigt werden. Dabei geht es nicht nur darum, technische Informationen zu geben, sondern mit dem Patienten respektvoll zu sprechen und auf seine Ängste und Gefühle einzugehen.

Auch nach Operationen spielt die Kommunikation eine entscheidende Rolle, wenn die Patienten verstehen müssen, welche Pflege sie benötigen, um sich gut zu erholen. In diesem Zusammenhang spielen Krankenschwestern und -pfleger, die mehr Zeit an der Seite der Patienten verbringen, eine Schlüsselrolle, indem sie ihnen auf leicht verständliche Weise erklären, wie sie sich um ihren Zustand nach der Operation kümmern, mit ihren Schmerzen umgehen und Anzeichen für mögliche Komplikationen erkennen können. Sie können auch praktische Fragen beantworten, die Patienten über ihren Zustand beruhigen und sie in ihrem Rehabilitationsprozess bestärken.

Es ist wichtig zu betonen, dass auch die **nonverbale Kommunikation** eine entscheidende Rolle spielt. In der HNO-Heilkunde leiden viele Patienten an Störungen, die ihre Fähigkeit zu sprechen oder zu hören einschränken können. In diesen Fällen kommt der Körperhaltung, dem Blick und der Einstellung der Pflegekraft eine große Bedeutung zu. Ein Lächeln, eine beruhigende Geste oder ein einfacher Blickkontakt können ausreichen, um einen Patienten zu beruhigen, der seine Ängste oder Bedürfnisse nicht so leicht ausdrücken kann. Die Pflegekraft muss wissen, wie sie ihre Kommunikation an die Fähigkeiten und Einschränkungen des jeweiligen Patienten anpassen kann, und auf nonverbale Signale achten, die der Patient möglicherweise sendet.

Schließlich sind auch Einfühlungsvermögen und Kommunikation mit dem Patienten wichtig, um ihn in seine eigene Pflege einzubeziehen. In der HNO-Heilkunde gibt es einige Krankheitsbilder, die eine aktive Mitarbeit des Patienten erfordern, sei es bei der Hörrehabilitation nach dem Einsetzen eines Cochlea-Implantats oder bei der Stimmrehabilitation nach einem Eingriff an den Stimmbändern. Durch eine gute Kommunikation kann dem Patienten die Bedeutung dieser Schritte verdeutlicht werden und er kann motiviert werden, sich voll und ganz darauf einzulassen. Darüber hinaus sollte sich der Patient frei fühlen, Fragen zu stellen, Zweifel zu äußern und seine eigene Genesung mitzugestalten.

○ Bereiten Sie den Patienten auf Konsultationen vor: Hygiene und Komfort

Die Vorbereitung des Patienten vor einem Besuch beim Hals-Nasen-Ohren-Arzt (HNO-Arzt) ist ein wesentlicher Schritt, der zum reibungslosen Ablauf der Untersuchung und zur Qualität der Behandlung beiträgt. Diese Phase beschränkt sich nicht auf rein technische Aspekte, sondern umfasst auch Dimensionen, die mit der Hygiene, dem Komfort und dem psychologischen Wohlbefinden des Patienten zusammenhängen. Eine sorgfältige Vorbereitung ermöglicht nicht nur die Optimierung der Bedingungen für den Arztbesuch, sondern beruhigt auch den Patienten, erleichtert die medizinische Untersuchung und gewährleistet ein Vertrauensverhältnis zwischen dem Behandlungsteam und dem Patienten. Im HNO-Bereich, wo die Untersuchungen sensible Bereiche wie Ohren, Nase, Hals und Atemwege betreffen, kommt dieser Vorbereitung eine besondere Bedeutung zu, sowohl für die Qualität der Behandlung als auch für den Komfort des Patienten.

Einer der ersten Aspekte, die es zu beachten gilt, ist die **Hygiene**. Im Vorfeld des Arztbesuchs ist es entscheidend, dass der Patient bestimmte Hygienevorschriften einhält, insbesondere bei Untersuchungen der Nasenhöhle, des Rachens oder der Ohren. Da diese Bereiche besonders anfällig für Keime und Sekrete sind, verringert ein guter Hygienestandard das Risiko von

Kreuzinfektionen und erleichtert die Untersuchung durch den HNO-Arzt. Bei einer Otoskopie beispielsweise sollten die Gehörgänge sauber sein, um Verstopfungen zu vermeiden, die die Beurteilung des Trommelfells oder des Mittelohrs behindern könnten. Wenn der Patient Ohrenschmalzansammlungen oder Verunreinigungen aufweist, kann die Pflegekraft oder der Krankenpfleger eingreifen und die Ohren vor der Untersuchung sanft reinigen. Dabei können nicht-invasive Methoden wie Ohrenspülung oder die Verwendung geeigneter Produkte zum Auflösen von Ohrenschmalzpfropfen angewendet werden.

Wenn der HNO-Arzt die Nasengänge oder den Rachen untersuchen muss, ist es wichtig, dass der Patient spezielle Anweisungen zur Mundhygiene befolgt. Vor einer Untersuchung des Halses oder des Kehlkopfs sollte der Patient beispielsweise den Mund gründlich ausspülen oder keine Nahrungsmittel zu sich nehmen, die Rückstände hinterlassen oder die Untersuchung beeinträchtigen könnten. Um die Gesundheitssicherheit des Behandlungsteams und des Patienten zu gewährleisten, ist es außerdem wichtig, dass die Hände und Instrumente nach strengen Protokollen desinfiziert werden, insbesondere bei Untersuchungen, die einen direkten Kontakt mit den Schleimhäuten von Nase oder Mund erfordern.

Ein weiterer entscheidender Aspekt der Vorbereitung ist die **Bequemlichkeit** des Patienten. In der HNO-Heilkunde können bestimmte Untersuchungen für die Patienten unangenehm sein oder sogar Angst auslösen. So kann beispielsweise die Verwendung eines Glasfaserendoskops zur Untersuchung der Atemwege oder der Nase unangenehm sein, auch wenn die Untersuchung in der Regel nicht schmerzhaft ist. Daher ist es wichtig, den Patienten so vorzubereiten, dass diese Unannehmlichkeiten auf ein Minimum reduziert werden und der Patient die bestmöglichen Bedingungen vorfindet. Die Rolle des Krankenpflegers oder der Pflegekraft ist hierbei von grundlegender Bedeutung. Er beginnt damit, dem Patienten zu erklären, worum es bei der bevorstehenden Untersuchung geht, was passieren wird und wie er sich während des Vorgangs fühlen könnte. Diese vorherige Kommunikation, verbunden mit einer beruhigenden Haltung, hilft, die Angst des Patienten zu verringern und ihn während der Untersuchung kooperativer zu machen.

Zur Bequemlichkeit gehört auch die **Position,** in der der Patient sitzt. Je nach Art der Untersuchung ist es entscheidend, dass der Patient richtig positioniert ist, um dem Arzt die Arbeit zu erleichtern und gleichzeitig für sein eigenes Wohlbefinden zu sorgen. Bei einer Otoskopie sollte der Patient beispielsweise so sitzen, dass sein Kopf leicht in Richtung des zu untersuchenden Ohrs geneigt ist, damit der Arzt einen optimalen Zugang zum Gehörgang hat. Bei Untersuchungen der Nase oder des Rachens, wie der Nasenfibroskopie oder der Laryngoskopie, wird der Patient in der Regel in eine halbsitzende Position gebracht, in der der Kopf fest anliegt, damit die zu untersuchenden Strukturen gut sichtbar sind und gleichzeitig ein Höchstmaß an Bequemlichkeit gewährleistet ist.

Bei invasiveren oder potenziell unangenehmen Untersuchungen wie der Fibroskopie werden oft zusätzliche Vorsichtsmaßnahmen ergriffen, um den Komfort des Patienten zu gewährleisten. Eine örtliche Betäubung in Form eines Sprays kann angewendet werden, um den zu untersuchenden Bereich zu desensibilisieren, insbesondere die Schleimhäute der Nase oder des Rachens. Dadurch wird die Unannehmlichkeit für den Patienten erheblich verringert und sichergestellt, dass die Untersuchung unter guten Bedingungen stattfindet. Häufig ist ein Pfleger oder Krankenpfleger für diesen Schritt zuständig. Er verabreicht das Lokalanästhetikum und sorgt dafür, dass der Patient gut vorbereitet ist, bevor der Arzt die Untersuchung durchführt.

Neben dem technischen Aspekt beinhaltet die Vorbereitung des Patienten auf eine HNO-Untersuchung auch eine **psychologische** Dimension. Viele Patienten können vor Untersuchungen, die so empfindliche Bereiche wie den Hals oder die Ohren betreffen, Beklemmungen oder sogar Angst verspüren. Diese Ängste können mit unangenehmen früheren Erfahrungen oder Unkenntnis der bevorstehenden medizinischen Verfahren zusammenhängen. Es ist daher sehr wichtig, dass das Pflegepersonal eine beruhigende und wohlwollende Haltung einnimmt und sich die Zeit nimmt, die Sorgen des Patienten anzuhören, seine Fragen zu beantworten und ihn über den Ablauf der Untersuchung zu beruhigen. Einfühlungsvermögen spielt hier eine Schlüsselrolle, denn dadurch fühlt sich der Patient verstanden und unterstützt, was wiederum dazu beiträgt, seine Angst zu verringern.

Darüber hinaus ist es wichtig, im Behandlungszimmer eine ruhige und beruhigende Umgebung zu schaffen. Kleine Gesten wie das Sicherstellen, dass der Raum gut beheizt ist, dass das Licht angemessen ist und dass die Atmosphäre entspannend wirkt, können einen großen Unterschied im Erleben des Patienten machen. Diese Elemente sind zwar subtil, tragen aber zu seinem allgemeinen Wohlbefinden bei und helfen, Stress abzubauen, was wiederum eine bessere Kooperation während der Untersuchung fördert.

    ◦   Erhebung von vorläufigen Daten (vereinfachte Anamnese, Vitalparameter)

Die Erhebung vorläufiger Daten ist ein entscheidender Schritt bei der Behandlung von Patienten in der Hals-Nasen-Ohrenheilkunde (HNO). Es handelt sich um einen Schlüsselmoment, der es dem Behandlungsteam ermöglicht, vor einer Konsultation oder einem Eingriff wesentliche Informationen über den Gesundheitszustand des Patienten zu sammeln. Diese Sammlung, die eine vereinfachte Anamnese und die Erfassung der Vitalparameter umfasst, dient als Grundlage für die Beurteilung des Allgemeinzustands des Patienten, für die Orientierung des Arztes bei der Diagnose und für die Anpassung der Pflege an die individuellen Bedürfnisse. Dieser Schritt mag zwar routinemäßig erscheinen, spielt aber eine entscheidende Rolle für die Sicherheit und Wirksamkeit der

Pflege, da er einen umfassenden Überblick über den Zustand des Patienten verschafft, mögliche Komplikationen vorwegnimmt und die Pflege individuell anpasst.

Die **vereinfachte Anamnese** bildet den ersten Teil dieser Datensammlung. Dabei handelt es sich um ein schnelles, aber strukturiertes Gespräch, in dem wesentliche Informationen über die Krankengeschichte des Patienten, seine aktuellen Symptome und seine Vorgeschichte gesammelt werden. Die vereinfachte HNO-Anamnese konzentriert sich in der Regel auf Fragen zu den spezifischen Symptomen, die der Patient hat, wie Ohrenschmerzen, Atembeschwerden, Hörverlust, Schwindel oder Stimmstörungen. Ziel ist es, die Art und den Verlauf dieser Symptome zu verstehen: Wann haben sie begonnen, sind sie konstant oder intermittierend und welche Faktoren verschlimmern oder lindern sie. Diese Informationen helfen, die anstehenden Untersuchungen zu lenken und schnell zu erkennen, welche Bereiche genauer untersucht werden müssen.

Wenn beispielsweise ein Patient mit Ohrenschmerzen kommt, kann die Anamnese klären, ob die Schmerzen von Symptomen wie Hörverlust, Ausfluss oder Schwindel begleitet werden, die die Diagnose auf eine Otitis media, eine Otitis externa oder eine andere Erkrankung des Ohrs lenken könnten. Ebenso kann das Pflegepersonal, wenn ein Patient über Atembeschwerden klagt, Fragen zur Häufigkeit der Symptome, zu auslösenden Faktoren wie Allergien oder zum Auftreten von Nasenbluten stellen, was auf eine chronische Sinusitis, eine Verkrümmung der Nasenscheidewand oder auch Nasenpolypen hindeuten könnte.

Neben den aktuellen Symptomen sollte die Anamnese auch **Fragen zur Krankengeschichte** des Patienten umfassen. Es ist entscheidend zu wissen, ob der Patient bereits im HNO-Bereich operiert wurde, ob er an chronischen Erkrankungen wie Asthma, Herzbeschwerden oder Allergien leidet oder ob er regelmäßig Medikamente einnimmt. Diese Informationen sind wichtig, da sie die Behandlung beeinflussen oder die Wahl des richtigen Verfahrens lenken können. Ein Patient mit einer Vorgeschichte von Operationen an den Nasennebenhöhlen oder den Stimmbändern benötigt beispielsweise möglicherweise besondere Aufmerksamkeit bei Untersuchungen oder Eingriffen, da das Risiko von Komplikationen aufgrund von Verwachsungen oder inneren Narben besteht. Ebenso sollte ein Patient, der Antikoagulantien einnimmt oder an einer Gerinnungsstörung leidet, erhöhte Vorsicht walten lassen, insbesondere wenn ein invasiver Eingriff wie eine Biopsie oder eine kleinere Operation geplant ist.

Die **Erfassung der Vitalparameter** ist ein weiterer wesentlicher Bestandteil dieser Vorstufe. Die Vitalparameter, zu denen Temperatur, Blutdruck, Herzfrequenz, Atemfrequenz und Sauerstoffsättigung gehören, bieten einen unmittelbaren Überblick über den allgemeinen Zustand des Patienten. Diese einfachen, aber entscheidenden Messungen ermöglichen die schnelle Erkennung von Anomalien, die auf ein zugrunde liegendes, schwerwiegenderes Problem hinweisen könnten. Beispielsweise kann eine erhöhte Temperatur auf eine aktive Infektion hindeuten, was sich auf die Betreuung des Patienten auswirken könnte, insbesondere wenn er sich einer Operation unterziehen muss. Eine ungewöhnlich hohe Atemfrequenz oder eine verminderte Sauerstoffsättigung können auf Atembeschwerden hinweisen, die möglicherweise mit einer Obstruktion der oberen Atemwege zusammenhängen, wie bei einer schweren Tonsillitis oder einer obstruktiven Laryngitis.

Auch der **Blutdruck** und die **Herzfrequenz** liefern wertvolle Informationen über die hämodynamische Stabilität des Patienten. Ein zu hoher Blutdruck (Hypertonie) kann bei einer Operation zusätzliche Risiken bergen, da er die Wahrscheinlichkeit von Blutungen während der Operation erhöht. Umgekehrt könnte ein niedriger Blutdruck auf einen Schwächezustand oder Dehydrierung hindeuten, die vor einem Eingriff eine angemessene Pflege erfordern. Die Herzfrequenz wiederum ermöglicht es, die Herz-Kreislauf-Funktion des Patienten zu beurteilen und mögliche Herzrhythmusstörungen zu erkennen, die die Wahl der verabreichten Medikamente beeinflussen könnten.

In manchen Fällen können je nach den vom Patienten beschriebenen Symptomen weitere Voruntersuchungen durchgeführt werden, um diese Daten anzureichern. Beispielsweise kann vor der Konsultation des HNO-Arztes eine Beurteilung des Hörvermögens mithilfe eines Audiometrietests durchgeführt werden, um das Hörvermögen des Patienten objektiv zu messen und Anzeichen einer Taubheit oder eines teilweisen Hörverlusts zu erkennen. Ebenso könnte im Rahmen einer Konsultation wegen Atembeschwerden eine **Beurteilung der Atmung** mittels Spirometrie durchgeführt werden, um die Atemkapazität des Patienten zu messen und mögliche Obstruktionen in den Atemwegen zu erkennen.

Das Sammeln von Vorinformationen dient auch dazu, **den Patienten** mental auf den Arztbesuch **vorzubereiten**. Indem sich das Behandlungsteam Zeit nimmt, um die Symptome zu besprechen und Fragen zur Vorgeschichte zu stellen, baut es ein Vertrauensverhältnis zum Patienten auf, der sich angehört und umsorgt fühlt. Dieser Dialog ermöglicht es dem Patienten auch, den Ablauf der Konsultation besser zu verstehen, Fragen zu stellen, die ihn beunruhigen, und seine Erwartungen an die Behandlung, die er erhalten wird, zum Ausdruck zu bringen.

- **Unterstützung bei Konsultationen**

  ◦ Begleitung des Arztes während der Untersuchungen (Otoskopie, Nasofibroskopie, Laryngoskopie)

Die Begleitung des Arztes während der Untersuchungen in der Hals-Nasen-Ohrenheilkunde (HNO), wie Otoskopie, Nasofibroskopie und Laryngoskopie, ist ein entscheidender Bestandteil der Patientenversorgung. Der Krankenpflegehelfer sowie die Krankenschwester spielen in diesem Prozess eine unverzichtbare Rolle, indem sie dafür sorgen, dass jeder Schritt reibungslos abläuft und optimale Bedingungen für die Durchführung der Untersuchungen geschaffen werden. Ihr Einsatz gewährleistet nicht nur, dass sich der Arzt voll und ganz auf die diagnostische Untersuchung konzentrieren kann, sondern auch, dass der Patient in einer beruhigenden und sicheren Umgebung betreut wird.

Bei der Otoskopie, der Untersuchung des Ohrs mithilfe eines Otoskops, werden der äußere Gehörgang und das Trommelfell betrachtet, um Anomalien wie Infektionen, Ohrenschmalzpfropfen oder Trommelfellperforationen zu erkennen. Bei dieser Untersuchung bereitet der Pfleger oder die Krankenschwester den Patienten zunächst vor, indem sie ihn bequem auf einen Untersuchungsstuhl setzt, wobei der Kopf geneigt ist, um den Zugang zu dem Ohr zu erleichtern, das der Arzt untersuchen soll. Die Rolle der Begleitperson besteht auch darin, den Patienten zu beruhigen, insbesondere wenn er Schmerzen oder Hörprobleme hat. Es ist sehr wichtig, kurz zu erklären, was eine Otoskopie ist, und zu betonen, dass die Untersuchung schmerzlos ist, aber ein leichter Druck im Gehörgang spürbar sein kann.

Die Pflegekraft stellt sicher, dass das Otoskop und die Ohrtrichter bereit liegen und ordnungsgemäß sterilisiert sind. Je nach Ausgangsbefund kann es auch erforderlich sein, den Gehörgang vorsichtig zu reinigen, insbesondere wenn Ohrenschmalz oder andere Rückstände vorhanden sind, die eine gute Sicht auf das Trommelfell verhindern würden. Während der Untersuchung achtet die Pflegekraft darauf, dass der Patient ruhig und entspannt bleibt und keine plötzlichen Bewegungen macht, die die Qualität der Untersuchung beeinträchtigen oder Unbehagen verursachen könnten. Außerdem kann es sein, dass sie den Arzt unterstützen muss, indem sie die Beleuchtung anpasst oder die Position des Kopfes des Patienten beibehält, um den Blickwinkel zu optimieren.

Bei der **Nasofibroskopie**, einer endoskopischen Untersuchung, bei der das Innere der Nasenhöhle, der Nasennebenhöhlen und der oberen Atemwege mithilfe eines Glasfaserendoskops sichtbar gemacht wird, ist die Rolle der Pflegekraft ebenfalls von entscheidender Bedeutung. Diese Untersuchung, bei der ein dünner, flexibler Schlauch mit einer Kamera durch die Nase eingeführt wird, kann bei den Patienten Unbehagen oder Angst auslösen, insbesondere weil das Einführen des Glasfaserendoskops in die Nasenhöhlen unangenehm ist. Vor der Untersuchung stellt die Pflegekraft sicher, dass die Ausrüstung bereit liegt, desinfiziert wird und dass eine örtliche Betäubung in Form eines Sprays angewendet wird, um die Nasenschleimhäute des Patienten zu desensibilisieren. Diese Betäubung hilft, die Beschwerden zu minimieren, und erleichtert das Einführen des Glasfaserendoskops.

Die Begleitung des Patienten ist hier von besonderer Bedeutung, da die Nasofibroskopie einschüchternd wirken kann. Die Pflegekraft sollte sich daher die Zeit nehmen, den Ablauf der Untersuchung zu erklären, und dem Patienten versichern, dass die Untersuchung zwar etwas unangenehm sein kann, aber schnell und ohne größere Schmerzen verläuft. Während der Untersuchung steht die Pflegekraft an der Seite des Patienten, um für dessen Bequemlichkeit zu sorgen, ihn zu bitten, entspannt zu bleiben, und bei Bedarf seine Position anzupassen, um das Einführen des Glasfaserendoskops zu erleichtern. Wenn der Patient Anzeichen von Angst zeigt, nimmt die Pflegekraft eine beruhigende Haltung ein, indem sie einen beruhigenden Blickkontakt hält oder die Atmung des Patienten führt, um Anspannungen zu vermeiden.

Bei einer **Laryngoskopie**, einer Untersuchung, bei der die Stimmbänder und der Kehlkopf sichtbar gemacht werden, ist die Begleitung durch den Arzt sowohl eine technische als auch eine zwischenmenschliche Dimension. Der Patient wird in der Regel in eine halb sitzende Position gebracht, wobei der Kopf leicht nach hinten geneigt ist. Vor der Untersuchung ist es oft notwendig, ein Anästhesiespray in den Rachenraum zu geben, um

Schluck- oder Hustenreflexe zu reduzieren, die die Untersuchung stören könnten. Die Pflegekraft oder der Krankenpfleger bereitet diese örtliche Betäubung vor und vergewissert sich, dass der Patient sich wohlfühlt. Es ist wichtig zu erklären, dass das Einführen des Laryngoskops in den Hals zwar ein unangenehmes Gefühl verursachen kann, die Untersuchung aber kurz ist und die Strukturen des Kehlkopfs direkt auf mögliche Anomalien wie Knoten, Polypen oder Tumore hin untersucht werden können.

Während der Laryngoskopie achtet der Pflegehelfer auf die Reaktionen des Patienten und sorgt dafür, dass dieser entspannt und gut positioniert bleibt. Er kann den Arzt auch unterstützen, indem er die Lichtquelle anpasst oder zusätzliche Instrumente vorbereitet, wenn ein komplexerer Eingriff wie eine Biopsie erforderlich ist. Darüber hinaus sorgt der Arzthelfer dafür, dass alle Materialien für den Arzt in Reichweite sind, damit die Untersuchung reibungslos und ohne Unterbrechungen ablaufen kann.

Bei jeder dieser Untersuchungen - Otoskopie, Nasofibroskopie oder Laryngoskopie - beschränkt sich die Begleitung des Arztes durch das Pflegeteam nicht auf eine einfache technische Unterstützung. Es geht auch darum, eine Umgebung des **Vertrauens** und der **Unterstützung** für den Patienten zu schaffen, der sich manchmal Sorgen macht oder ein gewisses Unbehagen angesichts invasiver Untersuchungen verspürt. Die Pflegekraft nimmt eine **Vermittlerrolle** zwischen Patient und Arzt ein, erleichtert die Kommunikation und sorgt dafür, dass sich der Patient aufgehoben, angehört und beruhigt fühlt. Diese menschliche Dimension ist ebenso wichtig wie die technischen Handgriffe, denn sie hilft, die Angst des Patienten zu verringern, seine Kooperation zu verbessern und letztlich sicherzustellen, dass die Untersuchungen unter den bestmöglichen Bedingungen stattfinden.

◦ Hilfe beim Einrichten des Patienten unter optimalen Bedingungen (Positionierung, Komfort)

Die optimale Unterbringung des Patienten vor einer Konsultation oder Untersuchung in der Hals-Nasen-Ohrenheilkunde (HNO) ist ein grundlegender Schritt, der nicht nur die Qualität der Behandlung, sondern auch das Gesamterlebnis des Patienten beeinflusst. Die Positionierung und der Komfort des Patienten sind entscheidend für einen optimalen Ablauf der Untersuchungen, ob es sich nun um eine Otoskopie, eine Nasenfibroskopie, eine Laryngoskopie oder einen komplexeren Eingriff handelt. Eine geeignete Einrichtung erleichtert den Zugang zu den zu untersuchenden Bereichen und verringert gleichzeitig das Unbehagen und die Angst des Patienten, was eine bessere Kooperation fördert. Die Rolle der Pflegekraft in dieser Phase ist entscheidend, da sie dafür sorgen muss, dass der Patient sowohl physisch richtig positioniert ist als auch psychologisch beruhigt ist, wodurch ein Umfeld gewährleistet wird, das die Qualität und Effizienz der Pflege fördert.

Die **Positionierung des Patienten** ist der erste Schritt bei der Einrichtung. Jede Untersuchung-HNO erfordert eine bestimmte Position, die dem Arzt je nach Art der Untersuchung einen optimalen Zugang zu Ohren, Nase oder Rachen ermöglicht. Für eine **Otoskopie** beispielsweise sollte der Patient in eine sitzende Position gebracht werden, wobei der Kopf leicht nach vorne oder zur Seite geneigt sein sollte, um den Zugang zu dem zu untersuchenden Ohr zu erleichtern. Die Pflegekraft achtet darauf, dass diese Position für den Patienten bequem ist und gleichzeitig eine ausreichende Bewegungslosigkeit während der Untersuchung gewährleistet ist. Es ist wichtig, dass der Kopf gut gestützt wird und der Patient nicht gezwungen ist, eine unbequeme Position über einen längeren Zeitraum beizubehalten. Dazu kann die Pflegekraft den Stuhl oder die Untersuchungsliege verstellen und dafür sorgen, dass der Patient gut sitzt, bevor der Arzt beginnt.

Bei komplexeren Untersuchungen wie der **nasalen Fibroskopie** oder der **Laryngoskopie** wird die Positionierung des Patienten noch entscheidender. Diese Untersuchungen erfordern oft eine halbsitzende Position mit aufrechtem oder leicht nach hinten geneigtem Kopf, damit Instrumente wie das Fiberskop oder das Laryngoskop eingeführt werden können. Die Pflegekraft spielt hier eine Schlüsselrolle, indem sie den Untersuchungsstuhl oder die Liege auf die ideale Höhe einstellt, damit der Arzt bequem arbeiten kann. Er achtet auch darauf, dass der Hals des Patienten richtig ausgerichtet ist und nicht übermäßig verspannt ist, da eine schlechte Haltung die Untersuchung erschweren und das Unbehagen erhöhen kann. Außerdem ist es wichtig, darauf zu achten, dass der Patient entspannt ist, denn jede Verspannung kann nicht nur die Untersuchung erschweren, sondern auch die unangenehmen Empfindungen verstärken.

Neben der Positionierung ist die **Bequemlichkeit** des Patienten ein weiterer wichtiger Aspekt der Einrichtung. Einige HNO-Untersuchungen sind zwar nicht schmerzhaft, können aber für den Patienten unangenehm oder beängstigend sein. Dies ist z. B. bei einer Fibroskopie der Fall, bei der das Einführen des Glasfaserendoskops in die Nasenwege unangenehme Empfindungen hervorrufen kann. Die Pflegekraft muss dafür sorgen, dass der Patient nicht nur gut sitzt, sondern auch auf dieses Gefühl vorbereitet ist. Vor Beginn der Untersuchung ist es üblich, eine örtliche Betäubung in Form eines Sprays zu verabreichen, um den Bereich zu desensibilisieren und das Unbehagen zu minimieren. Die Pflegekraft trägt in Zusammenarbeit mit dem Arzt dieses Spray auf und stellt sicher, dass der Patient die Wirkung spürt, bevor die Untersuchung beginnt.

Abgesehen von den technischen Aspekten spielt die Pflegekraft auch eine wichtige Rolle bei der **Bewältigung der Angst** des Patienten. Viele Patienten können sich vor einer -HNO Untersuchung gestresst oder besorgt fühlen, insbesondere wenn diese mit der Verwendung endoskopischer Instrumente oder invasiven Manipulationen verbunden ist. Durch den Aufbau eines Vertrauensverhältnisses kann die Pflegekraft diese Ängste erheblich mildern. Dies geschieht durch eine wohlwollende und beruhigende Kommunikation, indem man den Ablauf der Untersuchung ruhig erklärt und die Fragen des Patienten beantwortet. Beispielsweise kann die Pflegekraft dem Patienten vor einer Laryngoskopie erklären, dass leichte Beschwerden normal sind, die Untersuchung aber schnell und ohne größere Schmerzen abläuft, da ein Lokalanästhetikum verwendet wird. Wenn solche Informationen auf einfühlsame Weise erteilt werden, kann der Patient besser verstehen, was passieren wird, und sich mental darauf vorbereiten, wodurch sein Angstniveau sinkt.

Die Pflegekraft sorgt auch dafür, dass die Umgebung **bequem** und auf die Bedürfnisse des Patienten abgestimmt ist. Dazu gehören Details wie das Anpassen der Raumtemperatur, das Anbieten von Kissen, um den Rücken oder den Nacken zu stützen, und das Sicherstellen, dass der Patient genügend Platz hat, um sich wohl zu fühlen. Wenn die Untersuchung lange dauert oder der Patient besondere Bedürfnisse hat (ältere Menschen, Schwangere, Menschen mit Behinderungen), sollte die Pflegekraft auf all diese Variablen achten und die Einrichtung entsprechend anpassen. Ein gut sitzender und entspannter Patient fühlt sich nicht nur wohler, sondern ist auch eher bereit, während der Untersuchung voll mitzuarbeiten, was dem Arzt die Arbeit erleichtert und die Qualität der Diagnose verbessert.

Nach Abschluss der Untersuchung achtet die Pflegekraft weiterhin darauf, wie sich der Patient fühlt, und hilft ihm gegebenenfalls, sich neu zu positionieren. Beispielsweise fühlen sich manche Patienten nach einer Glaskörperspiegelung aufgrund der örtlichen Betäubung leicht schwindelig oder vorübergehend unwohl. In diesen Situationen begleitet die Pflegekraft den Patienten sanft, um ihn sicher neu zu positionieren, und vergewissert sich, dass er sich wohlfühlt, bevor er den Untersuchungsraum verlässt.

◦   Vorbereitung des Materials für die Erkundungen

Die **Vorbereitung des Materials für Untersuchungen** in der Hals-Nasen-Ohrenheilkunde (HNO) ist ein grundlegender Schritt im Behandlungsprozess der Patienten. Vor jeder Konsultation oder Operation ist es von entscheidender Bedeutung, dass die Pflegekraft und der Krankenpfleger sicherstellen, dass alle Materialien bereitstehen, funktionstüchtig und für die geplante Untersuchung geeignet sind. Eine gute Vorbereitung stellt sicher, dass der HNO-Arzt die Untersuchung unter optimalen Bedingungen durchführen kann, ohne Unterbrechung oder Verzögerung, und gewährleistet gleichzeitig die Sicherheit und den Komfort des Patienten. Dieser Schritt erfordert eine rigorose Aufmerksamkeit für Details, da ein fehlendes oder schlecht vorbereitetes Instrument die Untersuchung erschweren oder die Qualität der Behandlung beeinträchtigen kann.

Die Auswahl und Vorbereitung der Ausrüstung hängt von der Art der Untersuchung ab, die durchgeführt werden soll, ob es sich um eine Otoskopie, eine Nasofibroskopie, eine Laryngoskopie oder ein Audiogramm handelt. **Jedes Instrument muss bereit, sterilisiert und voll funktionsfähig sein.** Dies erfordert nicht nur eine gute Kenntnis der Geräte, sondern auch eine sorgfältige Organisation des Arbeitsbereichs.

Für eine **Otoskopie** beispielsweise, die grundlegende Untersuchung zur Erkundung des äußeren Gehörgangs und des Trommelfells, muss die Pflegekraft ein **Otoskop** mit dem entsprechenden Zubehör, z. B. **Ohrtrichter** in verschiedenen Größen, vorbereiten, um es an das Ohr des Patienten anzupassen, unabhängig davon, ob es sich um ein Kind oder einen Erwachsenen handelt. Das Otoskop muss vor jedem Gebrauch gereinigt und desinfiziert werden, um die Hygiene zu gewährleisten und Kreuzinfektionen zu vermeiden. Außerdem ist eine gut eingestellte Beleuchtungsquelle erforderlich, um den Gehörgang optimal betrachten zu können. Die Pflegekraft stellt auch sicher, dass bei Bedarf andere Geräte zur Hand sein können, wie z. B. eine kleine Zange oder eine Wasserspritze, falls ein

Ohrenschmalzpfropf entfernt werden muss oder das Ohr vor der Untersuchung vorsichtig gereinigt werden muss.

Bei einer **Nasofibroskopie**, bei der das Innere der Nasenhöhle und der Nasennebenhöhlen mithilfe eines Glasfaserendoskops sichtbar gemacht wird, wird die Vorbereitung der Ausrüstung noch technischer. Das **Fibroskop**, ein flexibles Instrument mit einer Kamera, muss nach strengen Sterilisationsprotokollen sorgfältig desinfiziert werden. Die Krankenschwester oder der Krankenpfleger bereitet auch die Lokalanästhesiesprays vor, die in die Nasenlöcher appliziert werden, um die Schleimhäute zu desensibilisieren und das Unbehagen des Patienten während der Untersuchung zu verringern. Dieses Material muss für den HNO-Arzt leicht zugänglich sein, damit die Untersuchung ohne Unterbrechung ablaufen kann. Es ist auch entscheidend, dass das Visualisierungssystem, häufig ein an das Glasfaserendoskop angeschlossener Bildschirm, funktionstüchtig und richtig positioniert ist, damit der Arzt die von der Kamera aufgenommenen Bilder in Echtzeit betrachten kann. Die Pflegekraft überprüft auch, ob die Absaugvorrichtung bereit ist, falls Nasensekret oder andere Flüssigkeiten entfernt werden müssen, die während der Untersuchung die Sicht behindern könnten.

Für eine **Laryngoskopie**, bei der die Stimmbänder und der Kehlkopf untersucht werden, gehören zu den benötigten Materialien das **Laryngoskop** (entweder starr oder flexibel) sowie Geräte zur örtlichen Betäubung des Rachens, mit denen die Untersuchung weniger unangenehm ist. Die Pflegekraft sollte sicherstellen, dass das Laryngoskop ordnungsgemäß vorbereitet, sauber und funktionsfähig ist. Wenn ein starres Laryngoskop verwendet wird, ist es manchmal notwendig, die Beleuchtungsausrüstung anzupassen, da eine gute Ausleuchtung der Kehlkopfstrukturen für eine erfolgreiche Untersuchung von entscheidender Bedeutung ist. Außerdem sorgt die Pflegekraft dafür, dass andere zusätzliche Instrumente in der Nähe verfügbar sind, wie z. B. Pinzetten oder chirurgische Scheren, falls während der Untersuchung ein kleinerer Eingriff (wie eine Biopsie) erforderlich ist.

Für Höruntersuchungen wie die **Audiometrie**, bei der das Hörvermögen des Patienten gemessen wird, bereitet die Pflegekraft das **Audiometer** vor, stellt sicher, dass die Geräte richtig kalibriert sind und dass die verwendeten Kopfhörer oder Ohrhörer in einwandfreiem Zustand sind. Der Patient sollte in einer schalldichten Kabine untergebracht werden, um sicherzustellen, dass die Ergebnisse nicht durch Außengeräusche gestört werden. Die Pflegekraft sorgt dafür, dass der Patient gut sitzt und sich wohlfühlt, und stellt sicher, dass die Anweisungen für die Untersuchung vor Beginn der Untersuchung verstanden wurden. Es ist wichtig, dass alle benötigten Geräte vorab getestet werden, damit es während der Untersuchung nicht zu Fehlfunktionen kommt, die die Ergebnisse beeinträchtigen könnten.

Ein weiterer wichtiger Aspekt bei der Vorbereitung der Ausrüstung betrifft die **Sterilisations- und Desinfektionsmaßnahmen**. Alle wiederverwendbaren Instrumente wie Fiberskop, Laryngoskop oder Otoskop müssen rigoros desinfiziert oder nach strengen Protokollen sterilisiert werden, um nosokomiale Infektionen zu vermeiden. Die Pflegekraft oder der Krankenpfleger spielt bei diesem Schritt eine Schlüsselrolle, indem er sicherstellt, dass jedes Instrument sorgfältig gehandhabt, ordnungsgemäß verpackt und für den sicheren Gebrauch bereitgestellt wird. Es muss auch sichergestellt werden, dass Einweginstrumente wie Glasfaserspitzen oder Ohrtrichter in ausreichender Menge für jeden Patienten vorhanden sind und nach Gebrauch ordnungsgemäß entsorgt werden.

Schließlich gehört zur Vorbereitung des Materials auch der **Umgang mit unvorhergesehenen Ereignissen**. Obwohl jede Untersuchung geplant wird, kommt es häufig vor, dass aufgrund des Zustands des Patienten oder der bei der Untersuchung gemachten Entdeckungen Anpassungen oder zusätzliche

Maßnahmen erforderlich sind. Die Pflegekraft oder der Krankenpfleger muss daher in der Lage sein, diese Bedürfnisse vorauszusehen, indem er zusätzliches Material wie Spritzen für Probenentnahmen oder sterile Kompressen bereithält, und gleichzeitig flexibel und reaktionsschnell auf die Wünsche des Arztes reagieren.

- **Die tägliche Pflege**

    ◦ Postoperative Pflege: Verwaltung von Verbänden und Drainagen

Die postoperative Pflege in der Hals-Nasen-Ohrenheilkunde (HNO) ist entscheidend für eine optimale Genesung nach einem chirurgischen Eingriff. Die Pflege **von Verbänden und Drainagen** spielt in dieser Zeit eine zentrale Rolle. Diese Pflege erfordert sorgfältige Aufmerksamkeit, da sie dazu beiträgt, Infektionen zu verhindern, eine schnelle Wundheilung zu fördern und mögliche Komplikationen zu überwachen. Das Pflegepersonal ist in Abstimmung mit dem Arzt dafür verantwortlich, dass diese Vorrichtungen in einem idealen Zustand gehalten werden, damit sich der Patient so gut wie möglich erholen kann.

Die **Verwaltung von Verbänden** ist ein alltäglicher und unumgänglicher Schritt in der postoperativen Pflege. Nach einer HNO-Operation, sei es ein Eingriff im Bereich der Nasennebenhöhlen, des Halses, der Ohren oder des Halses, wird in der Regel ein Verband angelegt, um die Wunde zu schützen, Exsudat zu absorbieren und Infektionen vorzubeugen. Die Aufgabe der Pflegekraft oder des Krankenpflegers besteht darin, diese Verbände zu überwachen, sie regelmäßig zu wechseln und dafür zu sorgen, dass die Wunde sauber und trocken ist. Die Häufigkeit des Wechsels hängt von der Art der Operation, dem Zustand der Wunde und den Anweisungen des Arztes ab. Es ist entscheidend, beim Verbandwechsel ein strenges Protokoll einzuhalten, um das Infektionsrisiko zu minimieren.

Bei diesem Schritt ist es von entscheidender Bedeutung, eine **sterile Umgebung** zu schaffen. Vor dem Verbandwechsel sollte sich die Pflegekraft gründlich die Hände waschen, sterile Handschuhe tragen und sicherstellen, dass alle verwendeten Materialien, wie Kompressen, Binden und antiseptische Lösungen, absolut sauber sind. Das Entfernen des vorherigen Verbands sollte behutsam erfolgen, um die Wundheilung nicht zu stören oder dem Patienten unnötige Schmerzen zu bereiten. Gleichzeitig beobachtet die Krankenschwester oder der Pfleger die Wunde auf Anzeichen einer Infektion wie Rötungen, eitrigen Ausfluss oder einen abnormalen Geruch. Besondere Aufmerksamkeit wird auf Ödeme oder vermehrte Schmerzen gerichtet, da diese Anzeichen auf eine mögliche Komplikation hinweisen können, die ein Eingreifen des Arztes erfordert.

Die Zeit nach der Operation, insbesondere die Pflege der Verbände, ist ebenfalls ein Zeitpunkt, an dem **die Patientenaufklärung** ins Spiel kommt. Ein wichtiger Teil der Arbeit des Pflegers besteht darin, den Patienten (oder seine Angehörigen) darüber zu informieren, wie die Wunde nach der Rückkehr nach Hause zu überwachen ist, insbesondere wenn die Pflege nach der Entlassung aus dem Krankenhaus fortgesetzt werden muss. Der Patient muss wissen, wann und wie er den Verband wechseln muss, auf welche Warnzeichen er achten muss und wie er Infektionen vorbeugen kann. Diese Informationsvermittlung, gekoppelt mit emotionaler Unterstützung, trägt dazu bei, dem Patienten Sicherheit im täglichen Umgang mit der postoperativen Wunde zu geben.

Ein weiterer zentraler Aspekt der postoperativen Pflege im HNO-Bereich ist das **Management von Drainagen**. Drainagen werden häufig während oder nach einer Operation gelegt, um Flüssigkeiten, die sich in der Nähe der Operationsstelle ansammeln können, wie Blut, Eiter oder andere Sekrete, abfließen zu lassen. Ihr Vorhandensein verringert den Druck auf den operierten Bereich und verhindert die Bildung von Hämatomen oder Infektionen. In der HNO-Heilkunde können Drainagen nach Operationen am Hals, wie einer Schilddrüsenentfernung, oder nach größeren Eingriffen an den Lymphknoten, z. B. im Rahmen einer Behandlung von Kopf- und Halskrebs, verwendet werden.

Die Überwachung und Pflege von Drainagen ist eine heikle Aufgabe, die von der Pflegekraft große Wachsamkeit erfordert. **Die regelmäßige Überprüfung der Drainage auf ihre Funktionstüchtigkeit** ist entscheidend, um sicherzustellen, dass die Flüssigkeiten richtig abfließen. Dazu gehört auch die Überprüfung des Flüssigkeitsflusses, der Farbe und der Konsistenz der Flüssigkeit. Eine plötzliche Abnahme des Flusses oder eine Veränderung der Farbe der Flüssigkeiten (wie ein plötzlich blutiger oder eitriger Ausfluss) kann auf ein Problem hinweisen, und der Arzt muss sofort informiert werden. Die Pflegekraft sollte auch darauf achten, dass die Schläuche der Drainage nicht verstopft oder geknickt sind, da dies den ordnungsgemäßen Abfluss der Flüssigkeiten verhindern und zu Komplikationen führen könnte.

Das **Entleeren und Messen der** abgeleiteten **Flüssigkeit** ist ebenfalls ein wichtiger Schritt im Umgang mit Drainagen. Gemäß den ärztlichen Anweisungen sollte die Pflegekraft das Reservoir der Drainage regelmäßig entleeren und die Menge der abgeleiteten Flüssigkeit sowie deren Aussehen notieren. Diese Informationen sind für die Überwachung der postoperativen Entwicklung des Patienten von entscheidender Bedeutung, da sie wertvolle Indikatoren für den Heilungsverlauf oder mögliche Warnzeichen liefern.

Bei der Pflege von Drainagen ist es auch wichtig, die **Stelle zu** beobachten, an der **die Drainage eingeführt wird**. Wie bei Verbänden muss die Stelle, an der die Drainage in die Haut eingeführt wird, gründlich gereinigt und desinfiziert werden, um Infektionen zu vermeiden. Die Pflegekraft sollte auch darauf achten, dass die Drainage gut befestigt ist, damit sie nicht versehentlich verschoben oder herausgerissen wird, was

Schmerzen verursachen und den Heilungsprozess erschweren könnte.

Wenn es an der Zeit ist, die zu Drainage entfernen, wird diese Aufgabe häufig vom Arzt oder Krankenpfleger übernommen, doch die Pflegekraft spielt eine wesentliche unterstützende Rolle, indem sie den Patienten auf diesen Schritt vorbereitet. Das Entfernen der Drainage ist zwar in der Regel einfach, kann aber beim Patienten Ängste hervorrufen. Die Pflegekraft ist da, um zu beruhigen, das Verfahren zu erklären und sicherzustellen, dass der Patient sich in einer bequemen Position befindet. Nach der Entfernung muss die Stelle, an der die Drainage eingeführt war, gründlich desinfiziert und auf Komplikationen wie anhaltenden Ausfluss oder eine Infektion überwacht werden.

○ Überwachung von Patienten nach chirurgischen Eingriffen (Blutungen, Schmerzen, Infektionen)

Die **Überwachung von Patienten nach chirurgischen Eingriffen** in der Hals-Nasen-Ohrenheilkunde (HNO) ist ein entscheidender Schritt, um eine komplikationslose Genesung und eine möglichst reibungslose Rückkehr in den Alltag zu gewährleisten. Nach einem Eingriff, sei es an den Nasennebenhöhlen, am Ohr, am Hals oder im Kopf- und Halsbereich, sind die ersten Stunden und Tage besonders kritisch. In dieser Zeit spielt das Pflegeteam, insbesondere die Krankenschwester und der Krankenpflegehelfer, eine zentrale Rolle bei der Überwachung der Patienten, indem sie sorgfältig auf bestimmte klinische Anzeichen achten, die auf postoperative Komplikationen hindeuten können. Zu den wichtigsten Parametern, auf die Sie achten sollten, gehören **Blutungen**, **Schmerzen** und Anzeichen einer **Infektion**, die jeweils potenzielle Indikatoren für Probleme sind, die ein schnelles Eingreifen erfordern.

Einer der wichtigsten Aspekte der postoperativen Überwachung ist die Erkennung und Behandlung von **Blutungen**. Nach einer HNO-Operation ist es normal, dass ein Patient leichte Blutspuren aufweist, insbesondere nach Eingriffen im Bereich der Nase, der Nasennebenhöhlen oder des Rachens, aber diese Blutungen sollten minimal bleiben. Übermäßige oder anhaltende Blutungen sind jedoch Warnzeichen, die sofortige Aufmerksamkeit erfordern. Bei Nasenoperationen, z. B. nach einer Septumplastik oder einer Nasennebenhöhlenoperation, achtet der Pfleger auf Anzeichen für eine starke Nasenblutung. Eine mäßige Blutung kann mit Nasenverbänden oder Strähnen kontrolliert werden. Wenn der Patient jedoch weiterhin stark blutet, kann es sich um eine schwere **Epistaxis** (Nasenbluten) handeln, die schnell behandelt werden muss, um einen großen Blutverlust zu vermeiden. Die Rolle des Pflegehelfers besteht nicht nur darin, diese Art von Blutung zu erkennen, sondern auch darin, schnell den Arzt zu kontaktieren, damit dieser eingreifen kann, während er in der Zwischenzeit für das Wohlbefinden und die Sicherheit des Patienten sorgt.

Bei einer Operation im Halsbereich, z. B. einer Tonsillektomie, ist die Überwachung von Blutungen ebenso entscheidend. Blutungen nach der Operation im Halsbereich können zu ernsthafteren Komplikationen wie Atembeschwerden oder Blutaspiration führen. Die Pflegekraft überwacht daher den Mund des Patienten, den Rachenraum und das Sputum genau und achtet darauf, dass keine reichlichen Blutspuren vorhanden sind. Eine Blutung im Bereich der Atemwege erfordert ein schnelles Eingreifen, da sie die Atmung beeinträchtigen und das Leben des Patienten gefährden kann.

Ein weiterer wesentlicher Parameter, der überwacht werden muss, ist der **Schmerz**, der ein integraler Bestandteil des postoperativen Prozesses ist. Obwohl Schmerzen nach einer Operation erwartet werden, müssen sie gut bewältigt werden, damit sich der Patient effektiv erholen und auskurieren kann. Das Pflegeteam sollte das Schmerzniveau des Patienten regelmäßig mithilfe geeigneter Schmerzskalen wie der visuellen Analogskala (VAS) oder spezieller Skalen für Kinder oder Patienten mit Kommunikationsschwierigkeiten beurteilen. Je nach Ergebnis können Analgetika nach ärztlicher Anweisung verabreicht werden, und der Patient sollte nach jeder Einnahme erneut untersucht werden, um sicherzustellen, dass die Schmerzen unter Kontrolle sind.

Anhaltende oder starke Schmerzen trotz der Einnahme von Medikamenten können ein Anzeichen für eine zugrunde liegende Komplikation wie eine Infektion, ein Hämatom oder eine innere Blutung sein und sollten dem Arzt unverzüglich mitgeteilt werden. In einigen Fällen kann der Schmerz auch an einer bestimmten Stelle auftreten, z. B. um die Operationsnarbe herum oder in einem benachbarten Bereich. Es ist entscheidend, die Lokalisation, die Intensität und den Verlauf des Schmerzes zu berücksichtigen, um alarmierende Anzeichen zu erkennen. Die Pflegekraft spielt eine Schlüsselrolle, indem sie nicht nur die Verabreichung der Schmerztherapie sicherstellt, sondern auch die Entwicklung der Schmerzsymptome beobachtet und regelmäßig mit dem Patienten kommuniziert, um sein Wohlbefinden zu beurteilen.

Die Überwachung auf Anzeichen einer **Infektion** ist ebenfalls ein zentrales Element der postoperativen Versorgung. Nach einem chirurgischen Eingriff besteht immer ein Infektionsrisiko, und es ist von entscheidender Bedeutung, Anzeichen, die auf eine sich entwickelnde Infektion hindeuten könnten, frühzeitig zu erkennen. Die Pflegekraft und der Krankenpfleger sollten regelmäßig die **Körpertemperatur** des Patienten überprüfen, da Fieber oft das erste Anzeichen einer Infektion ist. Eine hohe Temperatur in Verbindung mit anderen Symptomen wie Schüttelfrost, Schweißausbrüchen oder einem allgemeinen Krankheitsgefühl kann ein Hinweis auf eine lokale oder systemische Infektion sein.

Neben Fieber sollte auch das Aussehen der **Operationswunde** genau beobachtet werden. Rötung, Schwellung, Wärme oder eitriger Ausfluss um die Narbe herum sind deutliche Anzeichen für eine lokale Infektion. In diesem Fall sollte die Pflegekraft oder das Pflegepersonal die Wunde gründlich mit geeigneten antiseptischen Lösungen reinigen und alle Auffälligkeiten sofort dem Arzt melden, damit bei Bedarf schnell eine Antibiotikabehandlung eingeleitet werden kann. Wenn eine Infektion frühzeitig erkannt wird, kann sie wirksam behandelt werden, bevor sie sich ausbreitet oder zu einem ernsteren Problem wird, insbesondere in empfindlichen HNO-Bereichen wie den Nebenhöhlen, den Mandeln oder den Ohren.

Die **Atemfunktion** des Patienten ist auch ein Schlüsselindikator, der nach bestimmten HNO-Operationen überwacht werden muss, insbesondere nach Operationen, die die oberen Atemwege betreffen, wie Tracheotomien oder Eingriffe am Kehlkopf. Das Pflegepersonal sollte darauf achten, wie oft und wie gut der Patient atmet, und sicherstellen, dass er keine Atembeschwerden oder Anzeichen einer Obstruktion aufweist. Ein Patient, der Schwierigkeiten beim Atmen hat, Atempausen (Apnoe) macht oder dem das Sprechen oder Schlucken schwer zu fallen scheint, muss sofort versorgt werden. Diese Symptome können auf ein postoperatives Ödem oder eine Obstruktion der Atemwege hindeuten, die eine rasche ärztliche Behandlung erfordern.

Neben diesen klinischen Parametern spielt die Pflegekraft eine Schlüsselrolle für das **psychologische Wohlbefinden** des Patienten nach einer Operation. Es ist von entscheidender Bedeutung, regelmäßig mit dem Patienten zu kommunizieren, um nicht nur seinen körperlichen Zustand, sondern auch seinen emotionalen Zustand zu beurteilen. Nach einer Operation kann der Patient Angst, Frustration oder Unsicherheit in Bezug auf seine Genesung empfinden. Indem die Pflegekraft einen einfühlsamen Ansatz verfolgt, sich die Sorgen des Patienten anhört und ihn über den Heilungsprozess beruhigt, kann sie dazu beitragen, Stress abzubauen und eine ruhigere Erholung zu fördern.

○ Spezifische Pflege im HNO-Bereich (Hilfe bei nasalen Absaugungen, Pflege von Tracheostomien)

Die **spezielle Pflege in der** Hals-Nasen-Ohren-Heilkunde (**HNO**), wie die Unterstützung bei der Absaugung der Nase und die Pflege von Tracheostomien, nimmt einen zentralen Platz in der Patientenversorgung ein. Diese Pflege zielt darauf ab, wichtige Funktionen wie die Atmung aufrechtzuerhalten und Komplikationen im Zusammenhang mit Erkrankungen oder Eingriffen im Bereich der oberen Atemwege zu verhindern. Ihre Durchführung erfordert besondere Fachkenntnisse und große Aufmerksamkeit für die individuellen Bedürfnisse der Patienten, da diese Pflege häufig mit heiklen Eingriffen oder komplexen Erkrankungen verbunden ist, die die Lebensqualität erheblich beeinträchtigen können. -Gesundheits und Krankenpfleger spielen bei der Durchführung dieser Pflege eine Schlüsselrolle und sorgen für ihre Wirksamkeit, während sie gleichzeitig den Komfort und die Sicherheit des Patienten gewährleisten.

Eine der häufigsten Behandlungen in der Klinik-HNO ist die **Nasensaugung,** mit der die oberen Atemwege von übermäßigen Sekreten befreit werden, insbesondere bei Patienten, die das Sekret aus der Nase oder der Luftröhre nicht selbst ausstoßen können. Diese Behandlung ist häufig bei Kleinkindern mit Rhinitis oder Bronchiolitis erforderlich, aber auch bei Erwachsenen mit chronischen Atembeschwerden oder nach einem chirurgischen Eingriff an den Nasennebenhöhlen oder der Nase. Die Nasensaugung ist besonders wichtig, um einer Verstopfung der Atemwege vorzubeugen, die die Atmung behindern, Infektionen verursachen oder zu Komplikationen nach einer Operation führen kann.

Vor dem Absaugen ist es entscheidend, dass die Pflegekraft den Patienten vorbereitet, indem sie ihn in eine geeignete Position bringt, normalerweise in eine halbsitzende Position oder mit leicht nach hinten geneigtem Kopf, um den Zugang zu den Nasenhöhlen zu erleichtern und Unbehagen zu vermeiden. Die Pflegekraft stellt außerdem sicher, dass das Absaugmaterial bereit und sterilisiert ist, insbesondere der **Absaugkatheter**, der zur

Entfernung des Sekrets in das Nasenloch eingeführt wird. Das Absaugen muss sanft und präzise erfolgen, um die Nasenschleimhäute nicht zu reizen oder Blutungen zu verursachen. Die Pflegekraft achtet darauf, den richtigen Saugdruck zu verwenden, um Verletzungen des Patienten zu vermeiden und gleichzeitig einen wirksamen Sekretabfluss zu gewährleisten.

Diese Pflege erfordert auch eine besondere Aufmerksamkeit für das **psychologische Wohlbefinden des Patienten**, da das Nasensaugen unangenehm oder sogar beängstigend sein kann, insbesondere für kleine Kinder oder Menschen mit chronischen Atemwegserkrankungen. Die Pflegekraft oder der Pfleger sollte eine beruhigende Haltung einnehmen, dem Patienten oder seinen Eltern den Ablauf der Behandlung erklären und sicherstellen, dass die Absaugung schnell und effizient durchgeführt wird, um die Beschwerden möglichst gering zu halten. Nach der Absaugung beurteilt die Pflegekraft die Atmung des Patienten, um sicherzustellen, dass die Atemwege frei sind und der Patient freier atmen kann. Bei Bedarf können Nasenspülungen mit Kochsalzlösung durchgeführt werden, um das Sekret zu verflüssigen und den späteren Abtransport zu erleichtern.

Eine weitere spezielle Pflege im HNO-Bereich, die oft komplexer und heikler ist, betrifft die **Behandlung von Patienten mit Tracheostoma**. Ein Tracheostoma ist ein chirurgischer Eingriff, bei dem eine Öffnung in der Luftröhre geschaffen wird, um dem Patienten das Atmen zu ermöglichen, oft unter Umgehung der oberen Atemwege. Das Gerät wird häufig bei Patienten mit Obstruktionen der oberen Atemwege verwendet, die an schwerer Apnoe leiden oder nach größeren Operationen am Kehlkopf oder Rachen eine längere Atemunterstützung benötigen.

Die Pflege des Tracheostomas bedarf strenger Aufmerksamkeit, da sie sowohl für die Aufrechterhaltung einer angemessenen Atmung als auch für die Vermeidung von Infektionen und anderen Komplikationen von entscheidender Bedeutung ist. Die Pflegekraft oder der Krankenpfleger muss zunächst sicherstellen, dass die Stelle des Tracheostomas sauber ist und keine Anzeichen einer Infektion oder Entzündung aufweist. Die Reinigung der Inzisionsstelle, an der die Kanüle eingeführt wird, sollte mit geeigneten antiseptischen Lösungen durchgeführt werden, um ein Bakterienwachstum zu verhindern. Der Verband um das Tracheostoma muss ebenfalls regelmäßig gewechselt werden, um zu verhindern, dass sich Sekrete oder Feuchtigkeit ansammeln, die Infektionen begünstigen können.

Der **Umgang mit Trachealsekreten** ist ein zentraler Aspekt der Pflege tracheotomierter Patienten. Wie bei der nasalen Absaugung ist es oft notwendig, das sich in der Trachealkanüle ansammelnde Sekret regelmäßig zu entfernen, um eine Obstruktion der Atemwege zu vermeiden. Das Absaugen von Sekret durch die Kanüle ist ein technischer Vorgang, der mit großer Vorsicht ausgeführt werden muss, da eine falsche Handhabung zu Traumata in der Luftröhre oder den unteren Atemwegen führen kann. Die Pflegekraft achtet darauf, steriles Material zu verwenden und mit angemessenem Druck zu saugen, um das Sekret wirksam zu lösen, ohne dem Patienten Schmerzen oder Unwohlsein zu bereiten. Eine sorgfältige Überwachung der Menge und des Aussehens des Sekrets ist ebenfalls wichtig, da eine Veränderung (dickflüssigeres, eitriges oder blutiges Sekret) auf eine Infektion oder eine andere Komplikation hindeuten kann.

Der **Wechsel der Trachealkanüle** wird zwar häufig von einem Arzt durchgeführt, ist aber ein weiterer Vorgang, an dem die Pflegekraft durch ihre Unterstützung beteiligt sein kann. Dieser Wechsel, der regelmäßig durchgeführt werden muss, um sicherzustellen, dass die Kanüle funktionstüchtig und sauber bleibt, erfordert große Sorgfalt, um das Risiko von Komplikationen zu minimieren. Die Pflegekraft bereitet das sterile Material vor, beruhigt den Patienten und sorgt dafür, dass alles reibungslos und unter den besten hygienischen Bedingungen abläuft.

Schließlich beschränkt sich die Pflege von tracheotomierten Patienten nicht nur auf technische Maßnahmen, sondern umfasst auch **psychologische und pädagogische Unterstützung.** Ein Tracheostoma ermöglicht zwar eine effektive Atmung, kann aber bei Patienten Angst und Frustration hervorrufen, insbesondere wenn es darum geht, zu sprechen oder zu kommunizieren. Der Pfleger spielt eine grundlegende Rolle, indem er den Patienten durch diese Anpassungsphase begleitet und ihm hilft zu verstehen, wie er sein Tracheostoma pflegen und die praktischen Aspekte des täglichen Lebens mit diesem Gerät bewältigen kann. Darüber hinaus ist häufig auch eine angemessene Aufklärung der Angehörigen des Patienten erforderlich, damit auch sie bei Bedarf eingreifen können, insbesondere nach der Entlassung des Patienten aus dem Krankenhaus.

- **Mit dem Stress des Patienten umgehen**

  ○ Techniken zur Beruhigung des Patienten vor und nach der Behandlung

Die Beruhigung eines Patienten vor und nach der Behandlung ist ein wesentlicher Bestandteil der Praxis in der Hals-Nasen-Ohrenheilkunde (HNO) und in allen anderen Bereichen des Gesundheitswesens. Der Pflegeprozess, seien es diagnostische Untersuchungen, Behandlungen oder chirurgische Eingriffe, kann bei vielen Patienten Ängste, Furcht und Unsicherheit auslösen. Als Pflegende spielen Krankenschwestern und Pfleger eine grundlegende Rolle bei der Bewältigung dieser Ängste, indem sie spezielle Techniken anwenden, um den Patienten in jeder Phase seiner Behandlung zu beruhigen und ihm Sicherheit zu geben. Diese Techniken, die Einfühlungsvermögen, Kommunikation und angemessene Gesten miteinander verbinden, ermöglichen es, eine Umgebung des Vertrauens und der Gelassenheit zu schaffen, die eine bessere Kooperation und eine optimale Erholung fördert.

Der erste Schritt, um einen Patienten zu beruhigen, beginnt **vor der Pflege.** Vom ersten Kontakt an ist das Verhalten der Pflegekraft entscheidend für die Schaffung eines Klimas des

Vertrauens. Ein warmes Auftreten, ein Lächeln und ein beruhigender Tonfall tragen dazu bei, den Patienten zu entspannen, der sich beim Betreten einer medizinischen Umgebung vielleicht verletzlich fühlt. Dieser erste Eindruck ist entscheidend, denn er legt den Grundstein für eine vertrauensvolle Beziehung. Auch das aktive Zuhören ist von entscheidender Bedeutung: Es geht darum, dass der Patient seine Ängste äußert, Fragen stellt oder seine Zweifel mitteilt. Durch eine offene und wohlwollende Haltung zeigt der Pfleger, dass er auf die emotionalen Bedürfnisse des Patienten eingeht, was die Angst erheblich verringern kann.

Eine **klare und transparente Kommunikation** ist eine der wirksamsten Techniken, um einen Patienten vor einer Behandlung zu beruhigen. Viele Patienten fühlen sich vor Untersuchungen oder Eingriffen ängstlich, einfach weil sie nicht genau wissen, was passieren wird. Daher ist es wichtig, sich die Zeit zu nehmen, um jeden Schritt des bevorstehenden Verfahrens auf einfache und zugängliche Weise zu erklären, ohne medizinischen Fachjargon zu verwenden, der die Ängste noch verstärken könnte. Wenn sich der Patient beispielsweise einer Nasofibroskopie unterziehen muss, hilft es, den Patienten vorzubereiten und seine Ängste zu verringern, wenn man ihm verständlich erklärt, dass das Glasfaserendoskop ein kleines flexibles Rohr mit einer Kamera ist und dass die Untersuchung zwar etwas unangenehm sein kann, aber dank der örtlichen Betäubung nicht schmerzhaft ist. Indem man den Patienten über die Dauer der Untersuchung, die möglichen Empfindungen und die Ziele des Verfahrens aufklärt, hilft man ihm, sich besser informiert und damit kontrollierbarer zu fühlen.

Neben der Kommunikation spielt auch die **Gestaltung der Umgebung** eine entscheidende Rolle, um die Angst vor der Behandlung zu verringern. Eine ruhige und entspannende Umgebung kann dazu beitragen, dass sich der Patient wohler fühlt. Dies geschieht durch einfache Gesten, wie das Licht zu regulieren, dafür zu sorgen, dass der Untersuchungsraum sauber und gut organisiert ist, oder dem Patienten eine Decke anzubieten, wenn dies für seine Bequemlichkeit erforderlich ist. Diese kleinen Details tragen dazu bei, einen beruhigenden Raum zu schaffen, in dem sich der Patient entspannen kann.

Beruhigender **Körperkontakt** kann für manche Patienten ebenfalls eine große Hilfe sein. Die Hand sanft auf die Schulter oder den Arm des Patienten zu legen, wenn dies angemessen ist, kann ein Gefühl des Trostes und der wohlwollenden Präsenz vermitteln. Der menschliche Kontakt in solchen Momenten der Verletzlichkeit trägt dazu bei, das Vertrauensverhältnis zwischen Patient und Pfleger zu stärken. Dies ist besonders wirksam vor invasiveren oder angstauslösenden Eingriffen wie einer Laryngoskopie oder dem Legen einer Drainage, bei denen sich der Patient besonders gestresst fühlen kann.

Nach Abschluss der Behandlung ist es ebenso wichtig, **den Patienten weiterhin zu beruhigen,** um sicherzustellen, dass er sich gut versorgt fühlt. Diese Phase nach der Behandlung ist entscheidend, da der Patient noch immer Ängste empfinden kann, insbesondere wenn nach dem Eingriff Beschwerden oder Schmerzen bestehen bleiben. Eines der ersten Dinge, die Sie tun sollten, ist**, dem Patienten erneut zu versichern, dass die Behandlung reibungslos verläuft**. Nach einer Pflegemaßnahme wie einer nasalen Absaugung oder einem Luftröhrenschnitt fragt sich der Patient vielleicht, ob alles gut verlaufen ist oder ob es Komplikationsrisiken gibt. Die Pflegekraft kann sich einen Moment Zeit nehmen, um zu erklären, dass der Eingriff wie geplant verlaufen ist, dass keine Auffälligkeiten festgestellt wurden und dass die Folgen der Pflege gut überwacht werden. Dies hilft, verbleibende Bedenken zu zerstreuen.

In dieser postoperativen Phase spielen **die Beurteilung und die Behandlung von Schmerzen** eine wesentliche Rolle. Ein Patient, der Schmerzen empfindet, kann schnell ängstlich werden, insbesondere wenn er nicht weiß, ob diese Schmerzen normal sind oder auf eine Komplikation hindeuten. Die Pflegekraft sollte daher regelmäßig die Schmerzen des Patienten beurteilen und ihm geeignete Lösungen anbieten, sei es durch medikamentöse

Behandlung oder durch Ratschläge, wie er mit den Beschwerden besser umgehen kann (z. B. eine andere Position einnehmen, Kälte anwenden oder den Verband anpassen). Wenn man dem Patienten erklärt, dass bestimmte Schmerzen im Rahmen der Genesung zu erwarten sind und dass ihre Intensität allmählich nachlassen wird, kann man ihn außerdem hinsichtlich der normalen Entwicklung seines Zustands beruhigen.

Die **Ermutigung und Wertschätzung** des Patienten nach der Pflege ist ebenfalls ein starkes Mittel, um sein Vertrauen und sein Wohlbefinden zu stärken. Den Patienten für seine Kooperation während der Pflege zu loben, ihn daran zu erinnern, dass er die Situation gut gemeistert hat, und ihn zu ermutigen, auf diesem Weg weiterzumachen, um seine Genesung zu fördern, sind einfache Gesten, die jedoch einen erheblichen moralischen Trost bieten. Dies ist besonders wichtig für Patienten, die ein belastendes oder schmerzhaftes Verfahren durchlaufen haben, da sie sich dadurch aktiv und an ihrer eigenen Genesung beteiligt fühlen.

Schließlich sind die **psychologische Unterstützung** und die **Vorbereitung auf die Zeit nach der Pflege** entscheidend, damit sich der Patient beim Verlassen des Krankenhauses oder der Arztpraxis sicher fühlt. Es ist wichtig, alle seine Fragen zur häuslichen Pflege, zu den zu beachtenden Anzeichen und den Empfehlungen für die Rekonvaleszenz zu beantworten. Ein gut informierter und vorbereiteter Patient ist weniger anfällig für Ängste in Bezug auf seinen Gesundheitszustand zu Hause. Der Pfleger kann auch eine engmaschige Nachsorge anbieten, um sicherzustellen, dass alles gut läuft, und dem Patienten erklären, dass er jederzeit wiederkommen oder anrufen kann, wenn er Zweifel hat oder sich unwohl fühlt.

○ Psychologische Rolle der Pflegekraft: moralische Unterstützung, Kommunikation und Zuhören

Die **psychologische Rolle der Pflegekraft** im medizinischen Bereich, insbesondere in der Hals-Nasen-Ohren-Heilkunde (HNO), ist ebenso entscheidend wie ihre technischen Fähigkeiten. Sie beschränkt sich nicht nur auf die körperliche Pflege, sondern umfasst auch einen grundlegenden Aspekt: die **moralische Unterstützung**, die **Kommunikation** und das aktive **Zuhören** der Patienten. Diese oft unsichtbaren Dimensionen sind jedoch entscheidend, um den Patienten zu helfen, die mit der Krankheit oder der medizinischen Behandlung verbundenen Ängste, Befürchtungen und Unannehmlichkeiten zu überwinden. Die Pflegekraft ist sehr oft die erste Anlaufstelle für den Patienten, und diese besondere Beziehung spielt eine entscheidende Rolle für die Qualität des Pflegeerlebnisses.

Die **moralische Unterstützung**, die der Pfleger dem Patienten zukommen lässt, ist eine Schlüsselkomponente der Pflege. Angesichts einer HNO-Erkrankung, sei es eine harmlose Erkrankung oder eine ernsthaftere Erkrankung, die einen chirurgischen Eingriff erfordert, kann sich der Patient verletzlich, ängstlich oder hilflos fühlen. Dieses Gefühl wird durch die Natur der Erkrankungen-HNO noch verstärkt, da sie wichtige Funktionen wie Hören, Atmen oder Sprechen betreffen. Diese Funktionen sind eng mit der Kommunikation und der sozialen Interaktion verbunden, und ihre Beeinträchtigung kann zu erheblichen psychischen Belastungen führen.

In diesem Zusammenhang besteht die Rolle des Pflegers darin, eine ständige **emotionale Unterstützung** zu bieten. Dabei geht es nicht nur darum, den Patienten durch beruhigende Worte zu besänftigen, sondern eine vertrauensvolle Umgebung zu schaffen, in der sich der Patient verstanden und umsorgt fühlt. Diese moralische Unterstützung kann verschiedene Formen annehmen: ein offenes Ohr für die Sorgen des Patienten haben, ihm Informationen über die bevorstehende Behandlung geben oder einfach nur an seiner Seite sein, um seine Ängste zu zerstreuen. Diese wohlwollende Präsenz hilft dem Patienten, sich angesichts der Krankheit weniger allein zu fühlen und die Pflege, die er erhalten muss, besser zu akzeptieren.

Aktives Zuhören ist ein weiterer grundlegender Aspekt der psychologischen Rolle des Krankenpflegers. In einer Krankenhausumgebung, in der sich Patienten verloren oder ängstlich fühlen können, ist es von unschätzbarem Wert zu wissen, dass sie jemanden zum Reden haben, jemanden, der sich die Zeit nimmt, zuzuhören, ohne zu urteilen. Aktives Zuhören bedeutet, dass man nicht nur auf die Worte, sondern auch auf die Gefühle des Patienten achtet. Es geht darum, seine Sorgen anzunehmen, ohne sie herunterzuspielen, die Gültigkeit seiner Gefühle anzuerkennen und ihm zu erlauben, sich frei zu äußern. Dies hilft dem Patienten, einen Teil seines Stresses abzubauen und sich beachtet zu fühlen.

Dieses Zuhören ist besonders wichtig für Patienten, die sich komplexen chirurgischen Eingriffen oder Behandlungen unterziehen müssen, z. B. für Patienten, die ein Tracheostoma benötigen oder nach einer Stimmbandoperation rehabilitiert werden müssen. Diese Patienten können sich angesichts ihrer vorübergehenden oder längeren Unfähigkeit, normal zu kommunizieren, isoliert fühlen oder sogar frustriert sein. Durch aufmerksames Zuhören ermöglicht die Pflegekraft dem Patienten, seine Gefühle zu verbalisieren, seine Ängste oder Frustrationen auszudrücken und Antworten auf seine Fragen zu erhalten, selbst wenn es nur darum geht, ihm einen Raum zu bieten, in dem er seine Sorgen ausdrücken kann. Indem der Pflegende aktiv zuhört, stärkt er das Vertrauensverhältnis und hilft, die Angst des Patienten zu verringern.

Neben dem Zuhören ist auch die **Kommunikation** eine grundlegende Säule der Rolle des Pflegers. Die Art und Weise, wie die Pflegekraft mit dem Patienten kommuniziert, hat einen direkten Einfluss auf dessen psychologisches Wohlbefinden. Die Kommunikation sollte klar, ehrlich und wohlwollend sein. Es ist von entscheidender Bedeutung, dem Patienten genaue Informationen über seine Betreuung zu geben, die bevorstehende

Pflege zu erklären und alle Fragen auf eine zugängliche Art und Weise zu beantworten. Die Pflegekraft sollte auch darauf achten, dass sie ihre Sprache an das Verständnisniveau des Patienten anpasst, insbesondere bei älteren Menschen, Kindern oder Patienten mit kognitiven Beeinträchtigungen.

Durch eine gute Kommunikation können **Ängste** im Zusammenhang mit der medizinischen Versorgung **entschärft** werden. Beispielsweise kann ein Patient, der sich einer Darmspiegelung unterziehen will, sehr ängstlich auf die Untersuchung reagieren. Indem sich die Pflegekraft die Zeit nimmt, ihm zu erklären, worum es bei dem Verfahren geht, wie es ablaufen wird und dass alles getan wird, um sein Unbehagen zu minimieren, trägt sie dazu bei, Stress abzubauen und eine bessere Kooperation zu fördern. Darüber hinaus sollte der Pflegende auf die nonverbale Kommunikation des Patienten achten, da dieser manchmal Emotionen oder Bedürfnisse ausdrückt, ohne sie klar zu verbalisieren. Ein Blick, eine Körperhaltung oder eine beschleunigte Atmung können Hinweise auf Angst oder Schmerzen sein, und es ist wichtig, auf diese Signale mit Einfühlungsvermögen zu reagieren.

Die psychologische Rolle der Pflegekraft zeigt sich auch nach der Pflege oder nach Eingriffen. Die Zeit nach einer Operation oder in der Rekonvaleszenz kann für den Patienten eine schwierige Phase sein, insbesondere wenn er mit Schmerzen, körperlichen Einschränkungen oder Veränderungen im Alltag zu kämpfen hat. Der Pflegehelfer hilft durch seine Anwesenheit, **den Patienten in dieser Zeit der Rehabilitation zu begleiten**. Er sorgt dafür, dass der Patient die medizinischen Empfehlungen versteht, dass er weiß, wie er mit der häuslichen Pflege (wie Verbänden oder Drainagen) umgehen muss, und dass er sich in seinem Genesungsprozess unterstützt fühlt. Diese kontinuierliche Unterstützung ist wichtig, um dem Patienten zu helfen, eine positive Einstellung zu bewahren und Herausforderungen zu bewältigen, auf die er stoßen könnte.

Kapitel 3

Die Behandlung von Erkrankungen im HNO-Bereich

- **Pathologien des Ohrs**
  - ° Otitis, Trommelfellperforation, Schwindel, Hörverlust: verstehen und begleiten

Ohrerkrankungen wie **Mittelohrentzündungen**, **Trommelfellperforation**, **Schwindel** und **Taubheit** stellen sowohl medizinische als auch menschliche Herausforderungen für Patienten und Pflegepersonal dar. In der Hals-Nasen-Ohren-Heilkunde (HNO) ist es von entscheidender Bedeutung, diese Erkrankungen nicht nur medizinisch zu verstehen, sondern die Patienten auch ganzheitlich zu betreuen und dabei die physischen und psychischen Auswirkungen dieser Störungen zu berücksichtigen. Diese Erkrankungen wirken sich direkt auf grundlegende Funktionen wie Hören, Gleichgewicht und Kommunikation aus und können die Lebensqualität der Patienten stark beeinträchtigen. Die Pflegekraft spielt durch ihre unterstützende und begleitende Rolle eine Schlüsselrolle bei der Unterstützung der Patienten bei der Bewältigung der Herausforderungen, die diese Erkrankungen mit sich bringen.

Mittelohrentzündungen gehören zu den häufigsten Erkrankungen des Ohrs, vor allem bei Kleinkindern, aber sie können Menschen jeden Alters betreffen. Es gibt verschiedene Arten von Otitis, darunter die Otitis externa (Infektion des Gehörgangs) und die Otitis media (Infektion des Mittelohrs hinter dem Trommelfell). Eine Mittelohrentzündung kann starke Schmerzen, Fieber, eine vorübergehende Hörminderung und in manchen Fällen einen Ausfluss aus dem Ohr verursachen. Bei Kindern kann sie auch den Schlaf und die Nahrungsaufnahme beeinträchtigen. Wenn sie wiederkehrend oder chronisch wird, kann eine Mittelohrentzündung langfristige Folgen für das Gehör haben.

Die Betreuung von Patienten mit Mittelohrentzündungen, insbesondere von Kindern und ihren Eltern, beruht auf einem **beruhigenden und zugleich informativen** Ansatz. Die Pflegekraft spielt eine entscheidende Rolle, indem sie den Krankheitsverlauf und die Notwendigkeit einer geeigneten Behandlung (in der Regel Antibiotika oder entzündungshemmende Medikamente) erklärt und auf Anzeichen von Komplikationen achtet. Die sorgfältige Überwachung ist wichtig, da eine unbehandelte oder schlecht behandelte Mittelohrentzündung zu ernsthafteren Komplikationen führen kann, z. B. zu einer Trommelfellperforation oder einer chronischen Mittelohrentzündung. Praktische Ratschläge zur Linderung von Ohrenschmerzen, wie das Auflegen von warmen Kompressen oder das Hochlegen des Kopfes während des Schlafs, können den Komfort des Patienten ebenfalls erhöhen.

Die **Trommelfellperforation**, die durch eine unbehandelte Mittelohrentzündung, ein Trauma oder übermäßigen Druck (wie beim Tauchen oder Fliegen) verursacht werden kann, ist eine weitere Erkrankung des Ohrs, die erhebliche Auswirkungen auf das Hörvermögen haben kann. Ein perforiertes Trommelfell führt in der Regel zu einem vorübergehenden Hörverlust und kann mit Ausfluss und Schmerzen einhergehen. In einigen Fällen schließt sich das Trommelfell auf natürliche Weise, in anderen Fällen kann jedoch ein chirurgischer Eingriff erforderlich sein, um das Trommelfell zu reparieren (Myringoplastik).

Die Betreuung von Patienten mit perforiertem Trommelfell erfordert **aufmerksames Zuhören** und eine **klare Kommunikation**. Viele Patienten empfinden Angst vor dem Hörverlust und der Möglichkeit eines chirurgischen Eingriffs. Die Aufgabe der Pflegekraft ist es, zu beruhigen und zu erklären, dass die meisten Perforationen repariert werden können und dass eine schnelle Behandlung oftmals die Wiederherstellung eines normalen Hörvermögens ermöglicht. Nach der Operation kümmert sich der Pflegehelfer um die Pflege, z. B. um die Pflege der Ohrverbände oder die Überwachung von Infektionsanzeichen, und stellt sicher, dass sich der Patient während des gesamten Heilungsprozesses unterstützt fühlt.

Schwindel ist eine Erkrankung des Innenohrs, die häufig mit Gleichgewichtsstörungen einhergeht. Sie können durch verschiedene Erkrankungen wie Morbus Menière, Labyrinthitis oder Verletzungen des Innenohrs verursacht werden.

Schwindelgefühle vermitteln das Gefühl, dass sich die Welt um den Betroffenen dreht, und werden oft von Übelkeit, Erbrechen und Gleichgewichtsverlust begleitet, was die täglichen Aktivitäten extrem erschwert. Schwindel kann bei Patienten ein tiefes Gefühl der Hilflosigkeit hervorrufen, da er ohne Vorwarnung auftreten und sich auf die Selbstständigkeit auswirken kann.

Die Betreuung von Patienten mit Schwindel beruht auf **sorgfältiger Pflege** und **tiefem Einfühlungsvermögen**. Es ist von entscheidender Bedeutung, den Patienten über die möglichen Ursachen ihres Schwindels aufzuklären, sie über Behandlungsmöglichkeiten zu informieren (z. B. Medikamente zur Verringerung der Symptome oder vestibuläre Rehabilitation) und ihnen praktische Ratschläge zu geben, um das Sturzrisiko zu Hause zu minimieren, z. B. Vermeidung plötzlicher Bewegungen und Gestaltung einer sicheren Umgebung. In der akuten Phase muss die Pflegekraft dem Patienten häufig bei seinen Bewegungen behilflich sein und dafür sorgen, dass er sich sicher fühlt und körperlich und seelisch unterstützt wird.

Schließlich kann ein teilweiser oder vollständiger Hörverlust auch die Folge zahlreicher HNO-Erkrankungen sein, z. B. wiederkehrender Infektionen, Traumata, Erkrankungen des Innenohrs oder auch des natürlichen Alterungsprozesses (Presbyakusis). Ein Hörverlust ist für viele Menschen eine verunsichernde Erfahrung, da er ihre Fähigkeit beeinträchtigt, mit ihren Mitmenschen zu kommunizieren und uneingeschränkt an sozialen Interaktionen teilzunehmen. Hörverlust kann auch mit Frustration, Einsamkeit und fortschreitender Isolation einhergehen, insbesondere bei älteren Menschen.

Die Begleitung von Menschen mit Hörverlust erfordert einen **ganzheitlichen** Ansatz. Es ist wichtig zu erkennen, dass Gehörlosigkeit nicht nur einen Verlust der Hörfunktion bedeutet, sondern auch das soziale und emotionale Leben der Patienten beeinträchtigt. Die Pflegekraft muss auf die psychologischen Bedürfnisse der Patienten eingehen, indem sie ihnen wohlwollend zuhört und sich an ihre Kommunikationsweise anpasst. Dazu kann die Verwendung von Gesten, Schrift oder Hörgeräten gehören, um die Kommunikation zu erleichtern. Darüber hinaus spielt der Pfleger eine Schlüsselrolle bei der Betreuung von Patienten, die Hörgeräte oder Cochlea-Implantate erhalten, indem er sie beim Erlernen und Anpassen dieser Geräte anleitet.

◦ Die Bedeutung der Ohrhygiene

Die **Ohrhygiene** ist von größter Bedeutung für die Gesunderhaltung der Ohren und die Vorbeugung zahlreicher Erkrankungen wie Mittelohrentzündungen, Ohrenschmalzpfropfen und Infektionen. Obwohl die Ohren in der täglichen Hygieneroutine oft vernachlässigt werden, sind sie empfindliche Organe, die für das Hören und den Gleichgewichtssinn unerlässlich sind. Eine unzureichende Ohrhygiene kann zu Störungen führen, die diese lebenswichtigen Funktionen beeinträchtigen und die Lebensqualität der Betroffenen gefährden. Daher ist es von entscheidender Bedeutung, die richtigen Verfahren zur Pflege der Ohren zu verstehen und Handlungen zu vermeiden, die die Ohren schädigen könnten.

Die Ohren haben ein **natürliches Selbstreinigungssystem**, das durch die Produktion von Ohrenschmalz ermöglicht wird. Diese wachsartige Substanz, die von den Talgdrüsen im Gehörgang produziert wird, hat eine Schutzfunktion. Es schließt Staub, Partikel und Bakterien ein und verhindert so, dass diese äußeren Elemente tief in das Ohr eindringen können. Das Ohrenschmalz wird durch die natürlichen Bewegungen des Kiefers (Sprechen, Kauen) allmählich nach außen gedrückt und fällt schließlich heraus oder wird beim Waschen des Gesichts oder der Haare entfernt. Daher ist es in den meisten Fällen nicht notwendig, das Innere des Gehörgangs aktiv zu reinigen.

Viele Menschen verwenden jedoch aufgrund mangelnder Information oder aus Gewohnheit **Wattestäbchen**, um das Innere ihrer Ohren zu reinigen, da sie dies für eine gute Hygienepraxis halten. In Wirklichkeit ist diese Methode nicht nur unwirksam, sondern kann auch gefährlich sein. Wenn man ein Wattestäbchen in das Ohr einführt, besteht die Gefahr, dass das Ohrenschmalz tiefer in den Gehörgang gedrückt wird und sich ein **Ohrenschmalzpfropf** bildet. Dieser Pfropfen kann den Gehörgang verstopfen und zu vorübergehendem Hörverlust, einem Völlegefühl im Ohr, Ohrensausen oder sogar Schmerzen führen. Außerdem kann die unsachgemäße Verwendung von Wattestäbchen Mikrotraumen an den Wänden des Gehörgangs verursachen oder das Trommelfell beschädigen, was zu schwerwiegenderen Folgen wie Infektionen oder einer **Trommelfellperforation** führen kann.

Aus diesen Gründen ist es ratsam, **das Ohrenschmalz seine Arbeit machen zu lassen** und sich darauf zu beschränken, die Außenseite des Ohrs mit einem feuchten Tuch oder Handtuch zu reinigen. Nur überschüssiges Ohrenschmalz, das am Eingang des Gehörgangs sichtbar ist, kann vorsichtig entfernt werden, ohne Gegenstände in das Ohr einzuführen. Wenn eine Person aufgrund von Beschwerden oder Hörverlust das Bedürfnis nach einer gründlicheren Reinigung verspürt, sollten Sie unbedingt eine medizinische Fachkraft wie einen HNO-Arzt oder einen Allgemeinmediziner aufsuchen, die eine sichere Reinigung durchführen kann.

Die Ohrhygiene ist auch entscheidend, um Ohrentzündungen vorzubeugen, insbesondere bei Menschen, die für Ohrinfektionen anfällig sind. **Externe Otitis**, manchmal auch als "Schwimmer-Otitis" bezeichnet, ist eine Entzündung des äußeren Gehörgangs, die oft durch Wasser oder Feuchtigkeit verursacht wird, die das Wachstum von Bakterien oder Pilzen begünstigt. Menschen, die viel Zeit im Wasser verbringen, wie z. B. Schwimmer, sind stärker gefährdet. Um dieser Art von Infektion vorzubeugen, sollten **Sie die Ohren** nach dem Baden, Duschen oder Schwimmen mit einem weichen Handtuch gut **abtrocknen**. Auch die Verwendung von Ohrstöpseln beim Schwimmen kann in Betracht gezogen werden, um die Ohren von Personen zu schützen, die anfällig für diese Infektionen sind.

Bei einer übermäßigen Ansammlung von Ohrenschmalz oder einem Gefühl der Verstopfung im Ohr können rezeptfreie **Ohrlösungen** auf Öl- oder Peroxidbasis verwendet werden, die dabei helfen, den Pfropfen aus Ohrenschmalz sanft und allmählich aufzulösen. Es ist jedoch wichtig, dass Sie sich bei der Verwendung dieser Produkte an die Empfehlungen Ihres Gesundheitsexperten halten, da eine unsachgemäße Anwendung den Gehörgang reizen könnte. Wenn der Pfropfen hartnäckig bleibt, ist die Hilfe eines Facharztes erforderlich. Der HNO-Arzt kann sichere und wirksame Methoden zur Entfernung des Ohrenschmalzes anwenden, wie z. B. die Ohrenspülung oder die manuelle Entfernung mit speziellen Instrumenten, wodurch eine perfekte Hygiene ohne Verletzungsgefahr gewährleistet wird.

Vor allem **Kinder** benötigen besondere Aufmerksamkeit in Bezug auf die Ohrhygiene. Eltern sollten über gute Praktiken aufgeklärt werden und bei jüngeren Kindern die Verwendung von Wattestäbchen vermeiden, da ihre Gehörgänge empfindlicher und enger sind, was sie anfälliger für Traumata macht. Kinder können auch anfälliger für Mittelohrentzündungen sein, insbesondere für Mittelohrentzündungen, die häufig als Folge einer Atemwegsinfektion auftreten. Eine gute Ohrhygiene in Verbindung mit einer sorgfältigen Beobachtung der Symptome (wie Schmerzen oder unerklärliches Weinen) kann diesen Erkrankungen vorbeugen und die Gesundheit des Gehörs der Jüngsten schützen.

Die Ohrhygiene sollte auch Praktiken umfassen, die für Menschen mit **Hörgeräten** oder **Cochlea-Implantaten** geeignet sind. Diese Geräte müssen regelmäßig gepflegt werden, damit sich kein Cerumen oder Schmutz ansammelt, der die Funktion beeinträchtigen könnte. Das Pflegepersonal sollte den Patienten erklären, wie sie ihre Geräte richtig reinigen, und dafür sorgen, dass die Ohrpassstücke regelmäßig gereinigt oder ausgetauscht werden. Dadurch wird nicht nur die Lebensdauer der Hörgeräte verlängert, sondern auch ein besseres Hörvermögen und ein optimaler Tragekomfort für den Patienten gewährleistet.

Schließlich umfasst die Ohrhygiene nicht nur die Pflege der Ohren, sondern auch die **regelmäßige Überwachung** der Hörgesundheit. Ein fortschreitender Hörverlust kann vor allem bei älteren Menschen unbemerkt bleiben. Es empfiehlt sich, regelmäßig einen HNO-Arzt aufzusuchen, um das **Gehör** zu **überprüfen** oder wenn ungewöhnliche Symptome wie Summen, ein Druckgefühl im Ohr oder Schwindel auftreten, die auf eine übermäßige Ansammlung von Ohrenschmalz oder eine andere Erkrankung hindeuten könnten.

○ Verwendung von Hörgeräten: Rolle der Pflegekraft bei der Begleitung des Patienten

Die **Verwendung von Hörgeräten** stellt einen wichtigen Wendepunkt im Leben von Patienten mit Hörverlust dar. Diese Geräte, die das Hörvermögen erheblich verbessern, bedeuten oft eine soziale Wiedergeburt und die Wiederentdeckung von Klängen. Die Anpassung an ein Hörgerät kann jedoch ein komplexer und manchmal einschüchternder Prozess für die Patienten sein, insbesondere für ältere Menschen oder solche, die lange Zeit ohne Hörvermögen auskommen mussten. In diesem Zusammenhang kommt die **Rolle der Pflegekraft** besonders zum **Tragen**. Als unterstützende und nahe stehende Person spielt die Pflegekraft eine entscheidende Rolle bei der Begleitung des Patienten bei der Verwendung seines Hörgeräts, indem sie **technische Unterstützung**, **angemessene Aufklärung** und **psychologische Unterstützung** während der gesamten Eingewöhnungsphase gewährleistet.

Der erste Schritt in der Begleitung des Patienten besteht darin, **ihn mit dem Gerät vertraut zu machen** und sicherzustellen, dass er weiß, wie er sein Hörgerät im Alltag benutzen und pflegen muss. Für viele Patienten ist das Hörgerät ein neues Gerät, das aufgrund seiner Technologie oder seiner Einstellungen manchmal einschüchternd wirkt. Die Pflegekraft greift ein, indem sie auf einfache und zugängliche Weise die wesentlichen Elemente des Hörgeräts erklärt: wie man es einsetzt, einschaltet, die Lautstärke reguliert und vor allem, wie man es am Ende des Tages herausnimmt. Diese Handgriffe sind zwar für erfahrene Nutzer einfach, können aber für einen Patienten, der zum ersten Mal mit einer Prothese in Berührung kommt, verwirrend sein. Daher ist es wichtig, dass sich die Pflegekraft die Zeit nimmt, **jeden Schritt** geduldig **zu demonstrieren** und dabei zu überprüfen, ob der Patient sich mit der Handhabung des Geräts wohl fühlt.

Zweitens sollte die Pflegekraft den Patienten darauf aufmerksam machen, wie wichtig die **regelmäßige Pflege** des Hörgeräts ist. Wie alle medizinischen Geräte benötigen auch Hörgeräte eine sorgfältige Pflege, um optimal zu funktionieren. Die Pflegekraft erklärt, wie die Ohrpassstücke des Hörgeräts gereinigt werden müssen, damit sich kein Cerumen, Schmutz oder Feuchtigkeit ansammeln, die die Funktion des Hörgeräts beeinträchtigen könnten. Er kann auch zeigen, wie man Zubehör wie spezielle Bürsten zur Reinigung der empfindlichsten Stellen verwendet. Außerdem hilft die Pflegekraft dem Patienten zu verstehen, wann und wie die Batterien gewechselt werden müssen oder, bei wiederaufladbaren Modellen, wie die Ladestation richtig zu bedienen ist. Diese technische Unterstützung ist unerlässlich, da eine schlechte Pflege zu einer schnellen Verschlechterung der Prothese oder zu häufigen Ausfällen führen kann, was den Patienten entmutigen und seinen Hörkomfort beeinträchtigen könnte.

Neben den technischen Aspekten spielt die Pflegekraft eine Schlüsselrolle bei der **schrittweisen Gewöhnung** des Patienten an sein Hörgerät. Die Verwendung eines Hörgeräts beschränkt sich nämlich nicht nur darauf, das Hörvermögen sofort und vollständig zu verbessern. Für viele Patienten, insbesondere solche, die über mehrere Jahre hinweg einen allmählichen Hörverlust erlitten haben, kann die Wiederherstellung des Hörvermögens eine verwirrende Erfahrung sein. Sie entdecken Klänge wieder, die sie lange nicht mehr gehört haben, was zu einer **sensorischen Überlastung** oder zu Schwierigkeiten bei der Anpassung an die neue Klangqualität führen kann. Die Rolle des Pflegers besteht darin, den Patienten durch diese

Anpassungsphase zu führen, indem er ihn ermutigt, **sein Hörgerät schrittweise zu tragen.** Er kann dem Patienten raten, das Hörgerät zunächst einige Stunden am Tag in ruhigen Umgebungen zu tragen und dann allmählich die Tragedauer und die Exposition in lauteren Umgebungen, z. B. bei Gruppengesprächen oder an öffentlichen Orten, zu erhöhen.

Darüber hinaus hilft die Pflegekraft dem Patienten, **seine Erwartungen** an das Hörgerät **zu steuern.** Viele Patienten erwarten eine sofortige und vollständige Verbesserung ihres Hörvermögens, aber in der Praxis dauert es oft eine Weile, bis sich das Gehirn an die Verarbeitung der neuen, durch das Hörgerät verstärkten Töne gewöhnt hat. Es ist wichtig, dass die Pflegekraft dem Patienten diesen Anpassungsprozess erklärt und ihm versichert, dass die ersten Wochen mit einer Prothese verwirrend sein können, dass sich aber Beharrlichkeit auszahlen wird. Die Bereitstellung dieser Art von psychologischer Unterstützung ist entscheidend, da ein Patient, der sich auf diese Anpassungsphase vorbereitet fühlt, weniger geneigt ist, die Prothese aufgrund anfänglicher Frustrationen aufzugeben.

Neben der direkten Unterstützung des Patienten übernimmt die Pflegekraft auch eine **Vermittlerrolle** zwischen dem Patienten und dem Hörgeräteakustiker. Er kann auf spezifische Schwierigkeiten hinweisen, die der Patient hat, wie z. B. Pfeifen, Störgeräusche oder Beschwerden beim Anpassen des Hörgeräts, und so eine schnelle Behandlung erleichtern. In manchen Fällen sind weitere Anpassungen erforderlich, damit die Prothese optimal funktioniert. Die Pflegekraft hilft bei der Koordinierung der Nachsorgebesuche beim Hörgeräteakustiker und achtet darauf, dass der Patient seine Bedürfnisse und Empfindungen richtig ausdrückt.

Die Pflegekraft spielt auch eine entscheidende Rolle bei der **psychologischen Unterstützung** des Patienten, da das Tragen eines Hörgeräts große emotionale Auswirkungen haben kann, vor allem bei älteren Menschen oder solchen, die mit ihrem Hörverlust schlecht zurechtkommen. Für manche Menschen kann das Tragen eines Hörgeräts als Zeichen von Alterung oder Gebrechlichkeit angesehen werden, was zu einer gewissen Zurückhaltung bei der Annahme dieses Geräts führen kann. In solchen Situationen muss die Pflegekraft viel Einfühlungsvermögen zeigen und zuhören, um den Patienten bei der Akzeptanz zu begleiten. Er kann positiv erklären, wie das Hörgerät **die Kommunikation wiederherstellt**, die Lebensqualität verbessert und soziale Beziehungen wiederherstellt, die durch den Hörverlust beeinträchtigt worden wären.

Darüber hinaus sorgt die Pflegekraft dafür, dass der Patient **ein ungestörtes Verhältnis zu seinem Umfeld pflegt**. Der Hörverlust kann nämlich eine Kluft zwischen dem Patienten und seinen Angehörigen schaffen, was auf beiden Seiten zu Missverständnissen oder Frustration führen kann. Die Pflegekraft kann den Patienten beraten, wie er seinen Angehörigen den Anpassungsprozess an das Hörgerät erklären kann, und gleichzeitig die Familie ermutigen, Geduld und Unterstützung zu zeigen. Eine offene und positive Kommunikation verhindert oft, dass sich der Patient in dieser Übergangsphase isoliert oder unverstanden fühlt.

- **Pathologien der Nase und der Nasennebenhöhlen**
  - Nasennebenhöhlenentzündungen, Sinusitis, Nasenpolypen: Pflege und Überwachung

Rinitis, **Sinusitis** und **Nasenpolypen** sind häufige Erkrankungen der oberen Atemwege, die viele Menschen betreffen und manchmal chronisch sind. Diese Erkrankungen können die Lebensqualität erheblich beeinträchtigen und zu Symptomen wie einer verstopften Nase, Gesichtsschmerzen, Atembeschwerden und wiederkehrenden Infektionen führen. Die Behandlung dieser Erkrankungen beruht nicht nur auf medizinischen Behandlungen, sondern auch auf regelmäßiger Pflege und Überwachung, insbesondere wenn diese Erkrankungen chronisch werden. Die

Pflegekraft spielt bei dieser Betreuung eine Schlüsselrolle, indem sie den Patienten im Alltag unterstützt, ihn sorgfältig betreut und auf die Einhaltung der Behandlungen achtet.

Rhinitis, ob allergisch oder nicht-allergisch, ist eine Entzündung der Nasenschleimhäute, die oft durch eine verstopfte Nase, Ausfluss, Niesen und manchmal auch durch Juckreiz in der Nase oder den Augen gekennzeichnet ist. Die allergische Rhinitis wird durch Allergene wie Pollen, Hausstaubmilben oder Tierhaare ausgelöst, während die nicht-allergische Rhinitis durch Reizfaktoren wie Umweltverschmutzung, Kälte oder chemische Substanzen entstehen kann. Die **Behandlung der Rhinitis** hat mehrere Schwerpunkte: Verringerung der Exposition gegenüber Allergenen oder Reizstoffen, Verwendung von Medikamenten wie Antihistaminika und in einigen Fällen kortikosteroidhaltige Nasensprays zur Verringerung der Entzündung.

Die Pflegekraft begleitet den Patienten dabei, **vorbeugende** Maßnahmen zu ergreifen, um die Symptome zu minimieren. Dies können Ratschläge zur Vermeidung von Allergieauslösern sein, wie z. B. das Lüften von Räumen, das Vermeiden von Ausflügen während des Pollenflugs oder das Halten einer sauberen und trockenen Umgebung, um das Vorhandensein von Hausstaubmilben zu begrenzen. Darüber hinaus hilft der Pfleger dem Patienten zu verstehen, wie wichtig eine regelmäßige Behandlung ist, insbesondere die tägliche Anwendung von Nasensprays, die oft nicht ausreichend genutzt oder falsch angewendet werden. So kann er die **richtige Technik zur Verabreichung der Sprays** erklären und sicherstellen, dass der Patient den Kopf richtig neigt und das **Spray** in Richtung der Rückseite der Nasenhöhlen sprüht, um die Wirksamkeit zu optimieren.

Eine **Sinusitis** ist eine Entzündung der Nasennebenhöhlen, die sich um die Nase und die Augen herum befinden. Sie kann akut oder chronisch sein und äußert sich durch Gesichtsschmerzen, eitrigen Nasenausfluss, Verstopfung und manchmal auch durch Fieber und ein Druckgefühl im Kopf. Eine akute Sinusitis tritt häufig als Folge einer Erkältung oder einer Virusinfektion auf, während eine chronische Sinusitis aufgrund einer lang anhaltenden Entzündung, die oft mit Allergien oder anatomischen Anomalien wie einer Verkrümmung der Nasenscheidewand einhergeht, monatelang bestehen kann.

Die **Behandlung einer Sinusitis** umfasst mehrere Ansätze. In akuten Fällen können Antibiotika verschrieben werden, wenn es sich um eine bakterielle Infektion handelt, sowie abschwellende Mittel oder Kortikosteroide, um die Entzündung zu reduzieren. Die Verwendung von Salzlösungen zur Durchführung von **Nasenspülungen** ist ebenfalls sehr wirksam, um die Nebenhöhlen zu befreien und die Sekrete zu verflüssigen. Die Pflegekraft spielt hier eine grundlegende Rolle, indem sie **den Patienten** über die Bedeutung regelmäßiger Nasenspülungen **aufklärt** und ihm zeigt, wie er Salzlösungen oder spezielle Vorrichtungen wie Neti-Töpfe zur Spülung der Nasennebenhöhlen verwenden kann. Diese Praxis wird oft unterschätzt, ist aber für die Linderung der Verstopfung und die Vermeidung von Sekundärinfektionen von entscheidender Bedeutung.

Bei chronischer Sinusitis, bei der die Symptome trotz Behandlung anhalten, ist eine **regelmäßige Überwachung** erforderlich, um Komplikationen zu vermeiden, wie z. B. die Ausbreitung der Infektion auf die Augen oder das Gehirn, auch wenn diese Fälle selten sind. Die Pflegekraft sorgt für eine sorgfältige Überwachung und stellt sicher, dass der Patient regelmäßig seinen HNO-Arzt aufsucht, um den Krankheitsverlauf zu beurteilen und die Behandlung ggf. anzupassen. In manchen Fällen kann ein chirurgischer Eingriff wie eine **Sinusotomie** erforderlich sein, um die verstopften Nebenhöhlen zu öffnen und die Drainage zu verbessern. Nach diesem Eingriff trägt der Pflegehelfer zur postoperativen Nachsorge bei, indem er auf eine gute Wundheilung und das Fehlen von Anzeichen einer Infektion achtet.

Nasenpolypen sind gutartige Wucherungen, die sich aufgrund einer chronischen Entzündung in der Nasenhöhle oder den

Nasennebenhöhlen entwickeln. Sie können zu einer verstopften Nase, wiederkehrenden Nasennebenhöhlenentzündungen, einem teilweisen oder vollständigen Verlust des Geruchssinns und einem Druckgefühl im Gesicht führen. Obwohl Polypen an sich nicht gefährlich sind, kann ihr Vorhandensein die Lebensqualität ernsthaft beeinträchtigen, insbesondere wenn sie groß werden.

Die **Behandlung von Nasenpolypen** beruht in der Regel auf der Verwendung von Kortikosteroiden in Form von Nasensprays oder Tabletten, um die Entzündung und die Größe der Polypen zu verringern. In einigen Fällen, wenn die Polypen trotz der Behandlung bestehen bleiben, ist ein chirurgischer Eingriff, die sogenannte **Polypektomie**, erforderlich, um die **Polypen** zu entfernen. Die Pflegekraft spielt eine entscheidende Rolle bei der Betreuung von Patienten mit Nasenpolypen, indem sie ihnen hilft, die Bedeutung der **regelmäßigen Einnahme von Kortikosteroiden** zu verstehen, und indem sie auf mögliche Nebenwirkungen dieser Medikamente achtet, insbesondere wenn sie über einen längeren Zeitraum oral eingenommen werden.

Nach einer Polypektomie übernimmt der Pflegehelfer die **postoperative Nachsorge**, indem er auf mögliche Komplikationen wie Blutungen oder Infektionen achtet. Er hilft dem Patienten auch, die postoperativen Anweisungen einzuhalten, insbesondere indem er starke körperliche Anstrengungen oder Situationen vermeidet, die zu einem Anstieg des Blutdrucks in der Nasenregion führen könnten. Der Patient sollte auch dazu angehalten werden, die Nasenspülungen beizubehalten, um eine gute Wundheilung zu fördern und das Wiederauftreten von Polypen zu verhindern.

Insgesamt gilt: Ob bei der Behandlung von Rinitis, Sinusitis oder Nasenpolypen - die **Überwachung der Symptome** und **die Einhaltung der Behandlung** sind wesentliche Elemente einer wirksamen Pflege und **der** Vermeidung von Komplikationen. Die Pflegekraft ist ein zentraler Akteur in diesem Prozess, indem sie dafür sorgt, dass der Patient die Bedeutung der häuslichen Pflege versteht, ob es sich nun um Nasenspülungen, die regelmäßige

Einnahme von Medikamenten oder die Einhaltung der postoperativen Anweisungen handelt. Durch pädagogische und psychologische Unterstützung ermöglicht die Pflegekraft dem Patienten, seine Krankheit im Alltag besser zu bewältigen, und sorgt gleichzeitig für eine regelmäßige Nachsorge und eine reibungslose Kommunikation mit dem HNO-Arzt, um die Behandlung gegebenenfalls anzupassen.

    ◦   Techniken zur nasalen Absaugung und Spülung der Nasenhöhle

Nasensauger und **Nasengrubenspülungen** spielen eine wichtige Rolle bei der Behandlung von Erkrankungen der oberen Atemwege, wie z. B. Rhinitis, Sinusitis oder Atemwegsinfektionen. Diese Verfahren befreien die Nasenwege, erleichtern die Atmung, verhindern Sekundärinfektionen und verbessern den Komfort der Patienten. Die Pflegekraft ist in Zusammenarbeit mit dem HNO-Arzt häufig für die Durchführung oder Anleitung dieser Maßnahmen zuständig, die zwar einfach sind, aber eine bestimmte Technik erfordern, um wirksam und risikofrei zu sein. Wenn Sie diese Techniken verstehen und beherrschen, können Sie die Patientenversorgung optimieren und gleichzeitig das Risiko von Komplikationen oder Unbehagen verringern.

Techniken der nasalen Absaugung

Eine **Nasensaugung** ist vor allem bei kleinen Kindern, älteren Menschen oder Patienten sinnvoll, die Schwierigkeiten haben, das Nasensekret selbst zu entfernen, insbesondere bei starker Verstopfung. Die Ansammlung von Schleim in den Nasenhöhlen kann nicht nur die Atmung behindern, sondern auch Infektionen begünstigen, wenn er nicht richtig entfernt wird. Durch das

Absaugen der Nase wird dieses Sekret sanft entfernt und der Luftstrom durch die Nasenwege verbessert.

Die Absaugung erfolgt mithilfe von **Absaugkathetern**, die an eine Absaugvorrichtung angeschlossen sind (die häufig in Krankenhäusern verwendet wird), oder mit **manuellen Nasenpumpen**, die für den Hausgebrauch erhältlich sind. Das Verfahren beginnt mit einer gründlichen Vorbereitung des Patienten und der Ausrüstung :

1. **Installation des Patienten** : Der Patient sollte in einer halbsitzenden Position oder mit leicht nach hinten geneigtem Kopf aufgestellt werden. Dadurch werden die Atemwege freigehalten und der Zugang zu den Nasenlöchern erleichtert. Bei kleinen Kindern kann es erforderlich sein, dass die Pflegekraft das Kind beruhigt oder ein Elternteil um Hilfe bittet, um das Kind bequem zu halten.

2. **Vorbereitung des Materials**: Die Pflegekraft sollte darauf achten, steriles oder sauberes Material zu verwenden. Der Katheter sollte die richtige Größe für den Patienten haben, um eine Reizung der Nasenschleimhäute zu vermeiden. In Krankenhäusern wird die Absaugung häufig an ein reguliertes Absaugsystem angeschlossen, um einen sicheren und angepassten Druck zu gewährleisten.

3. **Absaugtechnik**: Die Pflegekraft führt den Katheter oder das Mundstück vorsichtig in das Nasenloch des Patienten ein und achtet darauf, dass sie nicht zu tief eindringt, um die Schleimhäute nicht zu beschädigen. Er saugt das Sekret sanft ab und achtet dabei darauf, dass der Patient ruhig und bequem bleibt. Wenn die Absaugung bei einem Kind durchgeführt wird, sollten während des gesamten Verfahrens beruhigende Erklärungen gegeben werden. Eine leichte Drehung des Katheters kann helfen, das Sekret effektiver zu entfernen.

4. **Nach der Absaugung**: Nach Abschluss der Absaugung ist es wichtig zu überprüfen, ob der Patient besser atmet und ob das Sekret ordnungsgemäß entfernt wurde. Das verwendete Material sollte unter Beachtung der Hygienevorschriften ordnungsgemäß gereinigt oder entsorgt werden.

Die nasale Absaugung sollte immer vorsichtig durchgeführt werden, um Reizungen oder Traumata der Schleimhäute zu vermeiden. Die Pflegekraft sollte auch nach dem Absaugen den Zustand des Patienten überwachen und Anzeichen von Komplikationen wie Blutungen oder anhaltende Reizungen melden.

Techniken zur Spülung der Nasenhöhlen

Die **Spülung der Nasenhöhlen**, auch **Nasenspülung** genannt, ist eine einfache und wirksame Methode zur gründlichen Reinigung der Nasenhöhlen. Diese Technik befreit die Nasenhöhlen von Sekreten, allergieauslösenden Partikeln, Krankheitserregern und Ablagerungen, die sich dort ansammeln können. Sie ist besonders vorteilhaft für Menschen, die an allergischer Rhinitis, chronischer Sinusitis oder einer verstopften Nase aufgrund von Atemwegsinfektionen leiden. Die Nasenspülung trägt dazu bei, Entzündungen zu reduzieren und Infektionen der oberen Atemwege zu verhindern.

Die Spülung erfolgt mit einer isotonischen Kochsalzlösung (aus Wasser und Salz), die für die Schleimhäute gut verträglich ist und keine Reizungen verursacht. Sie kann mit verschiedenen Geräten durchgeführt werden, z. B. mit einer weichen Flasche, einer Nasenbirne, einem Spray oder auch einem Neti-Topf (einem kleinen Behälter, der speziell für die Nasenspülung entwickelt wurde).

Hier sind die wichtigsten Schritte für eine effektive Nasenspülung :

1. **Vorbereitung des Patienten** : Der Patient sollte in aufrechter oder leicht nach vorne gebeugter Position über einem Waschbecken sitzen. Dadurch kann die Kochsalzlösung leicht aus den Nasenlöchern fließen, ohne in den Rachen abzusinken. Es ist wichtig, dem Patienten zu erklären, dass er während des gesamten Verfahrens durch den Mund atmen muss, um zu verhindern, dass er die Lösung aspiriert.

2. **Zubereitung der Kochsalzlösung**: Die Kochsalzlösung sollte lauwarm sein (nicht zu heiß und nicht zu kalt), um Beschwerden zu vermeiden. Sie kann in der Apotheke gekauft oder zu Hause mit sterilem oder abgekochtem und abgekühltem Wasser, das mit nicht jodiertem Salz gemischt wird, zubereitet werden. Die Pflegekraft überprüft die Salzkonzentration, um eine zu konzentrierte Lösung zu vermeiden, die die Schleimhäute reizen könnte.

3. **Waschverfahren**: Der Patient neigt den Kopf zur Seite, und die Pflegekraft oder der Patient selbst führt die Kochsalzlösung mithilfe einer Flasche oder eines Neti-Topfes vorsichtig in ein Nasenloch ein. Die Lösung fließt dann durch das andere Nasenloch und nimmt Sekrete und Verunreinigungen mit. Dieser Vorgang wird dann auf der anderen Seite wiederholt, um beide Nasenhöhlen vollständig zu spülen. Es ist wichtig, dass die Lösung frei und ohne Druck fließt und dass der Patient keine Schmerzen oder übermäßigen Druck verspürt.

4. **Ende der** Spülung: Nach der Spülung kann der Patient sanft in ein Taschentuch pusten, um überschüssige Lösung und letzte Sekrete zu entfernen. Es wird empfohlen, nicht zu stark zu schnäuzen, da dies zu Reizungen führen kann. Anschließend sollte der Patient aufgefordert werden, sich einige Minuten auszuruhen und Beschwerden oder Brennen zu melden.

Die Spülung der Nasenhöhle ist eine einfache, aber sehr wirksame Maßnahme zur Vorbeugung von Infektionen und zur Verbesserung des Atemkomforts. Sie kann täglich bei Personen mit chronischer Sinusitis oder allergischer Rhinitis oder punktuell bei starken Verstopfungen aufgrund von Infektionen durchgeführt werden.

Bedeutung der Rolle der Pflegekraft

Die Pflegekraft spielt eine zentrale Rolle bei der Begleitung des Patienten bei diesen Techniken, ob es nun darum geht, die Beherrschung der Nasenspülung zu erlernen oder im Krankenhaus regelmäßig abgesaugt zu werden. Die Pflegekraft sorgt dafür, dass der Patient die Bedeutung dieser Maßnahmen für seine Atemwegsgesundheit versteht, und gibt ihm praktische Ratschläge, wie er sie zu Hause sicher durchführen kann. Indem er jeden Schritt klar erklärt und dafür sorgt, dass der Patient sich mit dem Verfahren wohlfühlt, trägt der Pfleger dazu bei, die Autonomie des Patienten zu stärken und gleichzeitig sein Wohlbefinden beim Atmen zu verbessern.

  ◦ Sinus-Chirurgie: Postoperativ und die Rolle der Pflegekraft

Eine Nasennebenhöhlenoperation ist häufig angezeigt, um chronische oder wiederkehrende Erkrankungen zu behandeln, die auf herkömmliche medizinische Behandlungen nicht angesprochen haben, z. B. chronische Sinusitis, Nasenpolypen oder schwere nasale Obstruktionen. Bei dieser Operation, die auch als **Sinusotomie** oder **endoskopische Nasennebenhöhlenchirurgie** bezeichnet wird, werden die Nebenhöhlen geöffnet und drainiert, um die Atmung zu verbessern, Infektionen zu reduzieren und den Komfort des Patienten wiederherzustellen. Wie bei jedem chirurgischen Eingriff ist jedoch die Zeit **nach der Operation** entscheidend, um eine optimale Heilung zu gewährleisten und Komplikationen zu vermeiden. In dieser Phase wird die **Rolle der Pflegekraft** von grundlegender Bedeutung, da sie den Patienten während des gesamten Genesungsprozesses direkt unterstützt.

Die postoperative Nachsorge nach einer Nasennebenhöhlenoperation

Die postoperative Phase nach einer Nasennebenhöhlenoperation erfordert eine sorgfältige Nachsorge, um Komplikationen zu vermeiden und eine effektive Wundheilung zu gewährleisten. In der Regel wird diese Operation endoskopisch durchgeführt, wodurch die äußeren Einschnitte minimiert werden und eine schnellere Genesung möglich ist. Sie hinterlässt jedoch empfindliche Nasenhöhlen und Nebenhöhlen, die eine sorgfältige Pflege erfordern, um Infektionen, Blutungen und Entzündungen zu verhindern.

Unmittelbar nach dem Eingriff kann der Patient eine **stark verstopfte Nase** verspüren. Dies ist auf die Entzündung des Gewebes und das Vorhandensein von Nasentampons oder inneren Verbänden zurückzuführen, die die Wundheilung fördern. Dieses Gefühl einer verstopften Nase ist normal und kann mehrere Tage lang anhalten. Der Patient kann auch **leichte Blutungen** beobachten, was nach einem Eingriff im Bereich der Nasennebenhöhlen häufig vorkommt. Starke oder anhaltende Blutungen sollten jedoch schnell gemeldet werden.

Die **Schmerzen** und das **Unbehagen** sind in der Regel mäßig und können mit vom Arzt verschriebenen Schmerzmitteln in den Griff bekommen werden. Der Patient kann auch einen leichten Druck im Gesicht verspüren, insbesondere im Bereich der Wangen und der Stirn, der mit der Zeit nachlässt, wenn die Nebenhöhlen heilen.

Die Rolle der Pflegekraft im postoperativen Management

Die Pflegekraft spielt eine Schlüsselrolle im postoperativen Management, sowohl bei der **körperlichen Pflege** als auch bei der **psychologischen Unterstützung** des Patienten. Seine Interventionen sind entscheidend, um eine gute Wundheilung zu gewährleisten, Infektionen zu verhindern und den Patienten während der gesamten Genesung zu beruhigen.

1. **Überwachung und Vermeidung von Komplikationen**
   Die Pflegekraft muss auf Anzeichen für postoperative Komplikationen achten. Unter anderem sollten Sie auf **starke** oder lang anhaltende **Blutungen, starke Schmerzen, die** nicht durch Schmerzmittel gelindert werden, und Anzeichen einer Infektion wie **Fieber, eitrigen Ausfluss** oder eine übermäßige **Rötung** um die Nasenhöhle achten. Wenn diese Anzeichen auftreten, müssen Sie unbedingt sofort den HNO-Arzt benachrichtigen, damit eine schnelle Behandlung erfolgen kann.
   Zur Vorbeugung von Komplikationen gehört auch die Hilfe bei der Aufrechterhaltung einer **gründlichen Hygiene** der Nasenhöhlen. In den Tagen nach dem Eingriff sammeln sich häufig **Krusten** und **Sekrete** in den Nasenhöhlen an, was die Atmung behindern und Unbehagen verursachen kann. Die Pflegekraft leitet den Patienten zu regelmäßigen **Nasenspülungen** mit Salzlösungen an, die für die sanfte Reinigung der Nasenhöhlen und die Förderung einer guten Wundheilung unerlässlich sind.

2. **Pflege von Verbänden und Nasentampons** Nach einer Operation **werden** häufig **Nasentampons** oder **internistische Verbände** in die Nasenhöhlen gelegt, um Blutungen zu kontrollieren und die Heilung des Gewebes zu erleichtern. Der Pfleger achtet darauf, dass diese

Vorrichtungen für die vom Arzt verordnete Zeit an Ort und Stelle bleiben. Er kann dem Patienten auch erklären, wie er mit dem unangenehmen Gefühl der Tampons umgehen soll und wann sie voraussichtlich entfernt werden, in der Regel nach einigen Tagen.

Beim Entfernen der Tampons sollte die Pflegekraft die Reaktionen der Patientin im Auge behalten und darauf achten, dass die Beschwerden möglichst gering sind und Blutungen vermieden werden. Nach der Entfernung der Tampons sollte die Nasenhöhle vorsichtig gereinigt werden, um Reizungen des noch empfindlichen Gewebes zu vermeiden.

3. **Hilfe bei der Bewältigung von Schmerzen und Komfort** Postoperative Schmerzen sind in der Regel mäßig, können aber durch eine verstopfte Nase und den Druck in den Nebenhöhlen verstärkt werden. Die Pflegekraft achtet darauf, dass sie die **Schmerzmittel** gemäß den ärztlichen Anweisungen verabreicht und dafür sorgt, dass der Patient bequem sitzt. Eine halb sitzende Position kann z. B. helfen, **den Nasendruck zu verringern** und den Atemkomfort zu verbessern. Außerdem können **kalte Kompressen**, die auf das Gesicht gelegt werden, dazu beitragen, die Entzündung zu verringern und die Schmerzen zu lindern.

4. **Aufklärung des Patienten über die häusliche Pflege** Eine der wichtigsten Aufgaben der Pflegekraft besteht darin, **den Patienten** über die häusliche Pflege **aufzuklären**, sobald er das Krankenhaus verlassen hat. Es ist entscheidend, dass der Patient versteht, wie wichtig es ist, die Nasenpflege fortzusetzen und bestimmte Aktivitäten während der Heilungsphase zu vermeiden. Beispielsweise wird die Pflegekraft die Bedeutung von **Nasenspülungen** zur Entfernung von Sekret und Krusten sowie die korrekte Durchführung erläutern. Es ist auch wichtig, dem Patienten zu raten, intensive körperliche Anstrengungen wie schweres Heben oder hochintensive

Übungen zu vermeiden, da diese den Druck in den Nebenhöhlen erhöhen und Blutungen verursachen könnten.

Neben der körperlichen Pflege sollte die Pflegekraft den Patienten an **Warnzeichen** erinnern, auf die er achten sollte, wie übermäßige Schmerzen, starke Blutungen oder verdächtigen Ausfluss, und ihn ermutigen, sich bei Problemen schnell an seinen Arzt zu wenden.

5. **Psychologische Unterstützung und Beruhigung** Die Zeit nach der Operation kann für Patienten mit Ängsten verbunden sein, insbesondere wegen der Atembeschwerden und der möglichen Nebenwirkungen des Eingriffs. Die Pflegekraft hilft durch ihr Zuhören und ihre wohlwollende Präsenz dabei, den Patienten hinsichtlich des normalen Heilungsverlaufs **zu beruhigen** und ihm Anhaltspunkte für die zu erwartende Dauer der postoperativen Symptome zu geben. Indem er Fragen des Patienten beantwortet, seine Ängste zerstreut und ihm ständige Unterstützung bietet, trägt der Pfleger dazu bei, die Sorgen des Patienten zu lindern und sein emotionales Wohlbefinden zu verbessern.

- **Erkrankungen des Halses und des Kehlkopfs**
  - Angina, Kehlkopfentzündung, Dysphonie: Wie man bei Prüfungen assistiert

Angina, **Laryngitis** und **Dysphonien** sind häufige Erkrankungen der oberen Atemwege, insbesondere des Rachens und des Kehlkopfs. Diese Erkrankungen beeinträchtigen das Schlucken, Sprechen und manchmal auch das Atmen - Funktionen, die für das tägliche Leben von entscheidender Bedeutung sind. Bei medizinischen Untersuchungen zur Diagnose und Beurteilung dieser Störungen spielt die Pflegekraft eine wichtige Rolle, indem sie den Patienten unterstützt und dem Arzt bei der Durchführung der Untersuchungen assistiert. Seine Aufgabe ist es, **den**

Patienten vorzubereiten, für sein Wohlbefinden während der Untersuchung zu sorgen und die ordnungsgemäße Durchführung der Verfahren zu erleichtern, wobei er auch moralische und technische Unterstützung leistet.

Assistieren Sie bei Untersuchungen auf Angina

Angina ist eine akute Entzündung der Mandeln oder des Rachens, die häufig durch Viren oder Bakterien verursacht wird und sich durch starke Halsschmerzen, Schluckbeschwerden und manchmal Fieber bemerkbar macht. Die klinische Untersuchung zur Diagnose einer Angina besteht in der Regel aus einer Inspektion des Rachens durch den Arzt, manchmal zusammen mit einer bakteriologischen Probe, z. B. dem **Schnelldiagnosetest** (SDT), um festzustellen, ob die Infektion durch Streptokokken verursacht wird.

Die Rolle des Pflegehelfers bei dieser Prüfung besteht darin, :

1. **Bereiten** Sie **den Patienten** vor: Der Pflegehelfer bringt den Patienten in eine sitzende Position, wobei der Kopf leicht nach hinten geneigt ist, um die Untersuchung des Rachens zu erleichtern. Er achtet darauf, dass sich der Patient wohlfühlt, und erklärt ihm das Verfahren auf beruhigende Weise. Wenn ein diagnostischer Schnelltest vorgesehen ist, kann er auch erklären, wie der Abstrich (mit einem Tupfer, der über die Mandeln gerieben wird) aussieht, um die Angst des Patienten zu verringern.

2. **Die Untersuchung unterstützen**: Bei der Untersuchung des Rachens verwendet der Arzt einen Zungenspatel, um die Mandeln und den Rachenraum sichtbar zu machen. Die Pflegekraft muss möglicherweise die Materialien (Mundspatel, Licht, Tupfer) vorbereiten, sicherstellen, dass alles in Reichweite des Arztes vorhanden ist, und die

Elemente nach Gebrauch unter Einhaltung der Hygieneprotokolle entsorgen.

3. **Achten Sie auf das Wohlbefinden des Patienten** : Während der Untersuchung kann es sein, dass der Patient Unbehagen oder Würgen verspürt, insbesondere bei der Verwendung des Zungenspatels. Die Pflegekraft kann den Patienten verbal beruhigen, ihn auffordern, ruhig zu atmen, und ihn daran erinnern, dass die Untersuchung kurz und schmerzlos ist. Nach dem Test achtet er darauf, dass der Patient bei Bedarf den Mund ausspülen kann.

Bei Untersuchungen auf Kehlkopfentzündung assistieren

Eine **Laryngitis** ist eine Entzündung des Kehlkopfs, die häufig auf eine Virusinfektion oder eine Reizung zurückzuführen ist und eine heisere Stimme, Atemnot und Halsschmerzen verursacht. Die Untersuchung des Kehlkopfs erfordert häufig eine **Laryngoskopie**, ein Verfahren, bei dem die Stimmbänder und der Kehlkopf mit einem Laryngoskop sichtbar gemacht werden. Diese Untersuchung kann mithilfe eines Kehlkopfspiegels (indirekte Laryngoskopie) oder, was häufiger vorkommt, mithilfe eines flexiblen Glasfaserendoskops (Fibrolaryngoskopie) durchgeführt werden, das durch die Nase oder den Mund eingeführt wird.

Die Pflegekraft greift bei dieser Prüfung auf verschiedene Weise ein:

1. **Vorbereitung der Ausrüstung und des Patienten** : Vor einer Laryngoskopie bereitet die Pflegekraft das erforderliche Material vor, insbesondere das Fiberskop oder den Kehlkopfspiegel, und stellt sicher, dass es sauber und funktionstüchtig ist. Wenn der Arzt ein Fiberskop verwendet, sorgt die Betreuungsperson dafür, dass eine örtliche Betäubung (in Form eines Betäubungssprays) auf die Schleimhäute von Nase oder Rachen aufgetragen wird,

um das Unbehagen des Patienten beim Einführen des Fiberskops zu verringern.

2. **Den Patienten aufstellen** : Der Patient wird in der Regel in einer halbsitzenden Position aufgestellt, wobei der Kopf fest anliegt. Die Pflegekraft vergewissert sich, dass der Patient richtig positioniert ist, und erklärt ihm, dass er während der Untersuchung entspannt bleiben und ruhig atmen soll. Das Verfahren kann Unbehagen oder sogar einen leichten Husten verursachen, aber es ist wichtig, dass der Patient sich beruhigt fühlt. Die Pflegekraft trägt durch ihre vorherigen Erklärungen dazu bei, den Stress des Patienten zu verringern.

3. **Dem Arzt assistieren**: Während der Untersuchung kann die Pflegekraft die Beleuchtung anpassen, damit der Arzt den Kehlkopf und die Stimmbänder besser sehen kann. Er kann auch assistieren, indem er den Kopf des Patienten hält, um ihm zu helfen, stabil zu bleiben, oder indem er die Zangen oder Zubehörteile vorbereitet, wenn eine Biopsie erforderlich ist.

Bei Untersuchungen auf Dysphonie assistieren

Dysphonie ist eine Stimmstörung, die durch eine Kehlkopfentzündung, durch Knoten an den Stimmbändern oder durch schwerwiegendere Störungen wie Tumorverletzungen verursacht werden kann. Die Störung äußert sich durch eine Veränderung der Stimme, die rau, brüchig, schwach oder verklungen klingen kann. Die Diagnose einer Dysphonie erfordert oft eine **gründliche Untersuchung der** Stimmbänder, die von einem HNO-Arzt mit einem Laryngoskop oder einem Glasfaserendoskop durchgeführt wird.

Die Rolle der Pflegekraft bei diesen Untersuchungen ist ähnlich wie die der Begleitung bei Kehlkopfentzündungen :

1. **Vorbereitung und Erklärung**: Die Pflegekraft erklärt dem Patienten den Ablauf der Untersuchung, um seine Stimmbänder zu beurteilen, und beantwortet eventuelle Fragen. Er vergewissert sich, dass der Patient versteht, wie wichtig es ist, während der Laryngoskopie still zu sitzen und ruhig zu atmen, da eine müde Stimme die Untersuchung schwieriger machen kann.

2. **Technische Unterstützung**: Während der Untersuchung bereitet die Pflegekraft unter der Aufsicht des Arztes die Geräte vor und bedient sie. Wenn eine **laryngeale Stroboskopie** (Untersuchung der Stimmbandvibrationen mithilfe eines Stroboskoplichts) erforderlich ist, kann die Pflegekraft auch an der Vorbereitung dieses Geräts und der Lagerung des Patienten beteiligt sein.

3. **Nachsorge nach der** Untersuchung: Nach Abschluss der Untersuchung sorgt der Pfleger dafür, dass sich der Patient gut erholt, insbesondere nach der Anwendung von Betäubungssprays, die den Hals vorübergehend betäuben können. Er erinnert den Patienten an die Anweisungen, die er nach der Untersuchung befolgen sollte, wie z. B. das Vermeiden von Essen und Trinken unmittelbar nach der Untersuchung, wenn Lokalanästhetika angewendet wurden.

Die Bedeutung von moralischer Begleitung und Unterstützung

Neben der technischen Pflege spielt die Pflegekraft auch eine wichtige Rolle bei der **psychologischen** Betreuung des Patienten. Ob Angina, Laryngitis oder Dysphonie - diese Erkrankungen können Angst auslösen, vor allem wenn sie die Stimme oder die Kommunikationsfähigkeit beeinträchtigen. Vor allem die Stimme ist ein wesentliches Instrument des persönlichen Ausdrucks, und jede Stimmstörung kann als Selbstverlust erlebt werden. Durch aktives Zuhören und beruhigende Erklärungen hilft der Pfleger,

die Ängste des Patienten **zu mindern** und ihm eine unverzichtbare menschliche Unterstützung zu geben.

       ◦   Betreuung nach der Tracheotomie: Pflege und spezielle Überwachung

Die **Betreuung nach einer Tracheotomie** ist ein entscheidender Schritt in der Genesung von Patienten, die sich diesem Eingriff unterzogen haben. Er wird häufig durchgeführt, um eine ausreichende Atmung zu gewährleisten, wenn die oberen Atemwege blockiert sind oder eine längere Beatmung erforderlich ist. Bei der Tracheotomie wird eine Öffnung in der Luftröhre geschaffen, um eine Kanüle einzuführen und so eine bessere Steuerung der Atemwege zu ermöglichen. Nach diesem Eingriff benötigt der Patient eine **spezielle Pflege und eine genaue Überwachung,** um Komplikationen vorzubeugen, eine gute Wundheilung zu gewährleisten und den Atemkomfort sicherzustellen. Die Rolle der Pflegekraft ist hier von entscheidender Bedeutung, da sie direkt in die tägliche Pflege, die Begleitung des Patienten und die Erkennung von Anzeichen für Komplikationen eingebunden ist.

Die Pflege nach der Tracheotomie: wichtige Schritte

Die Pflege nach der Tracheotomie umfasst eine Reihe von Pflegemaßnahmen, um die Kanüle hygienisch zu halten, den Allgemeinzustand des Patienten zu überwachen und die Funktion der Atemwege zu gewährleisten.

1. Pflege der Trachealkanüle

Einer der wichtigsten Aspekte der Pflege nach einer Tracheotomie ist die Aufrechterhaltung einer sauberen und funktionstüchtigen Kanüle. Die Kanüle kann schnell durch Sekrete verstopft werden, wodurch die Atmung des Patienten beeinträchtigt werden kann. Daher ist eine regelmäßige Pflege erforderlich, u. a. :

- **Reinigen und Auswechseln der Innenkanüle**: Einige Kanülen haben einen herausnehmbaren Innenteil, der unbedingt mehrmals täglich gereinigt oder ausgewechselt werden muss. Die Pflegekraft entfernt diese Innenkanüle, reinigt sie mit einer sterilen Kochsalzlösung oder Wasser und milder Seife und setzt sie dann wieder ein. Dieser Vorgang ist zwar einfach, erfordert aber eine präzise Technik, um das Risiko einer Infektion oder Reizung zu vermeiden.

- **Absaugen von Sekreten** : Tracheotomierte Patienten produzieren häufig übermäßig viel Sekret in der Luftröhre, das regelmäßig abgesaugt werden muss, um eine Verstopfung der Atemwege zu vermeiden. Nachdem der Pflegehelfer dem Patienten das Verfahren erklärt hat, führt er vorsichtig einen sterilen Absaugkatheter in die Kanüle ein und saugt das Sekret mit einer Absaugvorrichtung ab. Es ist wichtig, diesen Vorgang sanft und kontrolliert durchzuführen, um die Trachealschleimhäute nicht zu verletzen und keine Hypoxie zu verursachen.

- **Wechseln des** Trachealverbands: Die Stelle des Tracheostomas muss sauber und trocken gehalten werden, um Infektionen zu vermeiden. Die Pflegekraft wechselt den Verband um die Kanüle regelmäßig und achtet darauf, die Haut mit geeigneten antiseptischen Lösungen sanft zu reinigen. Der Verband sollte gewechselt werden, sobald er verschmutzt oder feucht ist, um Mazeration zu verhindern.

2. Aufrechterhaltung der Hydratation der Atemwege

Nach einem Tracheostoma wird die eingeatmete Luft nicht mehr durch die oberen Atemwege gefiltert, erwärmt oder befeuchtet, was zu trockenen Schleimhäuten und zähen Sekreten führen kann, die nur schwer zu entfernen sind. Daher ist es wichtig, **die Atemwege** ausreichend zu **befeuchten**. Hierzu können verschiedene Maßnahmen ergriffen werden:

- **Luftbefeuchtung**: In Krankenhäusern werden häufig Luftbefeuchter oder Vernebler verwendet, um den Patienten befeuchtete Luft zuzuführen. Dadurch werden die Sekrete verflüssigt und können leichter abtransportiert werden.

- **Verwendung von Befeuchtungsfiltern**: An der Kanüle können spezielle Vorrichtungen, die sogenannten Wärme- und Feuchtigkeitsaustauschfilter (HME-Filter), angebracht werden, um die eingeatmete Luft zu befeuchten. Diese Filter gleichen den Feuchtigkeitsverlust aus, der durch die Umleitung der oberen Atemwege entsteht.

- **Orale Hydrierung**: Die Pflegekraft sollte auch dafür sorgen, dass der Patient ausreichend hydriert ist, indem sie ihn zum regelmäßigen Trinken ermutigt, wenn sein Gesundheitszustand dies zulässt, oder indem sie bei Bedarf für eine intravenöse Hydrierung sorgt.

3. Überwachung der Atmung

Die Überwachung der Atmung ist ein weiterer wesentlicher Bestandteil der Pflege nach einer Tracheotomie. Es ist wichtig, sicherzustellen, dass der Patient effizient und ungehindert atmet. Der Pflegende muss mehrere Parameter überwachen:

- **Atemfrequenz und Sauerstoffsättigung**: Diese Faktoren sollten regelmäßig gemessen werden, z. B. mit einem Sättigungsmessgerät. Eine Abnahme der Sauerstoffsättigung oder eine Zunahme der Atemfrequenz kann auf ein Atemproblem oder eine Verstopfung der Kanüle hinweisen.

- **Auf Anzeichen einer Verstopfung** achten : Zu dickflüssiges Sekret oder Atembeschwerden können auf eine Verstopfung der Atemwege hinweisen. Die Pflegekraft sollte besonders auf abnormale Atemgeräusche wie Schnarchen oder Pfeifen achten, die auf einen dringenden Absaugbedarf hinweisen können.

- **Beobachtung der Tracheostomiestelle**: Die Stelle um die Kanüle herum muss genau auf Anzeichen einer Infektion wie Rötung, Schwellung oder eitrigen Ausfluss beobachtet werden. Sollten Anzeichen einer Infektion auftreten, müssen diese unbedingt schnell dem Arzt gemeldet werden.

Spezifische Überwachung nach der Tracheotomie

Neben der direkten Pflege beruht die Überwachung nach der Tracheotomie auf einer kontinuierlichen Beobachtung des Patienten, um Komplikationen zu verhindern und eine optimale Genesung zu fördern.

1. Erkennung von frühen Komplikationen

In den Tagen nach dem Tracheostoma können bestimmte Komplikationen auftreten. Die Pflegekraft muss wachsam sein, um sie frühzeitig zu erkennen und schlimmere Folgen zu verhindern. Zu den möglichen Komplikationen gehören :

- Infektion: Eine Infektion im Bereich der Tracheostomiestelle kann auftreten, insbesondere wenn die Pflege nicht hygienisch durchgeführt wird. Zu den Anzeichen, auf die Sie achten sollten, gehören Rötung, Schmerzen, Schwellung oder verdächtiger Ausfluss. Wenn diese Anzeichen auftreten, müssen Sie unbedingt sofort den Arzt benachrichtigen.

- Blutung: Eine Blutung um die Kanüle herum ist zwar selten, kann aber vorkommen. Die Pflegekraft sollte sorgfältig auf das Auftreten von Blutungen achten, vor allem in den ersten Tagen nach dem Eingriff, und schnell eingreifen, wenn eine starke Blutung beobachtet wird.

- **Verrutschen der Kanüle**: Eine schlecht befestigte oder verrutschte Kanüle kann zu unmittelbarer Atemnot führen. Die Pflegekraft sollte regelmäßig überprüfen, ob die Kanüle richtig sitzt und sicher befestigt ist, und bereit sein, schnell einzugreifen, wenn es zu einer versehentlichen Verlagerung kommt.

2. Psychologische Unterstützung des Patienten

Ein Tracheostoma ist ein Eingriff, der große psychologische Auswirkungen auf den Patienten haben kann, insbesondere wenn er dauerhaft ist oder ein längeres Tragen der Kanüle erfordert. Der Patient kann sich durch die Veränderungen in der Art und Weise, wie er atmet, spricht und manchmal auch isst, verunsichert fühlen. Die Pflegekraft muss neben der technischen Pflege auch **moralische und psychologische Unterstützung** bieten.

- **Zusicherung und Rückversicherung**: Die Pflegekraft sollte eine beruhigende Präsenz sein, die dem Patienten die Schritte seiner Rehabilitation erklärt, insbesondere wenn er Schwierigkeiten hat, die Kanüle zu akzeptieren. Aufmerksames Zuhören ermöglicht es dem Patienten, sich über seine Ängste und Frustrationen zu äußern, und die Pflegekraft kann dann beruhigende und realistische Antworten geben.

- **Ermutigung zur Kommunikation**: Manche Patienten haben nach einem Tracheostoma Schwierigkeiten beim Sprechen, insbesondere wenn der Kehlkopf direkt betroffen ist. Die Pflegekraft kann sie dazu ermutigen, alternative Kommunikationsmittel wie Schreiben oder Kommunikationsanwendungen zu verwenden, und ihnen gleichzeitig helfen, sich allmählich daran zu gewöhnen, ihre Stimme zu benutzen, wenn dies möglich ist.

◦ Überwachung von HNO-Krebs: Palliativpflege und Schmerzmanagement

Die **Überwachung von HNO-Krebs** (Oto-Rhino-Laryngologie), der die Strukturen des Kopf- und Halsbereichs wie Hals, Kehlkopf, Nebenhöhlen und Mundhöhle befällt, ist ein entscheidender Schritt zur Optimierung der Behandlung dieser oft komplexen Erkrankungen. Wenn HNO-Krebs ein fortgeschrittenes Stadium erreicht hat oder eine kurative Behandlung nicht mehr möglich ist, wird die Palliativpflege zur Aufrechterhaltung der Lebensqualität der Patienten unerlässlich. Diese Pflege zielt nicht auf Heilung ab, sondern auf die Linderung von Symptomen, **die Bewältigung von Schmerzen** und die Begleitung des Patienten in dieser heiklen Phase der Krankheit. Der Pflegehelfer spielt durch seine Rolle als Ansprechpartner eine Schlüsselrolle bei der täglichen Begleitung von -HNO Krebspatienten. Er sorgt dafür, dass die Schmerzen kontrolliert werden, die Pflege angepasst wird und dass ständig ein offenes Ohr und moralische Unterstützung vorhanden sind.

Die Rolle der Palliativmedizin bei HNO-Krebs

Die **Palliativmedizin** ist ein ganzheitlicher Ansatz, der nicht nur die körperlichen Symptome, sondern auch die psychologischen, sozialen und spirituellen Aspekte der Krankheit berücksichtigt. Bei HNO-Krebs zielt die Palliativpflege auf die Linderung verschiedener Symptome wie **Schmerzen**, Atembeschwerden, Schluckbeschwerden und Kommunikationsprobleme ab.

1. Linderung der körperlichen Symptome

HNO-Krebs kann behindernde Symptome wie Schmerzen, Schluckbeschwerden (Dysphagie), Stimmverlust (Dysphonie) und Atembeschwerden aufgrund einer Blockierung der Atemwege hervorrufen. Diese Symptome wirken sich direkt auf die Lebensqualität des Patienten aus und machen es ihm jeden Tag schwerer. Die Aufgabe der Palliativmedizin besteht darin, diese Symptome so weit wie möglich zu lindern.

○ **Schmerzmanagement**: Schmerzen sind ein häufiges Symptom bei Patienten mit HNO-Krebs, was auf die Lokalisation der Tumore und die mögliche Schädigung der Nerven und des umliegenden Gewebes zurückzuführen ist. Die Schmerzen können intensiv und schwer zu kontrollieren sein, was häufig einen multimodalen Ansatz erfordert. Die Verabreichung von **Schmerzmitteln** (Paracetamol, Opioide, Entzündungshemmer) bildet die Grundlage der Behandlung, oft in Kombination mit anderen Therapien wie Anxiolytika oder Antidepressiva, die bei der Kontrolle chronischer Schmerzen eine Rolle spielen können. Der Pfleger stellt sicher, dass die **vorgeschriebene Dosierung eingehalten** wird, überwacht die Wirksamkeit der Behandlung und meldet dem Arzt schlecht kontrollierte Schmerzen. Er achtet auch darauf, die Pflege anzupassen, um Schmerzen zu minimieren, die durch pflegerische Maßnahmen wie die Reinigung von Wunden oder das Absaugen von Sekreten verursacht werden.

○ **Spezielle Mund- und Rachenpflege**: Patienten mit HNO-Krebs leiden häufig an **Mukositis**, schmerzhaften Entzündungen der Mundschleimhaut, die durch Behandlungen wie Strahlen- oder Chemotherapie verursacht werden. Um diese Schmerzen zu lindern, führt die Pflegekraft eine regelmäßige Mundpflege mit antiseptischen und beruhigenden Lösungen durch und achtet auf eine gute Befeuchtung der Schleimhäute. Die Anwendung von Betäubungsgelen kann ebenfalls verordnet werden, um lokale Schmerzen zu lindern. Der Patient kann auch beraten werden, welche Nahrungsmittel leichter zu schlucken sind oder welche Techniken es gibt, um Schmerzen beim Essen zu vermeiden.

- ○ **Schluckstörungen (Dysphagie)** : Dysphagie tritt häufig bei HNO-Krebs auf, da die Tumore im Hals oder Kehlkopf lokalisiert sind. Sie erschwert das Essen und kann das Risiko einer Fehlgeburt erhöhen. Die Pflegekraft ist in Verbindung mit dem Pflegeteam an der Anpassung der Ernährung beteiligt, die eine **in der Textur veränderte** Ernährung oder die Verwendung von Nahrungsergänzungsmitteln zum Ausgleich der Appetitlosigkeit umfassen kann. In manchen Fällen kann eine Sondenernährung (Gastrostomie) erforderlich sein. In diesem Fall ist die Pflegekraft dafür verantwortlich, die ordnungsgemäße Funktion der Sonde zu überwachen und sicherzustellen, dass der Patient eine angemessene Ernährung erhält.

- ○ **Atembeschwerden**: Patienten mit HNO-Krebs können auch Atembeschwerden haben, weil der Tumor die Atemwege blockiert. In diesen Fällen muss der Pfleger unter Umständen **regelmäßig absaugen**, um die Atemwege freizuhalten, insbesondere bei tracheotomierten Patienten. Häufig ist der Einsatz von Luftbefeuchtern und Sauerstoff erforderlich, um den Atemkomfort des Patienten zu verbessern.

2. Psychologische und moralische Unterstützung

Neben den körperlichen Symptomen leiden Patienten mit HNO-Krebs häufig auch unter erheblichen **psychischen Belastungen**. Der Verlust der Fähigkeit zu kommunizieren, normal zu essen oder ohne Hilfe zu atmen, kann zu tiefen Ängsten und einem Gefühl der Isolation führen. Die Pflegekraft spielt hier eine entscheidende Rolle, indem sie dem Patienten und seiner Familie **emotionale Unterstützung bietet**.

○ **Zuhören und Einfühlungsvermögen: Ein** offenes Ohr für die Ängste und Befürchtungen des Patienten zu haben, ist ein grundlegender Bestandteil der Palliativmedizin. Allein die Tatsache, dass der Patient seine Ängste, Zweifel oder Gefühle äußern kann, kann ihn beruhigen. Der Pflegende schafft eine vertrauensvolle Umgebung und ermöglicht es dem Patienten, sich frei zu äußern, ohne zu urteilen, während er gleichzeitig einfache und beruhigende Antworten auf Fragen gibt, die er über die weitere Behandlung oder den Verlauf seiner Krankheit haben könnte.

○ **Familienbegleitung**: Die Familien von Patienten mit HNO-Krebs benötigen ebenfalls besondere Unterstützung. Die Pflegekraft sollte darauf achten, die Angehörigen in die Pflege einzubeziehen, sie über die notwendigen Handgriffe zu informieren und ihnen Zeit zu geben, um sich über ihre eigenen Erfahrungen auszutauschen. Zu wissen, wie man einen geliebten Menschen am Lebensende begleitet, und sich unterstützt zu fühlen, kann einen Teil der emotionalen Belastung, die die Angehörigen erleben, lindern.

3. Anpassung der Pflege zu Hause

Im Rahmen der Palliativpflege werden die Patienten häufig zu Hause betreut. Die Pflegekraft muss dann in Verbindung mit den Diensten für häusliche Krankenpflege (HAD) sicherstellen, dass das Zuhause für die Pflege geeignet ist. Dies kann die Bereitstellung eines Pflegebetts, eines geeigneten Sessels und medizinischer Geräte, die für die Behandlung der Symptome erforderlich sind, beinhalten.

○ **Management der technischen Pflege zu Hause**: Technische Pflegemaßnahmen wie **Trachealabsaugungen**, Kanülenwechsel oder Infusionen von Schmerzmitteln müssen sicher durchgeführt werden. Die Pflegekraft ist für die korrekte Anwendung der medizinischen Geräte verantwortlich, indem sie sicherstellt, dass diese ordnungsgemäß funktionieren, und den Angehörigen erklärt, wie sie bei Bedarf eingreifen können.

○ **Planung von Besuchen und Leitung des Pflegeteams** : Die Pflegekraft arbeitet mit dem gesamten medizinischen Team zusammen, um die Kontinuität der Pflege zu gewährleisten, die Besuche der Pflegekraft, des Physiotherapeuten oder des Arztes zu planen und sicherzustellen, dass alle Aspekte der Pflege abgedeckt sind, auch wenn die Gesundheitsfachkräfte nicht anwesend sind.

4. Antizipation des Lebensendes
In den fortgeschrittenen Stadien von HNO-Krebs hilft die Pflegekraft **dabei, die Bedürfnisse am Lebensende zu antizipieren**. Dazu gehören die Schmerzbehandlung am Lebensende, die Gewährleistung des Patientenkomforts und die Behandlung von Angstsymptomen. Es ist wichtig, ein offenes Ohr für die Wünsche des Patienten in Bezug auf seine letzten Tage zu haben und seine Wünsche zu respektieren, insbesondere was den Platz seiner Angehörigen und den Ort, an dem er seine letzte Zeit verbringen möchte, betrifft.
Die Palliativpflege zielt **darauf ab, refraktäre Schmerzen** am Lebensende zu lindern, manchmal durch spezielle Protokolle wie die **palliative Sedierung**, wenn das Leiden nicht anders kontrolliert werden kann. Der Pfleger begleitet dann den Patienten und seine Familie in dieser schwierigen Phase und bleibt dabei eine Figur des Trostes und Wohlwollens.

Kapitel 4

Spezifische Techniken und Pflege im HNO-Bereich

- **Pflege von Tracheotomien**
  - ○ Die Schritte der Trachealpflege: Absaugen, Reinigen der Kanüle

Die **Trachealpflege** ist ein wichtiges Verfahren für Patienten mit einem Tracheostoma. Sie dient dazu, die Atemwege durchgängig zu halten, die Ansammlung von Sekret zu verhindern und Infektionen vorzubeugen. Die regelmäßige Pflege eines Tracheostomas umfasst hauptsächlich zwei grundlegende Schritte: das **Absaugen von Sekreten** und **die Reinigung der** Trachealkanüle. Diese Pflege muss gründlich und sorgfältig durchgeführt werden, um dem Patienten einen optimalen Komfort zu bieten und Komplikationen zu vermeiden. Die Pflegekraft spielt in Zusammenarbeit mit dem medizinischen Team eine Schlüsselrolle bei der Durchführung dieser Pflegemaßnahmen und achtet dabei auf die Einhaltung strenger Protokolle, um die Wirksamkeit und Sicherheit der Eingriffe zu gewährleisten.

1. Absaugen des Trachealsekrets

Das **Absaugen von Sekret** ist einer der entscheidenden Schritte bei der Trachealpflege. Atemwegssekrete können sich in der Luftröhre ansammeln und die Atemwege teilweise oder vollständig blockieren, was die Atmung des Patienten beeinträchtigen, Infektionen verursachen oder zu Atemnot führen kann. Durch Absaugen können diese Sekrete gelöst und eine freie und bequeme Atmung aufrechterhalten werden.

Schritte des trachealen Absaugens :

1. **Vorbereitung des Materials**: Bevor Sie beginnen, müssen Sie alle benötigten Materialien vorbereiten. Dazu gehören ein **steriler Absaugkatheter**, eine Absaugvorrichtung (normalerweise ein tragbarer oder fest installierter Staubsauger), eine sterile Kochsalzlösung, sterile Handschuhe und Kompressen. Es ist unbedingt darauf zu achten, dass der Absauger richtig eingestellt ist, mit einem angemessenen Saugdruck (zwischen 80 und 120 mmHg bei einem Erwachsenen, weniger bei einem

130

Kind), damit die Trachealschleimhaut nicht beschädigt wird.

2. **Installation des Patienten** : Der Patient sollte in einer **halbsitzenden Position** oder mit leicht erhöhtem Kopf gelagert werden, um die Atmung und das Einführen des Katheters zu erleichtern. Es ist wichtig, den Patienten zu beruhigen und jeden Schritt zu erklären, da das Absaugen Unbehagen oder Hustenreflexe auslösen kann.

3. Tragen **steriler Handschuhe**: Das Absaugen der Trachea muss unter streng aseptischen Bedingungen erfolgen, um zu verhindern, dass infektiöse Erreger in die Atemwege gelangen. Die Pflegekraft sollte daher **sterile Handschuhe** tragen und für eine saubere Umgebung um das Tracheostoma herum sorgen.

4. **Absaugen von Sekreten** : Der Absaugkatheter wird vorsichtig und ohne Kraftaufwand in die Trachealkanüle eingeführt, bis er den Boden der Luftröhre erreicht oder der Patient das Bedürfnis verspürt, zu husten. Sobald der Katheter platziert ist, wird die Absaugung während des allmählichen Zurückziehens des Katheters aktiviert. Es ist wichtig, den Katheter mit leichten Drehbewegungen zurückzuziehen, um das Sekret wirksam zu entfernen. Jede Absaugung sollte nicht länger als **10 bis 15 Sekunden** dauern, damit der Patient nicht über einen längeren Zeitraum ohne Sauerstoff auskommen muss.

5. **Befeuchtung der Atemwege**: Um das Sekret zu verflüssigen und seine Ausscheidung zu erleichtern, ist es manchmal notwendig, vor oder zwischen den Absaugungen einige Milliliter **sterile Kochsalzlösung** in die Kanüle einzuführen. Dadurch wird zu zähes Sekret verflüssigt.

6. **Überwachung des Zustands des Patienten** : Während und nach der Absaugung ist es von entscheidender

Bedeutung, die **Atemfrequenz** des Patienten, die **Sauerstoffsättigung** und Anzeichen von **Atemnot** zu überwachen. Die Absaugung kann gelegentlich Hustenreflexe oder leichte Blutungen aufgrund von Schleimhautreizungen auslösen. Man sollte auf abnormale Reaktionen oder Anzeichen von Unwohlsein beim Patienten achten.

7. **Entsorgung und Reinigung**: Nach der Absaugung muss das verwendete Material (Katheter, Handschuhe, Kompressen) in geeigneten Beuteln für medizinische Abfälle entsorgt werden. Der Absauger und sein Zubehör müssen ebenfalls gereinigt und desinfiziert werden, um eine Kontamination bei der nächsten Behandlung zu vermeiden.

2. Reinigen der Trachealkanüle

Die **Trachealkanüle** ermöglicht es dem Patienten, direkt durch die Öffnung in der Luftröhre zu atmen, kann aber leicht durch Sekrete verstopft werden. Die Reinigung der Kanüle, insbesondere ihres inneren Teils, ist daher ein unverzichtbarer Teil der Trachealpflege. Dies trägt dazu bei, Infektionen vorzubeugen, den Atemkomfort des Patienten zu verbessern und eine gute Hygiene des Tracheostomas aufrechtzuerhalten.

Schritte zur Reinigung der Trachealkanüle :

1. **Vorbereitung des Materials**: Für die Reinigung der Kanüle müssen Sie einen Behälter mit steriler Kochsalzlösung oder sterilem Seifenwasser, eine spezielle sterile Bürste zur Reinigung der Kanüle, sterile Kompressen, sterile Handschuhe und antiseptische Lösungen für die Pflege der Tracheostomiestelle bereithalten.

2. **Entfernen der Innenkanüle** : Die meisten Trachealkanülen bestehen aus einem festen äußeren Teil

und einer herausnehmbaren **Innenkanüle**. Die Pflegekraft entfernt die Innenkanüle vorsichtig und achtet darauf, dem Patienten keine Irritationen oder Beschwerden zu bereiten. Dies sollte in einer sauberen Umgebung und mit sterilen Handschuhen erfolgen, um ein Infektionsrisiko zu vermeiden.

3. **Reinigen der Innenkanüle** : Die Innenkanüle wird in sterile Kochsalzlösung oder Seifenwasser getaucht und dann mit der Bürste sanft gerieben, um das im Inneren angesammelte Sekret zu entfernen. Nach der Reinigung wird sie gründlich mit sterilem Wasser gespült, um alle Seifenreste zu entfernen, und dann mit sterilen Kompressen getrocknet.

4. **Pflege der Tracheostomiestelle**: Während die innere Kanüle gereinigt wird, nutzt der Pflegende die Zeit, um den Zustand der Tracheostomiestelle zu überprüfen. Der **Verband um die Stelle** muss regelmäßig gewechselt werden, damit sich keine Sekrete oder Feuchtigkeit ansammeln, die zu Mazeration oder Infektion führen könnten. Die Haut um das Tracheostoma herum wird mit einer milden antiseptischen Lösung und sterilen Kompressen gereinigt, wobei darauf geachtet wird, dass das empfindliche Gewebe nicht zu stark gerieben wird.

5. **Wiedereinsetzen der Innenkanüle**: Nachdem die Innenkanüle sauber und trocken ist, wird sie vorsichtig wieder in die Außenkanüle **eingesetzt**. Der Pfleger vergewissert sich, dass die Kanüle richtig sitzt und der Patient keine Beschwerden verspürt. Er überprüft auch, ob der Patient nach dem Wiedereinführen der Kanüle normal atmet.

6. **Überwachung des Komforts und des Allgemeinzustands des Patienten** : Nach der Reinigung der Kanüle und der Pflege der Stelle beobachtet der Pflegende den Patienten sorgfältig, um sicherzustellen,

dass er problemlos atmet und keine Anzeichen von Unbehagen aufweist. Er stellt sicher, dass die Tracheostomiestelle sauber, trocken und frei von Rötungen oder Anzeichen einer Infektion ist.

- ° Überwachen und Verhindern von Komplikationen (Infektion, Verdrängung)

Die Überwachung und Vermeidung von **Komplikationen** ist eine entscheidende Aufgabe, um die Sicherheit und das Wohlergehen der Patienten zu gewährleisten, insbesondere derjenigen, die ein Tracheostoma oder andere medizinische Geräte tragen, die Risiken mit sich bringen können. Bei der Trachealversorgung oder anderen invasiven Eingriffen sind die häufigsten Komplikationen **Infektionen** und die **Verlagerung der Kanüle**. Die Vermeidung dieser Komplikationen erfordert ständige Wachsamkeit, regelmäßige Pflege und eine gute Kommunikation zwischen dem Pflegeteam und dem Patienten.

Vermeidung von Infektionen

Infektionen gehören zu den wichtigsten Komplikationen im Zusammenhang mit der trachealen Versorgung und invasiven Geräten. Eine Infektion um die Tracheostomiestelle oder in den Atemwegen kann schwerwiegende Folgen haben, wenn sie nicht schnell erkannt und behandelt wird.

1. Sorgfältige Hygiene und Pflege der Tracheostomiestelle

Die **Überwachung der Tracheostomiestelle** ist eine Priorität, um Infektionen zu verhindern. Die Stelle sollte jeden Tag sorgfältig beobachtet werden, um frühe Anzeichen einer Infektion zu erkennen, wie z. B. :

- **Rötungen** oder **Entzündungen** um den Einschnitt.

- **Aufblähung** oder erhöhte Empfindlichkeit um den Standort herum.
- **Eitriger** oder übelriechender **Ausfluss** aus dem Bereich des Tracheostomas.
- **Lokale Hitze** und Schmerzen um den betroffenen Bereich.

Um diesen Infektionen vorzubeugen, ist eine tägliche Reinigung unerlässlich :

- Die Pflegekraft verwendet sterile **antiseptische Lösungen**, um die Haut um die Tracheostomiestelle herum sanft zu reinigen, wobei sie darauf achtet, zusätzliche Reizungen oder Traumata zu vermeiden.
- Die **Verbände um die Stelle herum** müssen regelmäßig gewechselt werden, besonders wenn sie feucht oder mit Sekreten verschmutzt werden. Ein sauberer und trockener Verband verhindert Mazeration, die das Wachstum von Bakterien fördert.

2. Aufrechterhaltung der Asepsis während der Pflege

Die Trachealpflege muss immer unter Einhaltung strenger aseptischer Protokolle durchgeführt werden. Die Verwendung **steriler Handschuhe**, sauberer Materialien und steriler Lösungen beim Absaugen oder bei der Reinigung der Kanüle ist unerlässlich, um eine Kontamination zu verhindern. Die Pflegekraft sollte außerdem darauf achten, dass sie sich vor und nach jedem Eingriff die Hände mit Seife oder einer hydroalkoholischen Lösung wäscht.

3. Überwachung der Symptome einer systemischen Infektion

Neben den lokalen Anzeichen einer Infektion ist es entscheidend, auf Anzeichen einer **systemischen Infektion** zu achten, die darauf hindeuten könnten, dass sich die Infektion ausgebreitet hat :

- Unerklärliches **Fieber**.
- **Schüttelfrost**, Nachtschweiß oder allgemeines Unwohlsein.
- Erhöhung der **Herzfrequenz** (Tachykardie) oder der **Atemfrequenz**.

Wenn solche Anzeichen auftreten, muss die Pflegekraft sie sofort dem Arzt melden, da sich eine unkontrollierte Infektion zu einer **Sepsis**, einem schweren medizinischen Notfall, entwickeln kann.

Verhinderung der Kanülenverschiebung

Eine weitere potenziell gefährliche Komplikation, die zu schwerer **Atemnot** führen kann, ist die **Verschiebung** oder **Desinsertion** der Trachealkanüle. Dies kann aus verschiedenen Gründen geschehen, z. B. durch eine plötzliche Bewegung des Patienten, eine locker sitzende Kanüle oder einen Unfall während der Pflege.

1. Sichere Fixierung der Kanüle

Eine der ersten vorbeugenden Maßnahmen besteht darin, sicherzustellen, dass die Kanüle ordnungsgemäß an ihrem Platz befestigt ist. Mithilfe von **Fixierbändern oder -streifen** wird die Kanüle stabil gehalten, sodass sie sich nicht versehentlich bewegen oder lösen kann. Die Pflegekraft sollte :

- Überprüfen Sie regelmäßig, ob die **Fixierbänder** richtig sitzen, aber nicht zu fest, um sowohl übermäßige Reibung als auch eine Instabilität der Kanüle zu vermeiden.
- Wechseln Sie diese Bänder regelmäßig, um sicherzustellen, dass sie sauber bleiben, keine Absonderungen oder Feuchtigkeit enthalten und keine Hautreizungen verursachen.

2. Auf Anzeichen von Bewegung achten

Die **Wachsamkeit** in Bezug auf die Position der Kanüle ist von entscheidender Bedeutung. Eine teilweise oder vollständige Verschiebung kann anfangs unbemerkt bleiben, aber zu

136

schwerwiegenden Folgen führen, wenn sie nicht schnell korrigiert wird. Die Anzeichen, auf die Sie achten sollten, sind :

* **Abnormale** oder veränderte **Atemgeräusche** wie Pfeifen oder Schnarchen, die auf eine teilweise Verstopfung der Kanüle hinweisen.
* Sichtbare Atemanstrengungen wie schnelleres, flacheres **Atmen** oder betonte Brustkorbbewegungen.
* **Sauerstoffsättigung**, die abnormal abnimmt, festgestellt durch ein Sättigungsmessgerät.
* **Häufiges Husten**, Versuche, Beschwerden zu beseitigen oder plötzliches Atembeschwerden.

3. Reaktionen bei Verlagerung

Wenn eine **Verschiebung** oder **Desinsertion** der Kanüle vermutet wird, ist es entscheidend, schnell und koordiniert zu handeln:

* **Beruhigen Sie den Patienten** und bitten Sie ihn, still und ruhig zu bleiben, um eine Verschlimmerung der Situation zu vermeiden.
* **Richten Sie die Kanüle neu aus**, wenn sie sich leicht verschoben hat, und **stellen** Sie dabei sicher, dass die Atmung wiederhergestellt ist.
* Wenn sich die Kanüle vollständig gelöst hat oder sich die Atemnot verschlimmert, muss umgehend medizinisches Fachpersonal (Pflegekraft, Arzt) gerufen werden, um die Kanüle wieder einzusetzen oder einen komplizierteren Eingriff vorzunehmen. In Notfällen muss die Pflegekraft geschult sein, um zu reagieren und die Notfallprotokolle zu befolgen, einschließlich der vorübergehenden Verabreichung von Sauerstoff, wenn dies erforderlich ist.

Schulung und Aufklärung von Patienten und Angehörigen

Ein weiterer wichtiger Aspekt bei der Vermeidung von Komplikationen ist **die Aufklärung der Patienten** und ihrer Angehörigen. Wenn der Patient in der Lage ist, die Kanüle selbst zu handhaben, oder wenn er zu Hause gepflegt wird, sollte die Pflegekraft darauf achten, ihnen die gute Praxis der Trachealpflege zu vermitteln.

1. Unterrichten Sie die grundlegenden Handgriffe

Patienten oder ihre Angehörigen sollten wissen, wie :

- **Überwachen Sie die Tracheostomiestelle** auf Anzeichen von Infektionen oder Komplikationen.
- **Absaugen von Sekreten** auf sichere Weise, mit einer Schulung zur Verwendung von Absauggeräten.
- **Reinigen Sie die innere Kanüle** und wechseln Sie die Verbände unter Beachtung der Hygienevorschriften.
- Reagieren Sie, wenn sich **die Kanüle verschiebt**, indem Sie u. a. die Atmung des Patienten aufrechterhalten und schnell medizinisches Fachpersonal kontaktieren.

2. Erstellen von Notfallprotokollen

Die Pflegekraft sollte auch sicherstellen, dass die Patienten und ihre Angehörigen die **Warnzeichen** kennen, die eine schnelle Behandlung erfordern, sowie die Schritte, die in Notfällen (Kanülenentfernung, Atemnot) zu befolgen sind. Einfache und zugängliche Notfallprotokolle sollten zu Hause eingeführt werden, um die Sicherheit des Patienten zu gewährleisten.

- **Verbände in der HNO-Heilkunde**
  - ◦ Techniken zum Wechseln komplexer Verbände (postoperativ, Drainagen)

Der **Wechsel komplexer Verbände**, insbesondere nach chirurgischen Eingriffen oder bei Vorhandensein von Drainagevorrichtungen, ist ein entscheidender Schritt in der postoperativen Versorgung von Patienten. Diese Verbände sind komplexer als herkömmliche Verbände und sollen die Wunde schützen, Infektionen verhindern, die Wundheilung fördern und eine kontrollierte feuchte Umgebung um die Wunde herum aufrechterhalten. Das Wechseln der Verbände erfordert eine **strenge Technik, um die** Keimfreiheit zu gewährleisten und Komplikationen zu vermeiden. Die Pflegekraft spielt bei diesem Verfahren eine wichtige Rolle, indem sie für den Komfort des Patienten sorgt, die Entwicklung der Wunde überwacht und die notwendige Pflege präzise anwendet.

1. Vorbereitung der Materialien und der Umgebung

Der erste Schritt vor einem komplexen Verbandswechsel ist die **sorgfältige Vorbereitung des Materials und der Umgebung**. Die postoperative Pflege erfordert ein hohes Maß an Hygiene, um Infektionen zu vermeiden, insbesondere wenn es sich um eine tiefe Wunde handelt oder eine Drainage vorhanden ist.

- **Hände waschen und sterile Handschuhe tragen**: Die Handhygiene ist die erste Barriere gegen Infektionen. Bevor die Pflegekraft mit dem Verband hantiert, sollte sie sich gründlich die Hände waschen und anschließend **sterile Handschuhe** tragen. Falls erforderlich, werden auch ein Kittel und eine Maske verwendet, um einen maximalen Schutz zu gewährleisten.

- **Vorbereitung der sterilen Materialien**: Alle Materialien, die für den Verbandwechsel benötigt werden, müssen im Voraus vorbereitet werden. Dazu gehören **sterile Kompressen**, Pinzetten, eine sterile Schere, antiseptische Lösungen und der neue sterile Verband. Es ist wichtig, diese Materialien auf einer sauberen und sterilen Oberfläche bereitzulegen, um eine Kontamination zu vermeiden.

- **Raumgestaltung**: Die Umgebung, in der der Verbandswechsel stattfindet, sollte ruhig und sauber sein. Im Krankenhaus erfolgt dies in einem geeigneten Zimmer. Zu Hause sollte man darauf achten, den Bereich um den Patienten herum zu desinfizieren und Kontaminationsquellen zu begrenzen (Zugluft, unsterile Gegenstände in der Nähe).

2. Entfernen des alten Verbands

Das **Entfernen des alten Verbands** ist ein heikler Schritt, vor allem nach einer Operation oder wenn Drainagen vorhanden sind. Die Art und Weise, wie der Verband entfernt wird, kann den Verlauf der Wunde und das Schmerzempfinden des Patienten beeinflussen.

- **Vorsichtiges Ablösen des Verbands** : Das Pflaster muss vorsichtig entfernt werden, damit das heilende Gewebe nicht geschädigt wird. Wenn das Pflaster an der Haut oder der Wunde haftet, kann es mit einer sterilen Kochsalzlösung angefeuchtet werden, damit es sich leichter entfernen lässt, ohne an der Haut oder der Wunde zu ziehen.

- **Schmerzen vermeiden und Beschwerden minimieren**: Die Pflegekraft sollte den Patienten stets über jeden Schritt informieren und den Verband langsam entfernen und seine Reaktionen beobachten. Wenn der Patient Schmerzen verspürt, kann eine Pause erforderlich sein, um ihn zu beruhigen und das Verfahren anzupassen.

- **Inspektion der** Wunde **und möglicher Drainagen**: Nachdem der Verband abgenommen wurde, sollte die Pflegekraft die Wunde inspizieren. Dabei geht es darum, das Aussehen der Wundheilung zu beurteilen und auf Rötungen, eitrigen Ausfluss oder Anzeichen einer Infektion wie Schwellung oder Geruch zu achten. Wenn eine Drainage vorhanden ist, sollte auch überprüft werden, ob sie richtig funktioniert, nicht verstopft ist und ob der Ausfluss in Bezug auf Menge und Aussehen normal ist (Blut, klare Flüssigkeit usw.).

3. Säubern der Wunde

Die Reinigung der Wunde ist wichtig, um Trümmer zu entfernen und eine Infektion zu verhindern. Sie dient der Vorbereitung der Wunde vor dem Anlegen eines neuen Verbands.

*   **Verwendung von sterilen Kompressen und antiseptischer Lösung**: Die Pflegekraft verwendet **sterile Kompressen,** die **mit antiseptischer Lösung getränkt** sind, um die Wunde sanft zu reinigen. Es sollte vermieden werden, die Wunde zu reiben, da dies das heilende Gewebe schädigen könnte. Die Reinigung erfolgt in der Regel von der Mitte der Wunde nach außen, um zu verhindern, dass Bakterien in die Wunde gelangen.

*   **Überwachung von Infektionszeichen**: Während dieses Schrittes sollte die Pflegekraft besonders auf Infektionszeichen achten: Wärme im Wundbereich, starke Rötung, abnormales Exsudat oder unangenehmer Geruch. Wenn Anzeichen einer Infektion vorliegen, muss unbedingt der Arzt benachrichtigt werden, damit er die Wunde beurteilen und ggf. die Behandlung ändern kann.

*   **Pflege rund um die Drainage**: Wenn die Wunde mit einer Drainage (wie einer Redon-Drainage) versehen ist, muss die Pflege rund um die Drainageöffnung besonders sorgfältig durchgeführt werden. Die Pflegekraft reinigt den Bereich vorsichtig, um Irritationen zu vermeiden und Sekrete zu entfernen, die sich um die Drainage herum ansammeln könnten. Die richtige Handhabung der

Drainagen ist entscheidend, um Verstopfungen oder Infektionen zu vermeiden.

4. Anlegen des neuen Verbands

Nachdem die Wunde gereinigt und inspiziert wurde, ist es an der Zeit, **den neuen Verband anzulegen**. Die Wahl des Verbands hängt vom Zustand der Wunde und den ärztlichen Anweisungen ab. Einige Verbände sind so konzipiert, dass sie ein feuchtes Wundmilieu fördern, andere absorbieren Exsudat.

- **Auswahl eines geeigneten Verbands**: Der Verband sollte je nach Art der Wunde (trockene, exsudative, infizierte Wunde) ausgewählt werden. Häufig werden z. B. **hydrokolloide Verbände** verwendet, um eine feuchte Umgebung zu schaffen, die die Wundheilung fördert, während Alginat- oder Schaumstoffverbände Sekrete absorbieren.

- **Anlegen mit sterilen Techniken**: Die Pflegekraft legt den Verband an, ohne die Wunde oder die sterile Oberfläche des Verbands direkt zu berühren. Dazu verwendet sie **sterile Pinzetten**, um den Verband zu manipulieren und ihn richtig auf der Wunde zu positionieren.

- **Befestigung des Verbands**: Sobald der Verband angelegt ist, muss er so befestigt werden, dass er an Ort und Stelle bleibt, ohne Irritationen zu verursachen. Häufig wird die Verwendung von nicht-allergenen Klebestreifen oder elastischen Netzen empfohlen. Es ist wichtig, darauf zu achten, dass der Verband gut befestigt ist, aber die Wunde nicht zusammendrückt, da dies die Durchblutung und die Wundheilung beeinträchtigen könnte.

5. Überwachung und Nachsorge des Patienten nach dem Verbandswechsel

Nachdem der neue Verband angelegt wurde, **überwacht** die Pflegekraft weiterhin **die Entwicklung der Wunde und den Allgemeinzustand des Patienten.**

- **Überprüfen Sie das Wohlbefinden des Patienten** : Der Patient sollte sich mit dem neuen Verband wohlfühlen. Die Pflegekraft kann den Patienten bitten, Beschwerden oder Schmerzen im Zusammenhang mit dem Verband zu melden. Wenn der Verband nicht richtig sitzt oder zu eng ist, wird er sofort angepasst.

- **Planen Sie den nächsten Verbandwechsel** : Der Rhythmus der Verbandswechsel wird durch den Verlauf der Wunde und die Anweisungen des Arztes bestimmt. Bei manchen Wunden ist ein täglicher Wechsel erforderlich, bei anderen alle zwei oder drei Tage. Die Pflegekraft muss darauf achten, dass sie diese Fristen einhält und die nächste Pflege entsprechend dem Zustand des Patienten plant.

  ○ Umgang mit Blutungen und Pflege nach Operationen

Die **Behandlung von Blutungen** und die **Pflege nach einer Operation** sind kritische Schritte bei der Genesung der Patienten. Postoperative Blutungen, ob minimal oder stärker, können innerhalb von Stunden oder Tagen nach einem chirurgischen Eingriff auftreten und stellen einen medizinischen Notfall dar, der eine sofortige Behandlung erfordert. Darüber hinaus muss die postoperative Pflege sorgfältig durchgeführt werden, um die Wundheilung zu fördern, Komplikationen vorzubeugen und das Wohlbefinden des Patienten zu gewährleisten. In diesem Zusammenhang spielt die Pflegekraft eine grundlegende Rolle, indem sie den Patienten engmaschig überwacht, erste Anzeichen von Blutungen erkennt und geeignete Pflegemaßnahmen ergreift, um eine Verschlimmerung zu verhindern.

1. Erkennen und Behandeln von Nachblutungen

Eine Blutung nach einer Operation kann sich sichtbar (äußerer Blutaustritt) oder innerlich (als innere Blutung) bemerkbar machen. Es ist entscheidend, die Anzeichen einer Blutung **schnell zu erkennen,** um wirksam eingreifen zu können und schwerwiegende Folgen wie Hypovolämie (vermindertes Blutvolumen) oder einen Schock zu vermeiden.

Anzeichen für eine postoperative Blutung

Zu den **sichtbaren Anzeichen** einer Blutung gehören :

- Starker **Blutausfluss** aus der Wunde, der sich nach der Operation nicht verringert oder verstärkt.
- **Blutgetränkte Verbände** oder **Verbände**, die häufig gewechselt werden müssen.
- **Blutungen aus den Drainagen** mit erhöhtem Volumen des aufgefangenen Blutes.

Im Gegensatz dazu können die **Anzeichen für innere Blutungen** subtiler sein und sich äußern durch :

- **Starke oder zunehmende Schmerzen an** der Operationsstelle.
- **Starke Hämatome** um die Operationswunde herum.
- Symptome einer **Hypotonie** (niedriger Blutdruck), wie Schwindel, starke Blässe, beschleunigter Herzschlag (Tachykardie) oder Schwächegefühl.

Sofortige Intervention bei Blutungen

Wenn eine Blutung vermutet wird, ist ein schnelles und koordiniertes Eingreifen erforderlich :

1. **Ersteinschätzung**: Der Pfleger beurteilt sofort das Ausmaß der Blutung. Er notiert die Menge und die Geschwindigkeit der sichtbaren Blutung, überprüft die Sauerstoffsättigung und überwacht die Vitalzeichen des Patienten (Blutdruck, Puls). Diese Elemente sind entscheidend, um die Schwere der Blutung zu beurteilen.

2. **Kompression der blutenden Stelle**: Bei einer sichtbaren äußeren Blutung besteht der erste Schritt darin, eine direkte **manuelle Kompression** auf die Wunde auszuüben, um den Blutfluss zu verringern. Die Pflegekraft kann sterile Kompressen verwenden, um diesen Druck auszuüben, wobei sie darauf achten muss, dass die Kanüle, die Drainagen oder andere vorhandene medizinische Geräte nicht bewegt werden.

3. **Medizinisches Team alarmieren**: Da es sich bei der Blutung um einen Notfall handelt, muss die Pflegekraft sofort einen Arzt oder eine Pflegekraft verständigen, damit invasivere Maßnahmen eingeleitet werden können, z. B. die Verabreichung von Schmerzmitteln, die Behandlung der Anämie durch Bluttransfusionen, falls erforderlich, oder ein erneuter chirurgischer Eingriff zur Kontrolle der Blutung.

4. **Engmaschige Überwachung**: Bis zum Eintreffen des Rettungsdienstes **überwacht** der Pflegehelfer die Vitalzeichen des Patienten engmaschig und sorgt dafür, dass er beruhigt ist. Der Patient sollte je nach Lokalisation der Blutung in einer liegenden oder halb sitzenden Position gehalten werden, um eine Verschlimmerung der Blutung zu vermeiden.

2. Postoperative Pflege: wichtige Schritte

Die postoperative Pflege zielt darauf ab, den Heilungsprozess zu begleiten, Infektionen und andere Komplikationen zu verhindern und den Komfort des Patienten zu gewährleisten. Nach jedem chirurgischen Eingriff muss diese Pflege rigoros sein und auf die individuellen Bedürfnisse jedes einzelnen Patienten abgestimmt werden.

Pflege der Operationswunde

Die Wundversorgung ist nach einem Eingriff eine Priorität, da eine schlechte Versorgung zu Infektionen oder einer verzögerten Wundheilung führen kann.

1. **Wechseln des Verbands** : Der Verband muss gemäß den Empfehlungen des Chirurgen regelmäßig gewechselt werden, um sicherzustellen, dass die Wunde sauber und trocken bleibt. Der Pfleger hält sich an ein striktes aseptisches Protokoll und verwendet sterile Handschuhe und sauberes Material. Er reinigt den Bereich um die Wunde vorsichtig mit antiseptischen Lösungen und beurteilt das Aussehen der Narbe, wobei er auf Anzeichen einer Infektion achtet, wie z. B. Rötung, Schwellung, Wärme oder eitrigen Ausfluss.

2. **Überwachung der Drainagen**: Wenn Drainagen zur Entfernung von Flüssigkeiten (Blut, Serositäten) rund um die Operationsstelle vorhanden sind, achtet die Pflegekraft auf deren ordnungsgemäße Funktion. Er notiert die Menge und das Aussehen der abgeleiteten Flüssigkeiten und ist bei verdächtigen Veränderungen (mehr Blut, trübe oder übel riechende Flüssigkeit) alarmiert. Eine Fehlfunktion der Drainagen kann zu einer Ansammlung von Flüssigkeiten führen und die Heilung verzögern.

3. **Nähte und Klammern**: In einigen Fällen sind **Nähte** oder **Klammern** vorhanden. Der Pflegende prüft, ob sie intakt sind und ob es um die Nähte herum Anzeichen von Rissen, Spannungen oder Entzündungen gibt. Wenn es an der Zeit ist, Klammern oder Fäden zu entfernen, müssen diese Schritte sorgfältig ausgeführt werden, um ein vorzeitiges Öffnen der Wunde zu vermeiden.

Umgang mit Schmerzen

Die **Schmerzbehandlung** ist ein wesentlicher Bestandteil der postoperativen Pflege, da sie sich direkt auf das Wohlbefinden des Patienten und die Qualität seiner Genesung auswirkt. Unzureichend kontrollierte Schmerzen können die Genesung verzögern, Stress verursachen und die Moral des Patienten beeinträchtigen.

1. **Verabreichung von Analgetika**: Die Pflegekraft stellt sicher, dass der Patient seine Analgetika gemäß den ärztlichen Verordnungen erhält. Je nach Schmerzintensität können verschiedene Arten von Analgetika (Paracetamol, Entzündungshemmer, Opioide) verabreicht werden. Es ist wichtig, auf Nebenwirkungen zu achten, insbesondere bei der Verwendung von Opioiden, die Übelkeit, Schläfrigkeit oder Verstopfung verursachen können.

2. **Schmerzüberwachung**: Die Pflegekraft sollte regelmäßig die vom Patienten empfundene Schmerzintensität mithilfe von **Schmerzskalen** (visuelle Analogskala oder numerische Skala) beurteilen und die Behandlung in Zusammenarbeit mit dem Arzt anpassen. Ein proaktives Schmerzmanagement hilft, akute Schmerzattacken zu vermeiden und erhöht den Komfort des Patienten.

3. **Ergänzende Methoden der Schmerzbekämpfung**: Neben Medikamenten können ergänzende Techniken wie das Anlegen von **kalten Kompressen** zur Entzündungshemmung, Entspannungstechniken oder eine veränderte Körperhaltung des Patienten helfen, die Schmerzen nach der Operation zu lindern.

Vermeidung von Infektionen

Neben der regelmäßigen Reinigung der Wunde werden weitere Vorsichtsmaßnahmen getroffen, um das Auftreten von postoperativen Infektionen zu verhindern:

1. **Strenge Hygiene**: Die Pflege wird mit sterilen Handschuhen und antiseptischen Lösungen durchgeführt, um eine Ansteckung zu vermeiden. Das Pflegepersonal, Besucher und der Patient selbst müssen sich häufig die Hände waschen, um das Infektionsrisiko zu verringern.

2. **Überwachung von Infektionszeichen**: Postoperative Infektionen äußern sich häufig durch lokale (Rötung, Hitze, Ausfluss) oder allgemeine Symptome (Fieber, Schüttelfrost). Die Pflegekraft achtet sorgfältig auf diese Anzeichen und meldet alle Auffälligkeiten dem Ärzteteam. Wenn eine Infektion vermutet wird, können Antibiotika zur Behandlung verschrieben werden.

Allgemeine Überwachung des Patienten

Die postoperative Pflege beschränkt sich nicht auf das Wundmanagement. Der Allgemeinzustand des Patienten muss überwacht werden, um eine gute Erholung zu gewährleisten :

1. **Überwachung der Vitalzeichen**: Blutdruck, Puls, Temperatur und Atemfrequenz müssen regelmäßig überwacht werden. Eine abnormale Veränderung dieser Parameter kann auf eine postoperative Komplikation hinweisen (Blutung, systemische Infektion, Lungenembolie usw.).

2. **Frühmobilisierung**: Gemäß den Empfehlungen des Chirurgen wird eine frühzeitige Mobilisierung gefördert, um Komplikationen wie einer tiefen Venenthrombose (DVT) vorzubeugen. Die Pflegekraft begleitet den Patienten bei seinen ersten Bewegungen und hilft ihm, sanft zu gehen oder die Position im Bett zu verändern, um die Blutzirkulation zu fördern und die Bildung von Blutgerinnseln zu verhindern.

3. **Angepasste Ernährung**: Schließlich ist es wichtig, wieder eine Ernährung einzuführen, die dem Zustand des

Patienten nach der Operation entspricht. Je nach Art der Operation kann eine flüssige, gemischte oder feste Nahrung empfohlen werden. Die Pflegekraft überwacht auch den Flüssigkeitshaushalt des Patienten, um eine gute Erholung zu fördern.

    °   Verwendung von Nasenkompressen und -streifen

Die **Verwendung von Nasenkompressen und -binden** ist ein wesentlicher Bestandteil der Pflege in der Hals-Nasen-Ohren-Heilkunde (HNO), insbesondere bei der Behandlung und Betreuung verschiedener Nasenerkrankungen. Sie werden verwendet, um Blutungen zu kontrollieren, die Wundheilung zu unterstützen, die Nasenwege nach einem chirurgischen Eingriff offen zu halten oder postoperativen Komplikationen vorzubeugen. Ihre Anwendung erfordert eine präzise Technik, um ihre Wirksamkeit zu gewährleisten und gleichzeitig die Beschwerden des Patienten so gering wie möglich zu halten. Die Pflegekraft spielt eine entscheidende Rolle bei der Anwendung, der Überwachung und dem Austausch dieser Hilfsmittel.

1. Verwendung von Nasenkompressen

Nasenkompressen werden häufig zur Behandlung von Situationen wie Nasenbluten (Epistaxis), aber auch nach chirurgischen Eingriffen wie Rhinoplastik, Septoplastik oder Nasennebenhöhlenoperationen verwendet. Sie üben lokal Druck auf das Innere der Nasenhöhle aus, wodurch die Blutung gestoppt und die Heilung erleichtert wird.

1.1 Stoppen von Blutungen (Epistaxis)

Epistaxis (Nasenbluten) ist eine häufige Situation in der -HNO Heilkunde, insbesondere bei Patienten mit Blutgerinnungsstörungen, Bluthochdruck oder chronischer Reizung der Nasenschleimhäute. Nasenkompressen, die manchmal mit einer blutstillenden Lösung getränkt sind, sind eine wirksame Lösung, um die Blutung zu stoppen.

- **Einführtechnik**: Nachdem die Pflegekraft den Patienten beruhigt und ihm das Verfahren erklärt hat, bereitet sie die Nasenkompresse vor. Die Kompresse kann zusammengerollt oder mit einem gefäßverengenden Mittel getränkt sein, um die Blutung zu stoppen. Sie wird dann vorsichtig in das betroffene Nasenloch eingeführt, wobei darauf zu achten ist, dass kein zusätzliches Trauma verursacht wird. Der Druck, den die Kompresse ausübt, hilft, die Blutgefäße zusammenzudrücken und die Blutung zu stoppen.

- **Überwachung des Patienten**: Nach dem Einlegen der Kompresse überwacht die Pflegekraft den Zustand des Patienten genau, um sicherzustellen, dass die Blutung aufhört. Die Kompresse sollte für die vom Arzt empfohlene Dauer, die je nach Schwere der Epistaxis variieren kann, an Ort und Stelle belassen werden. Die Pflegekraft achtet auch darauf, dass der Patient ruhig bleibt und eine halbsitzende Position einnimmt, um den Blutdruck in den Nasenlöchern zu senken und das Risiko einer erneuten Blutung zu verringern.

- **Entfernen von Kompressen**: Wenn die Kompresse entfernt wird, sollte dies vorsichtig geschehen, um eine erneute Blutung zu vermeiden. Manchmal befeuchtet der Pfleger die Kompresse leicht, um das Entfernen zu erleichtern und die Reizung der Schleimhäute zu minimieren.

1.2 Postoperative Verwendung

Nasenkompressen werden auch häufig nach Nasenoperationen wie Rhinoplastik oder Septoplastik verwendet, um die innere Struktur der Nase zu erhalten und eine harmonische Wundheilung zu fördern.

- **Vorbeugung von Nachblutungen**: Nach einem chirurgischen Eingriff an der Nase können

150

Nasenkompressen zur Vorbeugung von Blutungen eingelegt werden. Sie helfen, einen leichten Druck auf das operierte Gewebe aufrechtzuerhalten, wodurch die Blutstillung gefördert und das Risiko von Nachblutungen verringert wird.

- **Unterstützung der Wundheilung**: Neben der Verhinderung von Blutungen unterstützen diese Kompressen die Heilung des Nasengewebes, indem sie eine saubere, leicht komprimierte Umgebung aufrechterhalten. Sie verhindern auch, dass sich Blut und Sekret ansammeln, was zu Komplikationen wie einer Infektion oder lästiger Krustenbildung führen könnte.

- **Überwachung der postoperativen Kompressen**: Der Pfleger sollte darauf achten, dass die Nasenkompressen an Ort und Stelle bleiben und dem Patienten keine übermäßigen Beschwerden bereiten. Er sollte auch auf Komplikationen achten, wie verstärkte Schmerzen, ungewöhnliche Schwellungen oder eitrigen Ausfluss, die auf eine Infektion hindeuten könnten.

2. Verwendung von Nasenteststreifen

Nasenstrips hingegen werden häufig verwendet, um die Nasenlöcher nach einer Operation oder bei der Behandlung chronischer Nasenverstopfung offen zu halten. Sie helfen, die inneren Strukturen der Nase zu stützen, was eine leichtere Atmung und eine bessere Wundheilung fördert.

2.1 Offenhalten der Nasenwege

Nach bestimmten Nasenoperationen wie einer Septoplastie (Korrektur der Nasenscheidewandverkrümmung) oder einem Eingriff an den Nasenmuscheln können die Nasenwege aufgrund der Schwellung nach der Operation dazu neigen, sich zu verengen. Nasenstrips werden verwendet, um die Nasenlöcher weit geöffnet zu halten, wodurch der Luftstrom erleichtert und das Gefühl der Verstopfung verringert wird.

- **Anbringen der Teststreifen** : Die Pflegekraft bringt die Klebestreifen vorsichtig auf der Nase des Patienten an, häufig direkt über den Nasenlöchern. Diese selbstklebenden Streifen sollen die Nasenlöcher leicht anheben und verhindern, dass sie zusammenfallen. Dadurch kann der Patient besser atmen, insbesondere in der Nacht, wenn die Nasenverstopfung stärker ausgeprägt sein kann.

- **Tragekomfort und Passform**: Es ist wichtig, dass die Binden gut sitzen, weder zu eng noch zu locker, damit sie keine Beschwerden verursachen oder übermäßig auf der Haut reiben. Die Pflegekraft sollte darauf achten, dass die Binden den Patienten bei seinen täglichen Aktivitäten oder beim Schlafen nicht behindern.

2.2 Verringerung der nasalen Verstopfung

Nasenstrips werden nicht nur nach Operationen verwendet, sondern können auch zur Linderung einer **chronisch verstopften Nase** eingesetzt werden, z. B. bei allergischer Rhinitis oder einer verkrümmten Nasenscheidewand. Sie sind besonders nachts hilfreich, da sie die Qualität der Atmung verbessern und helfen, Schnarchen zu verhindern.

- **Verbesserung der Lebensqualität**: Bei Patienten mit chronischer Verstopfung können Nasenstrips den Komfort beim Atmen, insbesondere während des Schlafs, erheblich verbessern. Die Pflegekraft kann den Patienten beibringen, wie sie die Streifen optimal anwenden können, um ihre Wirksamkeit zu maximieren.

- **Überwachung der Wirkungen** : Die Pflegekraft sollte die Entwicklung des Patienten überwachen und sicherstellen, dass die regelmäßige Anwendung der Nasenstrips die

Atmung tatsächlich verbessert, ohne Hautreizungen oder übermäßige Beschwerden zu verursachen.

3. Rolle der Pflegekraft bei der Überwachung und dem Komfort des Patienten

Die Rolle der Pflegekraft ist bei der Anwendung von Nasenkompressen und -streifen, aber auch bei der **Überwachung der Entwicklung** des Zustands des Patienten von grundlegender Bedeutung. Neben dem technischen Aspekt der Pflege ist es Aufgabe der Pflegekraft, für den Komfort des Patienten zu sorgen, Komplikationen vorzubeugen und die besonderen Bedürfnisse im Zusammenhang mit dem Zustand der Nase zu antizipieren.

- **Rückversicherung und Kommunikation**: Die Pflegekraft erklärt dem Patienten jeden Schritt der Pflege und nimmt sich Zeit, um seine Fragen zu beantworten und ihn zu beruhigen. Das Unbehagen, das Kompressen oder Binden verursachen, kann verunsichernd sein, insbesondere nach einer Operation, und die Pflegekraft muss dafür sorgen, dass der Patient sich sicher und gut informiert fühlt.

- **Überwachung von Komplikationen**: Während der gesamten Anwendung der Kompressen oder Nasenstrips sollte die Pflegekraft auf Anzeichen von Komplikationen achten: starke Schmerzen, anhaltende Blutungen, Infektionen oder allergische Reaktionen auf die verwendeten Materialien. Ein schnelles Eingreifen bei Problemen kann ernsthafte Komplikationen verhindern und eine schnellere Genesung fördern.

- **Verwaltung von Patienten mit Hörgeräten**
  - Hilfe beim Einsetzen und der Pflege von Hörgeräten

Die Unterstützung **beim Einsetzen** und der **Pflege von Hörgeräten** ist eine wichtige Aufgabe bei der Unterstützung von Patienten mit Hörverlust. Diese Geräte, die Klänge verstärken und verdeutlichen, spielen eine entscheidende Rolle in der Hörrehabilitation, da sie die Lebensqualität der Patienten verbessern, indem sie die Kommunikation und Interaktion mit der Außenwelt erleichtern. Damit diese Prothesen ihre volle Wirkung entfalten können, müssen sie richtig eingesetzt und regelmäßig gepflegt werden. Die Pflegekraft sorgt als Betreuerin in der Nähe für den richtigen Gebrauch dieser Geräte, indem sie bei der Handhabung und der täglichen Pflege hilft und den Patienten praktische Ratschläge gibt.

1. Hilfe beim Einsetzen von Hörgeräten

Einer der ersten Schritte nach dem Kauf eines Hörgeräts ist das **Einsetzen des** Geräts. Dieser scheinbar einfache Vorgang erfordert etwas Übung und Vertrautheit, vor allem bei älteren Menschen oder solchen, die noch nie ein solches Gerät benutzt haben. Die Aufgabe der Pflegekraft ist es, den Patienten in dieser Lernphase Schritt für Schritt anzuleiten.

1.1 Erklärung und Demonstration

Bevor der Pfleger das Hörgerät bedient, erklärt er zunächst auf einfache und beruhigende Weise, wie es funktioniert. Sie zeigt dem Patienten die verschiedenen Teile des Hörgeräts, wie z. B. das **Mikrofon**, den **Lautsprecher**, das **Batteriefach** oder den **Lautstärkeregler**. So kann sich der Patient mit dem Gerät vertraut machen und versteht, wie die einzelnen Komponenten funktionieren.

- **Beschreiben** Sie **jeden Schritt**: Die Pflegekraft erklärt dem Patienten, wie er das Hörgerät richtig ausrichten muss, bevor er es in das Ohr einführt. Er weist darauf hin, dass der Teil des Mikrofons außen bleiben muss, um den Schall aufzunehmen, und dass das Ohrpassstück, falls vorhanden, vorsichtig in den Gehörgang eingeführt werden muss.

- **Demonstration**: Um den Lernprozess zu erleichtern, kann der Pfleger an sich selbst oder mit Zustimmung des Patienten an diesem eine Demonstration durchführen. Er leitet die Handgriffe an und zeigt, wie das Hörgerät angepasst werden muss, damit es bequem im Ohr sitzt.

1.2 Unterstützung bei der Einrichtung

Manche Menschen, vor allem ältere Patienten oder solche mit feinmotorischen Störungen, haben möglicherweise Schwierigkeiten, das Hörgerät selbst zu handhaben. In diesem Fall greift die Pflegekraft ein **und unterstützt** sie **beim Einsetzen**, indem sie darauf achtet, dass das Gerät richtig sitzt und bequem zu tragen ist.

- **Platzierung der Prothese**: Die Pflegekraft überprüft, ob die Prothese richtig im Gehörgang sitzt und keine Beschwerden oder Schmerzen verursacht. Eine schlecht sitzende Prothese kann nicht nur unbequem sein, sondern auch die wahrgenommene Klangqualität beeinträchtigen.

- **Anpassen der Einstellungen**: Wenn nötig, hilft die Pflegekraft dem Patienten bei der Einstellung der Lautstärke der Prothese und achtet darauf, dass der Ton nicht zu leise oder zu laut ist. Er erklärt auch, wie die Lautstärke an die Geräuschkulisse angepasst werden kann.

2. Pflege von Hörgeräten

Um eine einwandfreie Funktion zu gewährleisten, müssen **Hörgeräte** regelmäßig gepflegt werden. Dadurch wird verhindert, dass sich Ohrenschmalz, Staub oder Feuchtigkeit ansammeln, die die Leistung des Hörgeräts beeinträchtigen könnten. Die Pflegekraft spielt eine Schlüsselrolle bei der Begleitung des Patienten, um ihm die richtigen Reinigungs- und Pflegepraktiken für sein Hörgerät beizubringen.

2.1 Tägliche Reinigung

Das Reinigen von Hörgeräten ist eine unerlässliche Routine, um ihre Wirksamkeit zu erhalten. Hörgeräte, insbesondere solche, die in den Gehörgang eingesetzt werden, können schnell durch Ohrenschmalz oder Partikel verstopft werden, was die Klangqualität beeinträchtigt.

- **Verwendung spezieller Reinigungswerkzeuge**: Hörgeräte werden oft mit kleinen Reinigungswerkzeugen wie **Bürsten** oder **Reinigungsfäden** geliefert. Die Pflegekraft zeigt dem Patienten, wie er mit diesen Werkzeugen Ohrenschmalz und Ablagerungen, die sich im Ohrpassstück oder um das Mikrofon herum angesammelt haben könnten, vorsichtig entfernen kann. Es ist wichtig, das Gerät gründlich zu reinigen, ohne es zu beschädigen.

- **Außenflächen**: Die Pflegekraft erinnert den Patienten außerdem daran, die Außenflächen der Prothese mit einem trockenen, sauberen Tuch zu reinigen und dabei Chemikalien oder Wasser zu vermeiden, da diese die elektronischen Komponenten beschädigen könnten.

2.2 Ersetzen der Batterien

Hörgeräte werden in der Regel mit **Batterien** betrieben, die regelmäßig gewechselt werden müssen, um einen kontinuierlichen Betrieb zu gewährleisten. Die Pflegekraft achtet darauf, dass der Patient weiß, wie er die Batterien auswechseln muss, und stellt sicher, dass das Hörgerät nach dem Batteriewechsel wieder einwandfrei funktioniert.

- **Überwachung der** Batterielebensdauer: Die Pflegekraft kann dem Patienten helfen, die Anzeichen einer leeren Batterie zu erkennen, wie z. B. eine verminderte Tonqualität oder einen Signalton des Geräts. Sie kann den Patienten auch daran erinnern, immer Ersatzbatterien zur Hand zu haben.

- Batteriewechsel: Je nachdem, wie selbstständig der Patient ist, kann die Pflegekraft ihm zeigen, wie er das Batteriefach öffnet, die alte Batterie herausnimmt und eine neue Batterie einlegt. Er erklärt auch, dass der richtige Sitz der Batterie für die Funktion der Prothese entscheidend ist.

2.3 Schutz vor Feuchtigkeit und Schäden

Feuchtigkeit ist einer der größten Feinde von Hörgeräten, da sie die elektronischen Bauteile beschädigen kann. Die Pflegekraft berät den Patienten daher, welche **Maßnahmen er ergreifen sollte, um sein Hörgerät zu schützen.**

- **Feuchtgebiete meiden**: Die Pflegekraft weist den Patienten darauf hin, dass die Hörgeräte vor dem Duschen, Baden oder Schwimmen herausgenommen werden müssen. Außerdem sollten sie nicht dem Regen oder sehr feuchten Umgebungen ausgesetzt werden.

- **Verwendung von** Luftentfeuchtern: Bei Patienten, die in besonders feuchten Umgebungen leben, kann die Pflegekraft ihnen empfehlen, **Trockenboxen oder Luftentfeuchter** zu verwenden, um ihre Prothesen über Nacht zu schützen. Dadurch wird jegliche Feuchtigkeit, die sich im Laufe des Tages ansammeln könnte, entfernt.

3. Psychologische Unterstützung und Bildung

Neben den technischen Aspekten spielt die Pflegekraft auch eine grundlegende Rolle bei der psychologischen Betreuung von Patienten mit Hörgeräten. Die Gewöhnung an diese Geräte kann schwierig sein, vor allem bei älteren Patienten oder solchen, die ihr Gehör allmählich verloren haben. Die Pflegekraft hilft ihnen, **sich allmählich** an ihr neues Hörgerät zu **gewöhnen** und anfängliche Schwierigkeiten zu überwinden.

3.1 Ermutigung zur Geduld

Die ersten Tage mit Hörgeräten können verwirrend sein, da die Betroffenen Geräusche wiederentdecken, die sie lange Zeit nicht gehört haben. Dies kann zu einer **sensorischen Überlastung** oder zu einem unangenehmen Gefühl beim Hören führen. Die Pflegekraft ermutigt den Patienten, die Hörgeräte allmählich zu tragen, beginnend mit kurzen Zeiträumen in ruhigen Umgebungen, bevor die Tragedauer und die Exposition gegenüber lauteren Umgebungen allmählich erhöht werden.

3.2 Weiterführende Bildung

Die Pflegekraft sollte auch dafür sorgen, dass der Patient sich wohl fühlt, Fragen zu stellen und die Funktionsweise seines Hörgeräts vollständig zu verstehen. Er kann **regelmäßige Erinnerungen an** die Reinigung und Pflege des Hörgeräts anbieten oder Wiederholungssitzungen organisieren, wenn der Patient noch Schwierigkeiten hat.

○ Pflegetipps und Patientenaufklärung

Die **Pflege von Hörgeräten** ist entscheidend, um ihre Funktionsfähigkeit zu gewährleisten und ihre Lebensdauer zu verlängern. Für Patienten, die diese Geräte erst kennenlernen, ist es wichtig, dass sie **klare Ratschläge** und eine **umfassende**

Aufklärung erhalten, damit sie ihre Geräte selbstständig pflegen können. Eine gute Hygiene und der richtige Umgang mit Hörgeräten können Ausfällen vorbeugen, das Hörerlebnis verbessern und für einen dauerhaften Tragekomfort sorgen. Die Pflegekraft spielt hier eine Schlüsselrolle, indem sie die Patienten mit den notwendigen Informationen versorgt und sie bei den alltäglichen Handlungen anleitet.

1. Tipps zur Pflege von Hörgeräten

Die regelmäßige Reinigung und Wartung von Hörgeräten ist unerlässlich, um ihre Leistungsfähigkeit zu erhalten. Im Folgenden finden Sie die wichtigsten Tipps, die Sie Ihren Patienten bei der Pflege ihrer Geräte geben können.

1.1 Tägliche Reinigung von Hörgeräten

Eine **tägliche Reinigung** verhindert, dass sich Ohrenschmalz und Staub ansammeln, die die Klangqualität des Hörgeräts beeinträchtigen und zu Fehlfunktionen führen können. Die Schritte dazu sind einfach und sollten den Patienten deutlich erklärt werden.

- **Verwendung einer weichen Bürste**: Hörgeräte werden oft mit kleinen Reinigungswerkzeugen geliefert, darunter auch eine **weiche Bürste**. Der Patient sollte sie täglich verwenden, um die Öffnungen des Mikrofons und des Lautsprechers sowie die Ohrpassstücke zu reinigen. Dadurch werden Ohrenschmalz oder Staub entfernt, die die Komponenten des Hörgeräts verstopfen könnten.

- **Vermeiden von Wasser und Chemikalien**: Der Patient muss unbedingt daran erinnert werden, die Prothese niemals in Wasser einzutauchen oder Chemikalien wie Haushaltsreiniger oder Alkohol zur Reinigung des Geräts zu verwenden. Die internen elektronischen Komponenten können durch Feuchtigkeit oder aggressive Substanzen beschädigt werden. Zur Reinigung der Außenfläche der Prothese dürfen nur **trockene** oder leicht mit Wasser angefeuchtete **Tücher** verwendet werden.

- **Reinigung der Ohrpassstücke**: Bei Im-Ohr-Hörgeräten oder Hörgeräten mit Ohrpassstücken ist eine besondere Reinigung der Ohrpassstücke erforderlich, da sich dort Ohrenschmalz ansammeln kann. Der Patient sollte das Ohrpassstück herausnehmen, wenn es abnehmbar ist, und es separat mit einem weichen, trockenen Tuch reinigen. Bei einigen Modellen können die Ohreinsätze in lauwarmem Seifenwasser eingeweicht werden (ohne den elektronischen Teil unterzutauchen), dies muss jedoch mit dem medizinischen Fachmann, der das Gerät geliefert hat, abgestimmt werden.

1.2 Wechseln Sie die Batterien regelmäßig

Batterien sind die Stromquelle für Hörgeräte und müssen regelmäßig gewechselt werden, damit das Hörgerät richtig funktioniert.

- **Anzeichen für eine schwache Batterie**: Der Patient sollte auf die Anzeichen aufmerksam gemacht werden, die darauf hindeuten, dass eine Batterie das Ende ihrer Lebensdauer erreicht hat. Das Hörgerät kann akustische Signale abgeben oder seine Leistung lässt allmählich nach. Ein schwächerer oder unregelmäßiger Ton ist oft ein Zeichen dafür, dass es Zeit ist, die Batterie auszutauschen.

- **Umgang mit den** Batterien: Der Patient sollte wissen, wie man die Batterien richtig handhabt und sie nicht mit nassen oder fettigen Fingern berühren. Die Pflegekraft kann zeigen, wie man das Batteriefach öffnet, eine neue

Batterie unter Beachtung der Polarität einlegt und das Gerät wieder richtig verschließt.

- **Lagerung der Batterien**: Es ist wichtig, dem Patienten zu erklären, dass die Batterien **an einem trockenen Ort** bei Raumtemperatur **aufbewahrt** werden müssen. Unbenutzte Batterien sollten bis zum Gebrauch in der Originalverpackung bleiben.

1.3 Prothesen vor Feuchtigkeit schützen

Feuchtigkeit ist ein großer Schadensfaktor für Hörgeräte, da sie die elektronischen Bauteile beschädigen kann.

- **Herausnehmen des** Hörgeräts **in feuchten Umgebungen**: Der Patient sollte daran denken, das Hörgerät herauszunehmen, bevor er duscht, badet oder schwimmen geht. Es ist auch ratsam, es vor dem Frisieren oder dem Auftragen von Produkten wie Haarspray oder Haarlack, die das Gerät verstopfen könnten, herauszunehmen.

- **Verwendung eines Luftentfeuchters**: Bei Patienten, die in feuchten Umgebungen leben, kann es sinnvoll sein, ihnen die Verwendung eines **Luftentfeuchters** für Hörgeräte zu empfehlen. Diese Geräte helfen, die Feuchtigkeit zu entfernen, die sich tagsüber im Hörgerät angesammelt hat, vor allem nachts, wenn das Hörgerät nicht benutzt wird.

1.4 Vorsichtiger Umgang

Hörgeräte sind zerbrechliche Geräte, die sorgfältig behandelt werden müssen.

- **Gewöhnen Sie sich an, das** Hörgerät **vorsichtig** herauszunehmen: Beim Herausnehmen des Hörgeräts sollten Patienten vermeiden, ruckartig am Gerät zu ziehen, da dies das Ohrpassstück oder die Drähte beschädigen könnte. Das Hörgerät sollte sanft herausgenommen werden, indem man es an den äußeren Teilen anfasst.

- **Vermeiden Sie Stürze**: Patienten sollten **ihre Prothesen über einer weichen Oberfläche** wie einem Bett oder einem Handtuch **handhaben**, um Stöße oder Stürze zu vermeiden, durch die empfindliche Komponenten des Geräts kaputt gehen könnten.

2. Aufklärung des Patienten über den Gebrauch von Hörgeräten

Neben den Pflegehinweisen ist es wichtig, die Patienten über den Gebrauch und die notwendigen Anpassungen aufzuklären, damit sie das Beste aus ihren Hörgeräten herausholen können. Ein **gutes Verständnis** der Funktionen und des täglichen Gebrauchs ist wichtig, damit sich der Patient schnell an sein Hörgerät gewöhnen kann.

2.1 Schrittweises Tragen des Hörgeräts

Die Anpassung an ein Hörgerät kann einige Zeit in Anspruch nehmen, vor allem bei Menschen, die mit einem allmählichen Hörverlust gelebt haben. Es ist sehr wichtig, den Patienten zu ermutigen, **das Hörgerät schrittweise zu tragen**.

- **In ruhigen Umgebungen beginnen**: Für die ersten Tage der Anwendung empfiehlt es sich, das Gerät in ruhigen Umgebungen wie zu Hause zu tragen, damit sich der Patient an die verstärkten Geräusche gewöhnen kann, ohne von zu lauten Geräuschen überwältigt zu werden.

- **Tragedauer allmählich steigern**: Die Pflegekraft rät dem Patienten, das Gerät anfangs nur einige Stunden am Tag zu tragen und die Tragedauer dann allmählich zu steigern, wenn sich der Patient an die Prothese gewöhnt hat.

162

- **Exposition gegenüber verschiedenen Umgebungen** : Nach den ersten Tagen kann es sein, dass der Patient beginnt, das Hörgerät in lauteren Umgebungen zu tragen, z. B. auf öffentlichen Plätzen oder bei Familientreffen. Es ist normal, dass es eine gewisse Zeit dauert, bis man sich an die verstärkten Geräusche in diesen Umgebungen gewöhnt hat.

2.2 Anpassungen und Einstellungen des Hörgeräts

Die meisten modernen Hörgeräte bieten **verstellbare Einstellungen**, um eine Anpassung an verschiedene Hörsituationen zu ermöglichen.

- Lautstärkeregelung: Die Pflegekraft zeigt dem Patienten, wie er die Lautstärke des Hörgeräts an seine Umgebung anpassen kann. Eine zu hohe Lautstärke in einer ruhigen Umgebung kann unangenehm sein, während eine zu niedrige Lautstärke in einer lauten Umgebung dazu führen kann, dass der Patient nicht mehr richtig hört.

- **Spezielle Programme**: Einige Hörgeräte verfügen über Programme für verschiedene Situationen (laute Umgebung, Gespräche, Fernsehen usw.). Der Hörgeräteträger muss geschult werden, um je nach Bedarf zwischen den Programmen zu wechseln.

2.3 Regelmäßige Gespräche mit einem Hörgeräteakustiker

Obwohl der Patient lernen kann, seine Hörgeräte im Alltag zu pflegen, ist es wichtig, auf die Bedeutung **regelmäßiger Besuche bei einem Hörgeräteakustiker** hinzuweisen. Bei diesen Besuchen wird der Zustand des Hörgeräts überprüft und die Einstellungen gegebenenfalls angepasst.

- **Jährliche Revisionen**: Die Betreuungsperson ermutigt den Patienten, jährliche Termine für die Revision seiner Hörgeräte zu planen. Die Fachkraft kann die Innenteile des Hörgeräts reinigen, seine Funktionstüchtigkeit überprüfen und die Einstellungen an eventuelle Veränderungen im Hörvermögen des Patienten anpassen.

- **Anpassungen und Aktualisierungen** : Im Laufe der Zeit können sich die Hörbedürfnisse ändern, und das Hörgerät muss eventuell speziell angepasst werden. Der Patient sollte wissen, dass diese Anpassungen möglich sind, und nicht zögern, seinen Hörgeräteakustiker zu kontaktieren, wenn sich die Klangqualität ändert oder Probleme auftreten.

Kapitel 5

Postoperative Nachsorge und häusliche Pflege

- **Die Bedeutung der Nachsorge nach einem HNO-Eingriff**

  ◦ Überwachung der Wundheilung und Vermeidung von Infektionen

Die **Überwachung der Wundheilung** und die **Vermeidung von Infektionen** sind wesentliche Schritte in jedem Heilungsprozess, insbesondere nach einem chirurgischen Eingriff oder einer Verletzung. Die Wundheilung ist ein komplexes Phänomen, das besondere Aufmerksamkeit erfordert, um Komplikationen wie Infektionen, verzögerte Heilung oder hypertrophe Narbenbildung zu vermeiden. Die Pflegekraft spielt in Zusammenarbeit mit dem medizinischen Team eine Schlüsselrolle bei der Überwachung des Wundverlaufs und der Anwendung vorbeugender Maßnahmen, um eine optimale Wundheilung zu gewährleisten. Durch eine sorgfältige Überwachung in Verbindung mit einer angemessenen Pflege kann das Auftreten von Infektionen verhindert und die Lebensqualität des Patienten verbessert werden.

1. Überwachung der Wundheilung

Die **Überwachung der** Wundheilung ist eine Aufgabe, die auf einer sorgfältigen Beobachtung der Wundentwicklung sowie auf der Anwendung einer regelmäßigen Pflege beruht, die auf die verschiedenen Phasen der Wundheilung abgestimmt ist. Diese Nachsorge beginnt bereits in den ersten Tagen nach einem chirurgischen Eingriff oder einer Verletzung und wird bis zur vollständigen Heilung fortgesetzt.

1.1 Beobachtung der verschiedenen Phasen der Wundheilung

Die Wundheilung verläuft in mehreren getrennten Phasen, die jeweils einen eigenen Ansatz für die Pflege und Überwachung erfordern.

- **Entzündungsphase** (0-3 Tage): Unmittelbar nach der Verletzung oder dem chirurgischen Eingriff tritt die Wunde in eine Entzündungsphase ein. Während dieser

Zeit sind Rötungen, leichte Schwellungen und Wärmeentwicklung um die Wunde herum normal. Die Pflegekraft sollte auf diese Anzeichen achten und gleichzeitig sicherstellen, dass sie eine bestimmte Intensität nicht überschreiten, da zu stark ausgeprägte Symptome auf eine Infektion hindeuten könnten. In dieser Phase ist es wichtig, zusätzliche **Reibung** oder Trauma an der Wunde zu **begrenzen**.

- **Proliferationsphase** (4 bis 21 Tage) : In dieser Phase bildet sich neues Gewebe, um die Wunde aufzufüllen, und es kann sich eine Kruste bilden. Die Pflegekraft sollte besonders darauf achten, dass sich **neue gesunde Haut** bildet, und auf das Auftreten von **Granulationsgewebe** (kleine rosafarbene Wucherungen) achten, das ein Zeichen für eine gute Wundheilung ist. Es ist auch wichtig, **die Wunde feucht** zu **halten,** da eine zu trockene Umgebung die Wundheilung verlangsamen kann.

- **Reifungsphase** (bis zu 1 Jahr) : In dieser letzten Phase wird die Narbe dünner und weicher. Die Pflegekraft beobachtet die Narbe weiterhin und achtet auf das Auftreten von **hypertrophen Narben** oder Keloiden, die möglicherweise eine spezielle Behandlung erfordern, um ästhetische oder funktionelle Beeinträchtigungen zu vermeiden.

1.2 Beurteilung der Anzeichen für eine gute Wundheilung

Um beurteilen zu können, ob die Wunde gut verheilt ist, muss die Pflegekraft die Zeichen kennen, die auf eine korrekte Wundheilung hinweisen:

- **Keine übermäßigen Schmerzen**: Eine gut heilende Wunde sollte nach den ersten Tagen nicht zu schmerzhaft sein. Anhaltende oder zunehmende Schmerzen können auf eine Infektion oder eine Komplikation hinweisen.

- **Trockene, saubere** Wunde: Eine gut heilende Wunde sollte relativ trocken bleiben, mit nur leichtem Nässen oder einer schützenden Kruste. Eitriger oder übermäßiger **Ausfluss** ist ein Zeichen für Komplikationen.

- **Mäßige Rötung**: Eine leichte Halo-Rötung um die Wunde herum ist in den ersten Tagen normal. Diese Rötung sollte sich jedoch nicht ausbreiten oder mit der Zeit intensiver werden.

1.3 Anpassung der Pflege in jeder Phase

Die Pflege einer Wunde ist je nach Stadium der Wundheilung unterschiedlich. Die Pflegekraft muss ihre Maßnahmen an die Entwicklung der Wunde und die medizinischen Empfehlungen anpassen.

- **Aufrechterhaltung der Hygiene**: In den ersten Tagen ist es von entscheidender Bedeutung, dass um die Wunde herum eine **gründliche Hygiene aufrechterhalten** wird, um eine Kontamination zu vermeiden. Die Pflegekraft reinigt die Wunde vorsichtig mit einer antiseptischen Lösung oder physiologischer Kochsalzlösung und vermeidet es, den Bereich direkt mit nicht sterilen Händen zu berühren.

- **Wechseln der Verbände** : Verbände müssen regelmäßig gewechselt werden, um die Umgebung sauber zu halten und die Wundheilung zu fördern. Die Pflegekraft stellt sicher, dass der verwendete Verband für den Zustand der Wunde geeignet ist. Beispielsweise können **Hydrokolloidverbände** verwendet werden, um die Heilung von exsudierenden Wunden zu fördern, indem eine feuchte Umgebung aufrechterhalten wird.

- **Überwachung des Abflusses** : Jede Veränderung im Aussehen oder in der Menge des Ausflusses sollte gemeldet werden. Ein klarer, mäßiger Ausfluss ist zu

Beginn der Wundheilung normal, aber **dicker, eitriger** oder übel riechender **Ausfluss** ist ein Zeichen für eine Infektion.

2. Vermeidung von Infektionen

Die **Vermeidung von Infektionen** ist ein wesentlicher Aspekt der Wundversorgung, da eine Infektion die Wundheilung verlangsamen, zu schwerwiegenden Komplikationen führen und sogar eine erneute Operation erforderlich machen kann. Die Pflegekraft muss spezifische Maßnahmen kennen und anwenden, um das Eindringen von Bakterien in die Wunde zu verhindern, und genau auf Frühwarnzeichen einer Infektion achten.

2.1 Strenge Hygienemaßnahmen

Hygiene ist der erste Schutz vor Infektionen. Die Pflegekraft muss strenge aseptische Protokolle anwenden, wenn sie an einer Wunde arbeitet, sei es beim Reinigen oder beim Wechseln eines Verbands.

- **Händewaschen**: Vor der Wundversorgung muss die Pflegekraft ihre Hände gründlich mit **antiseptischer Seife** oder einer **hydroalkoholischen Lösung** waschen. Es wird empfohlen, **sterile Handschuhe** zu tragen, um den direkten Kontakt mit der Wunde zu vermeiden.

- **Verwendung von sterilem Material**: Jede Kompresse, jeder Verband oder jede Lösung, die zur Wundversorgung verwendet wird, muss steril sein. Einwegmaterial muss unter strengen hygienischen Bedingungen entsorgt werden, und wiederverwendbare Instrumente (Scheren, Pinzetten) müssen nach jedem Gebrauch gründlich desinfiziert werden.

2.2 Erkennen der Anzeichen einer Infektion

Trotz aller Vorsichtsmaßnahmen ist es möglich, dass sich einige Wunden infizieren. Es ist daher äußerst wichtig, dass die Pflegekraft die **Anzeichen einer Infektion** schnell erkennt, um sofort zu handeln und eine Verschlimmerung zu verhindern.

- **Rötung und Hitze**: Eine übermäßige Rötung um die Wunde herum, verbunden mit örtlicher Hitze, kann ein erstes Anzeichen für eine laufende Infektion sein.

- **Zunehmende Schmerzen** : Wenn die Schmerzen zunehmen, anstatt nachzulassen, oder nach einer Phase der Linderung wiederkehren, ist dies ein weiteres Anzeichen für eine Infektion.

- **Eitriger Ausfluss** : Eiter oder eine gelbgrüne Flüssigkeit, die mit einem unangenehmen Geruch einhergeht, ist ein Zeichen für eine fortgeschrittene Infektion, die sofort behandelt werden muss.

- **Fieber**: Bei einer systemischen Infektion kann der Patient **allgemeine Symptome** wie Fieber, Schüttelfrost oder allgemeines Unwohlsein aufweisen. In diesem Fall ist es dringend erforderlich, den Arzt zu alarmieren.

2.3 Vorbeugende Behandlung von Infektionen

In manchen Fällen, z. B. nach größeren chirurgischen Eingriffen, können **prophylaktische Antibiotika** verschrieben werden, um das Auftreten von Infektionen zu verhindern. Die Krankenpflegehelferin achtet auf **die Einhaltung der Behandlung** und stellt sicher, dass der Patient die Verschreibung befolgt.

- **Hydratation und Ernährung**: Die Pflegekraft ermutigt den Patienten auch zu einer **protein-** und **vitaminreichen** Ernährung, da diese Nährstoffe eine entscheidende Rolle bei der Wundheilung spielen. Eine gute Hydratation ist ebenfalls erforderlich, um das Gewebe geschmeidig zu halten und Komplikationen vorzubeugen.

2.4 Überwachung nach der Entlassung aus dem Krankenhaus

Nach der Entlassung aus dem Krankenhaus sind die Nachsorge der Narben und die Vermeidung von Infektionen weiterhin von entscheidender Bedeutung. Die Pflegekraft, ob zu Hause oder in einem Pflegeheim, muss weiterhin den Zustand der Wunde beurteilen und die erforderliche Pflege durchführen.

- **Unterweisung des Patienten und seiner Familie**: Der Patient und seine Angehörigen müssen darin geschult werden, die Anzeichen von Komplikationen zu erkennen und eine sorgfältige Hygiene einzuhalten. Die Pflegekraft übernimmt eine erzieherische Funktion, indem sie erklärt, wie Verbände zu Hause gewechselt werden, wie die Wunde gereinigt wird und wie man auf Anzeichen einer Infektion achtet.

    ◦ Koordination mit Heimpflegeteams

Die **Koordination mit den Teams der häuslichen Pflege** ist ein wesentliches Element, um eine kontinuierliche, umfassende und angemessene Betreuung der Patienten zu gewährleisten, insbesondere wenn sie nach einem Krankenhausaufenthalt nach Hause zurückkehren. Diese Betreuung, die für Menschen mit regelmäßigem oder komplexem Pflegebedarf unerlässlich ist, ermöglicht es, die Qualität der Pflege zu gewährleisten und gleichzeitig die Selbstständigkeit des Patienten in seiner vertrauten Umgebung zu fördern. Die Pflegekraft spielt bei dieser Koordination eine Schlüsselrolle, da sie als Bindeglied zwischen dem Krankenhaus, den häuslichen Pflegekräften und dem Patienten fungiert. Eine reibungslose Kommunikation und eine straffe Organisation sind entscheidend, um Brüche in der Pflege zu vermeiden und eine kohärente und effiziente Versorgung zu gewährleisten.

1. Bewertung der Bedürfnisse des Patienten zu Hause

Bevor ein Patient aus dem Krankenhaus entlassen wird, wird eine umfassende Beurteilung seiner Bedürfnisse zu Hause vorgenommen, die in der Regel vom Pflegeteam des Krankenhauses in Zusammenarbeit mit dem ambulanten Pflegedienst durchgeführt wird. Diese Beurteilung dient der Planung der erforderlichen Pflege und stellt sicher, dass alles vorhanden ist, damit der Patient nach seiner Rückkehr nach Hause angemessen versorgt wird.

1.1 Identifizierung der erforderlichen Pflege

Die Bedarfsermittlung umfasst eine genaue Ermittlung der Pflege, die der Patient zu Hause erhalten soll. Diese Pflege kann Folgendes umfassen:

- **Wundversorgung**: Wechseln von Verbänden, Überwachung der Wundheilung
- **Verabreichung von Medikamenten** : Oral, intravenös oder subkutan, je nach ärztlicher Anordnung.
- **Hilfe** bei **der Körperpflege und Hygiene**: Unterstützung bei den täglichen Aufgaben bei Mobilitätsverlust.
- **Überwachung der Vitalparameter**: Überwachung des Blutdrucks, des Blutzuckers, der Herzfrequenz usw.
- **Funktionelle Rehabilitation**: In Zusammenarbeit mit einem Physiotherapeuten benötigt der Patient möglicherweise Rehabilitationsübungen, um seine Mobilität nach einer Operation oder einem Unfall wiederzuerlangen.

1.2 Anpassung der häuslichen Umgebung

Die Pflegekraft kann in Abstimmung mit dem medizinischen Team **Anpassungen der häuslichen Umgebung** empfehlen, um dem Patienten den Alltag zu erleichtern. Dies kann die Installation von medizinischen Geräten (Pflegebett, Rollstuhl, Sauerstofftherapiegeräte) oder die Anpassung des Wohnumfelds (Haltegriffe, begehbare Duschen) umfassen, um die Sicherheit und Unabhängigkeit des Patienten zu Hause zu gewährleisten.

2. Reibungslose Kommunikation mit dem häuslichen Pflegeteam

Eine **reibungslose Kommunikation** zwischen den verschiedenen Akteuren der häuslichen Pflege ist von entscheidender Bedeutung, um die Kontinuität der Pflege zu gewährleisten und Fehler zu vermeiden. Diese Kommunikation betrifft sowohl die Informationen über den Gesundheitszustand des Patienten als auch die logistischen Aspekte der zu organisierenden Pflege.

2.1 Übermittlung von medizinischen Informationen

Das Pflegeteam des Krankenhauses übermittelt den Teams der häuslichen Krankenpflege eine **detaillierte Krankenakte**, die Diagnosen, laufende Behandlungen, Empfehlungen und spezielle Anweisungen, die befolgt werden müssen, enthält. Diese Akte kann durch praktische Informationen über die Gewohnheiten des Patienten, seine besonderen Bedürfnisse oder die zu erreichenden Rehabilitations- oder Nachsorgeziele ergänzt werden.

- **Die Rolle der** Pflegekraft besteht darin, dafür zu sorgen, dass alle relevanten Informationen weitergegeben werden. Dies umfasst sowohl die technische Pflege (wie Verbände oder Injektionen) als auch allgemeinere Aspekte der Pflege, wie die Überwachung der Ernährung oder die Förderung von Mobilitätsübungen.

- **Kommunikation mit der häuslichen Krankenpflege**: Wenn der Patient eine komplexere medizinische Versorgung benötigt, steht die Pflegekraft in regelmäßigem Kontakt mit der häuslichen Krankenpflege, um ihr einen Bericht über die durchgeführte Pflege, die gemachten Beobachtungen und eventuelle Schwierigkeiten zu liefern.

2.2 Koordinationstreffen

Regelmäßige **Koordinationstreffen** zwischen den verschiedenen Mitgliedern des Pflegeteams (Pfleger, Krankenpfleger, Ärzte, Physiotherapeuten, Sozialarbeiter) sind unerlässlich, um die Betreuung des Patienten an die Entwicklung seines Gesundheitszustands anzupassen. Diese Treffen ermöglichen :

- Beurteilen Sie die Wirksamkeit der geleisteten Pflege und nehmen Sie ggf. Änderungen vor.
- Beobachtungen über den Gesundheitszustand des Patienten austauschen (Wundverlauf, Verträglichkeit der Behandlung, Verbesserung der Mobilität).
- Koordinieren Sie die Einsatzzeiten der verschiedenen Berufsgruppen, um den Patienten nicht zu überlasten und sicherzustellen, dass die Pflege zur richtigen Zeit erfolgt.

3. Regelmäßige Überwachung des Gesundheitszustands des Patienten

Die Rolle der häuslichen Pflegekraft beschränkt sich nicht auf die Durchführung technischer Pflegemaßnahmen. Sie ist auch dafür zuständig, **den allgemeinen Zustand des Patienten zu überwachen** und besorgniserregende Veränderungen dem Ärzteteam zu melden.

3.1 Nachverfolgung der klinischen Anzeichen

Die Pflegekraft überwacht die Vitalparameter des Patienten (Blutdruck, Temperatur, Puls, Atmung) sowie andere wichtige Anzeichen, wie z. B. :

- **Anzeichen für eine Infektion**: Überwachung von Wunden, Beachtung von Anzeichen für Fieber oder abnormalen Ausfluss.
- **Schmerzen**: Der Patient verspürt möglicherweise neue Schmerzen, die auf eine mögliche Komplikation hindeuten. Die Pflegekraft notiert die Schmerzen und passt die Behandlung zusammen mit dem Pflegeteam an.
- **Ernährungszustand und Flüssigkeitszufuhr**: Die Pflegekraft achtet darauf, dass der Patient richtig isst und ausreichend Flüssigkeit zu sich nimmt, insbesondere in der Genesungsphase, in der diese Aspekte für die Genesung von entscheidender Bedeutung sind.

3.2 Interventionen bei Problemen

Wenn sich der Gesundheitszustand des Patienten verschlechtert, muss die Pflegekraft **schnell reagieren**. Dies kann Folgendes umfassen:

- **Direkter Kontakt mit einer** Pflegekraft **oder einem Arzt**: Wenn Anzeichen einer Komplikation auftreten (akute Schmerzen, Verschlechterung der Wunden, Symptome von Atemnot), benachrichtigt die Pflegekraft sofort die Pflegekraft oder den behandelnden Arzt, damit schnell gehandelt werden kann.
- **Anpassung der Pflege**: Wenn sich der Zustand des Patienten ändert, können bestimmte Pflegemaßnahmen in Absprache mit dem Arzt geändert oder intensiviert werden. Beispielsweise kann die Häufigkeit der Wundpflege erhöht werden, wenn die Wundheilung verzögert ist.

4. Begleitung und Unterstützung von Familien

Neben der technischen Pflege spielt die Pflegekraft auch eine wichtige Rolle bei der **Betreuung der Familien**. Die Angehörigen des Patienten können durch die Situation verängstigt sein und benötigen möglicherweise Ratschläge, wie sie den Patienten am besten bei seiner Genesung unterstützen können.

4.1 Schulung der Angehörigen in pflegerischen Maßnahmen

In manchen Fällen können Familienmitglieder an der Pflege des Patienten beteiligt sein, indem sie einfache Pflegemaßnahmen durchführen (Hilfe bei der Körperpflege, Überwachung von Verbänden, Unterstützung bei der Mobilität). Der **Pfleger** kann ihnen diese Maßnahmen beibringen, ihnen zeigen, wie sie auf Anzeichen von Komplikationen achten können, und sie in **guten Hygienepraktiken** schulen.

4.2 Moralische Unterstützung und praktische Ratschläge

Die Koordination der häuslichen Pflege bedeutet für die Familien oft **emotionale Unterstützung**. Der Pfleger spendet Trost, indem er die Schritte der Genesung erklärt, die Fragen der Angehörigen beantwortet und ihnen versichert, dass die Pflege reibungslos verläuft. Er kann sie auch bei der Organisation des Alltags des Patienten anleiten, um zu verhindern, dass sich der Patient isoliert oder angesichts seiner Genesung verloren fühlt.

5. Kontinuierliche Bewertung und Anpassung der Pflege

Die **Nachsorge** in der häuslichen Pflege ist ein dynamischer Prozess. Die Pflegekraft beurteilt in Zusammenarbeit mit dem Team der häuslichen Pflege regelmäßig die Wirksamkeit der eingeleiteten Maßnahmen und passt die Pflege entsprechend der Entwicklung des Zustands des Patienten an.

- **Neubewertung des Bedarfs**: Wenn sich der Zustand des Patienten verbessert oder verschlechtert, kann sich der Pflegebedarf ändern. Beispielsweise kann ein Patient, der sich nach einer Operation in der Rehabilitation befindet, allmählich seine Selbstständigkeit wiedererlangen, wodurch sich der Bedarf an Unterstützung verringert. Umgekehrt kann ein Patient mit fortschreitendem Verlust der Selbstständigkeit mehr Pflege benötigen.

- **Anpassung der Ressourcen**: Je nachdem, wie sich der Gesundheitszustand des Patienten entwickelt, kann es notwendig sein, neue Ressourcen zu mobilisieren, z. B. häufiger Physiotherapeuten oder Betreuer einzusetzen oder zusätzliche medizinische Geräte zu verwenden.

- **Pflege und Betreuung von chronischen HNO-Erkrankungen**

  ○ Die Rolle der Pflegekraft beim Umgang mit Chronizität: Allergien, Polypen

Die **Rolle der Pflegekraft** bei der Behandlung chronischer Erkrankungen wie **Allergien** und **Nasenpolypen** ist von entscheidender Bedeutung, um eine kontinuierliche Betreuung und angemessene Unterstützung der Patienten, die mit diesen Beschwerden konfrontiert sind, zu gewährleisten. Diese Erkrankungen sind zwar nicht unmittelbar gefährlich, beeinträchtigen aber die Lebensqualität der Patienten, indem sie ihren Alltag stören und eine langfristige Betreuung erfordern. Die Pflegekraft spielt durch ihre regelmäßige Begleitung und ihr tägliches Handeln in Zusammenarbeit mit dem medizinischen Team eine Schlüsselrolle bei der Bewältigung dieser chronischen Erkrankungen. Seine Aufgabe besteht darin, Pflege zu leisten, den Krankheitsverlauf zu überwachen, die Patienten bei der Behandlung zu unterstützen und ihnen zu helfen, ihren Lebensstil anzupassen, um die Auswirkungen dieser Krankheiten auf ihr Wohlbefinden so gering wie möglich zu halten.

1. Allergien: Begleitung und Umgang im Alltag

Allergien der Atemwege wie die allergische Rhinitis sind eine häufige Erkrankung, von der viele Patienten betroffen sind. Sie können lästige Symptome wie Niesen, eine laufende Nase, Juckreiz, eine verstopfte Nase oder Kopfschmerzen verursachen, die die Lebensqualität beeinträchtigen, insbesondere wenn die Allergien chronisch werden.

1.1 Symptomüberwachung und therapeutische Begleitung

Eine der grundlegenden Aufgaben der Pflegekraft besteht darin, den **Verlauf der** allergischen **Symptome** des Patienten zu **überwachen** und sicherzustellen, dass die verordnete Behandlung ordnungsgemäß durchgeführt wird. Je nach ärztlicher Empfehlung kann er auch bei der Verabreichung bestimmter Behandlungen helfen oder den Patienten über den richtigen Gebrauch seiner Medikamente aufklären.

- **Überwachung der Behandlungen** : Die Behandlung von Allergien umfasst in der Regel **Antihistaminika, nasale Kortikosteroide** oder **Bronchodilatatoren** bei Allergien, die mit Asthma einhergehen. Die Pflegekraft stellt sicher, dass der Patient seine Behandlung strikt einhält, hilft ihm bei Bedarf bei der Verabreichung von Nasensprays oder Inhalatoren und achtet darauf, dass die vorgeschriebenen Dosen eingehalten werden.

- **Überwachung von Nebenwirkungen**: Einige Allergiebehandlungen können Nebenwirkungen wie Mundtrockenheit, Schläfrigkeit oder Nasenreizungen hervorrufen. Die Pflegekraft beobachtet diese Nebenwirkungen genau und meldet sie dem medizinischen Team, damit die Behandlung ggf. angepasst werden kann.

- **Unterstützung der Immuntherapie**: In einigen Fällen können Patienten mit schweren Allergien eine **Allergen-**

Immuntherapie (Desensibilisierung) erhalten. Die Pflegekraft spielt eine unterstützende Rolle, indem sie den Patienten an die Bedeutung dieser Langzeittherapie erinnert und nach jeder Injektion auf mögliche Reaktionen achtet, wie z. B. Rötung, Schwellung oder systemische Reaktionen.

1.2 Vorbeugung und Anpassung der Umwelt

Die Umgebung des Patienten spielt eine Schlüsselrolle bei der Bewältigung chronischer Allergien. Die Pflegekraft ist aktiv an der **Prävention allergischer Anfälle** beteiligt, indem sie dem Patienten hilft, eine geeignete häusliche Umgebung aufrechtzuerhalten, und ihm Tipps gibt, wie er die Exposition gegenüber Allergenen verringern kann.

- **Allergenreduktion**: Die Pflegekraft sorgt dafür, dass die Umgebung des Patienten möglichst frei von Allergenen wie **Staub, Hausstaubmilben, Pollen** oder **Tierhaaren** ist. Er kann den Patienten bei der regelmäßigen Pflege der Wohnumgebung beraten (Lüften, Reinigen von Oberflächen mit feuchten Tüchern, Verwendung von milbendichten Bezügen für Bettwäsche) und bei Bedarf für die Verwendung von Luftreinigern sorgen.

- **Aufklärung über Risikozeiten**: Bei Patienten mit Pollenallergie informiert die Pflegekraft sie über **Risikozeiten** (wie Frühling oder Sommer) und über Maßnahmen, die sie ergreifen können, um die Pollenexposition zu minimieren (Vermeidung des Verlassens des Hauses während der Pollenflugzeiten, Schließen der Fenster an Tagen mit starkem Wind, Duschen nach dem Aufenthalt im Freien).

- **Anpassung der Lebensgewohnheiten**: Der Pflegehelfer begleitet den Patienten bei der Anpassung bestimmter Alltagsgewohnheiten, um allergische Symptome einzudämmen. Er kann z. B. dazu raten, während der

Pollensaison die Wäsche nicht im Freien zu trocknen oder eine Sonnenbrille zu tragen, um die Augen vor flüchtigen Allergenen zu schützen.

2. Nasenpolypen: Nachsorge und Langzeitmanagement

Nasenpolypen sind gutartige Wucherungen, die sich in der Nasenhöhle und den Nebenhöhlen entwickeln. Sie treten häufig in Verbindung mit einer chronischen Entzündung der oberen Atemwege auf, wie bei Rhinitis oder chronischer Sinusitis. Polypen können eine **anhaltend verstopfte Nase**, einen verminderten Geruchssinn (Hyposmie), Gesichtsschmerzen und manchmal auch wiederholte Infektionen der Nasennebenhöhlen verursachen. Ihr langfristiges Management erfordert eine sorgfältige Überwachung und regelmäßige Behandlung.

2.1 Überwachung der medizinischen Behandlung

Nasenpolypen können medikamentös mit **Kortikosteroiden in Form von Sprays** oder Tabletten behandelt werden, um die Entzündung und die Größe der Polypen zu verringern. Die Pflegekraft stellt sicher, dass der Patient diese Basistherapie einnimmt, und spielt eine wichtige Rolle bei der Überwachung der Wirkung der Behandlung und bei der täglichen Begleitung.

- **Verabreichung der Behandlungen** : Nasale Kortikosteroide erfordern eine regelmäßige und korrekte Anwendung, um wirksam zu sein. Die Pflegekraft zeigt dem Patienten, wie er das Nasenspray optimal anwenden kann (indem er den Kopf leicht neigt und bei der Anwendung sanft einatmet), um sicherzustellen, dass das Medikament die Polypen in den Nebenhöhlen erreicht.

- **Überwachung der Reaktion auf die Behandlung** : Die Pflegekraft überwacht die Entwicklung der Symptome des Patienten und notiert Verbesserungen oder ein mögliches Wiederauftreten von Symptomen wie verstopfte Nase oder

180

Verlust des Geruchssinns. Wenn sich die Polypen unter der medizinischen Behandlung nicht zurückbilden, informiert die Betreuungsperson das Behandlungsteam, damit andere Möglichkeiten wie eine Operation in Betracht gezogen werden können.

2.2 Postoperative Vorbereitung und Nachsorge nach einer Operation

In manchen Fällen, wenn die Nasenpolypen zu zahlreich oder groß sind und zu stark beeinträchtigende Symptome verursachen, kann ein **chirurgischer Eingriff** erforderlich sein, um sie zu entfernen. Dieser Eingriff, der häufig endoskopisch durchgeführt wird, ist in der Regel einfach, aber die Nachsorge nach der Operation ist entscheidend, um Rückfälle zu verhindern.

- **Unterstützung der postoperativen Erholung**: Nach einer Operation an Nasenpolypen kann der Patient Beschwerden im Bereich der Nase und der Nasennebenhöhlen verspüren. Die Pflegekraft begleitet ihn in dieser Zeit mit angepasster Pflege (regelmäßige Nasenspülungen mit einer Salzlösung, um die Nebenhöhlen zu reinigen und Infektionen vorzubeugen, Überwachung der Wundheilung).

- **Rezidivprophylaxe**: Polypen neigen dazu, auch nach einem chirurgischen Eingriff zu rezidivieren. Die Pflegekraft klärt den Patienten darüber auf, wie wichtig es ist, auch nach der Operation eine Basistherapie mit nasalen Kortikosteroiden fortzusetzen, um die Entzündung zu reduzieren und der Bildung neuer Polypen vorzubeugen.

2.3 Begleitung bei der Bewältigung chronischer Symptome

Die Behandlung von Nasenpolypen bedeutet auch, dem Patienten zu helfen, sich an die Symptome anzupassen, die möglicherweise anhalten, wie eine **verstopfte Nase** oder ein **eingeschränkter**

Geruchssinn. Die Pflegekraft kann praktische Ratschläge anbieten, um die Lebensqualität trotz dieser Symptome zu verbessern.

- **Tipps zur Verbesserung der Atmung**: Die Pflegekraft rät dem Patienten zu einfachen Methoden wie **regelmäßigen Nasenspülungen** mit einer Kochsalzlösung, um die Nasenwege zu befreien, und ermutigt ihn, mit leicht erhöhtem Kopf zu schlafen, um die nächtliche Atmung zu erleichtern.

- **Psychologische Unterstützung**: Die Chronizität von Nasenpolypen mit ihren häufigen Rezidiven kann bei manchen Patienten zu **Frustration** und **Verzweiflung** führen. Die Pflegekraft hilft dem Patienten durch ihre wohlwollende Präsenz und ihr Zuhören, die chronische Natur seiner Erkrankung zu akzeptieren, und zeigt ihm gleichzeitig Lösungen auf, wie er im Alltag besser damit umgehen kann.

3. Patientenbildung und die Rolle in der Selbsthilfe

Einer der grundlegenden Aspekte der Rolle der Pflegekraft bei der Behandlung von Allergien und Nasenpolypen ist die **Patientenaufklärung**. Indem die Pflegekraft dem Patienten die Schlüssel zum Verständnis seiner Krankheit und zum Umgang mit seinen Symptomen an die Hand gibt, trägt sie zur Stärkung seiner Selbstständigkeit und zur Verbesserung seiner Lebensqualität bei.

- **Erklärung der Behandlungen** : Der Patient muss verstehen, warum es wichtig ist, seine Grundbehandlung zu befolgen, auch wenn keine akuten Symptome auftreten. Die Pflegekraft erklärt die Vorteile einer vorbeugenden Behandlung, insbesondere um allergische Anfälle oder das Wiederauftreten von Polypen zu verhindern.

- **Praktische Tipps für das Selbstmanagement**: Die Pflegekraft gibt dem Patienten einfache Tipps für den täglichen Umgang mit seinen Symptomen: wie man die Nase richtig reinigt, wann man Nasensprays verwendet oder wie man die Anzeichen für eine Verschlechterung des Zustands erkennt.

- **Stärkung der Autonomie**: Indem die Pflegekraft den Patienten über seine Krankheit aufklärt und ihm Instrumente an die Hand gibt, mit denen er seine Symptome selbst behandeln kann, trägt sie dazu bei, die Autonomie des Patienten zu stärken und die Häufigkeit von Arztbesuchen zu verringern. Dies ermöglicht es dem Patienten, wieder eine gewisse Kontrolle über seine Gesundheit zu erlangen und besser mit seiner chronischen Krankheit zu leben.

  ◦ Therapieerziehung: Sensibilisierung des Patienten und der Familie

Die **therapeutische Bildung** ist ein grundlegender Ansatz bei der Behandlung von Patienten, die an chronischen Krankheiten leiden oder eine kontinuierliche Pflege benötigen. Sie beschränkt sich nicht darauf, Pflege zu leisten oder verschriebene Behandlungen zu befolgen, sondern beinhaltet einen Prozess der **Bewusstseinsbildung und des Lernens** für den Patienten und seine Angehörigen. Ziel der therapeutischen Bildung ist es, dem Patienten zu helfen, seine Krankheit besser zu verstehen, sich aktiv an ihrem täglichen Management zu beteiligen und Fähigkeiten zu erwerben, um seine Lebensqualität zu verbessern. Die Einbeziehung der Familie in diesen Prozess ist ebenfalls von entscheidender Bedeutung, da sie oft eine wesentliche Unterstützung bei der Bewältigung der Krankheit und der Behandlung zu Hause darstellt.

Der Pflegehelfer spielt als nahestehender Akteur in der Pflege eine entscheidende Rolle in diesem Prozess. Durch sein Zuhören, seine tägliche Begleitung und seine praktischen Ratschläge hilft er dem

Patienten und seiner Familie, die Bedeutung der Therapietreue zu verstehen, die wesentlichen Handgriffe zu beherrschen und die Schwierigkeiten zu überwinden, die der Umgang mit einer chronischen Krankheit mit sich bringen kann.

1. Patientenbewusstsein: Die Bedeutung des Verständnisses für die Krankheit

Der erste Schritt der Therapieerziehung besteht darin, **den Patienten** für seine Krankheit und deren Auswirkungen zu **sensibilisieren**. Diese Sensibilisierung erfolgt durch eine klare und angemessene Erklärung der Krankheit, ihres Verlaufs und der zu ihrer Bewältigung erforderlichen Behandlungen. Die Pflegekraft spielt eine grundlegende Rolle, indem sie praktische und konkrete Informationen vermittelt und gleichzeitig eine Vertrauensbeziehung zum Patienten aufbaut.

1.1 Erklärung der Krankheit

Damit der Patient aktiv an seiner Behandlung teilnehmen kann, ist es von entscheidender Bedeutung, dass er die Mechanismen seiner Krankheit, ihre Symptome und mögliche Komplikationen versteht. Dieses Verständnis ermöglicht es dem Patienten, seine Situation besser zu akzeptieren und sich am Pflegeprozess zu beteiligen.

- **Angemessene Sprache**: Der Pflegende sollte sicherstellen, dass die Informationen in einer einfachen, verständlichen und dem Wissensstand des Patienten angepassten Sprache gegeben werden. Er vermeidet komplizierten medizinischen Jargon und sorgt dafür, dass der Patient sich wohl fühlt, wenn er Fragen stellt oder um Klärung bittet.

- **Erklärung der Symptome**: Es ist wichtig, die Symptome der Krankheit detailliert zu beschreiben, damit der Patient **Anzeichen einer Verschlimmerung** oder **mögliche Komplikationen** erkennen kann. Bei einer chronischen

Atemwegserkrankung wie Asthma muss der Patient beispielsweise die ersten Anzeichen eines Anfalls (Kurzatmigkeit, Pfeifen) erkennen können, um schnell handeln zu können.

- **Verlauf und Nachsorge**: Die Pflegekraft kann erklären, wie sich die Krankheit im Laufe der Zeit entwickelt und welche Dinge regelmäßig beobachtet werden müssen. Dieses Verständnis hilft, die Angst des Patienten vor der Ungewissheit über den Verlauf seiner Krankheit zu verringern.

1.2 Überblick über die Behandlungen und ihre Bedeutung

Die Sensibilisierung für die **Notwendigkeit von Behandlungen** ist ein weiterer wesentlicher Bestandteil der Therapieerziehung. Vielen Patienten fällt es schwer, die Dauer oder die Strenge bestimmter Behandlungen zu akzeptieren, insbesondere bei chronischen Erkrankungen. Die Pflegekraft sollte ihnen helfen, die Bedeutung der Therapietreue zu verstehen und eine Pflegeroutine zu übernehmen.

- **Erklärung der Behandlungen** : Der Patient muss wissen, warum diese oder jene Behandlung verschrieben wird, wie sie auf die Krankheit wirkt und warum es wichtig ist, sie strikt einzuhalten. Bei einer Herz-Kreislauf-Erkrankung ist z. B. eine Behandlung blutdrucksenkende unerlässlich, um schwere Komplikationen wie einen Herzinfarkt oder Schlaganfall zu vermeiden.

- **Praktische Tipps für die Einnahme von Medikamenten** : Die **Pflegekraft** kann Tipps geben, um **die Einhaltung der Behandlung zu erleichtern,** z. B. die Medikamente in Pillenboxen organisieren, an die Einnahmezeiten erinnern oder die Einnahme der Medikamente mit täglichen Gewohnheiten verbinden, damit sie nicht vergessen werden.

- **Überwachung von Nebenwirkungen**: Der Patient sollte auch auf mögliche Nebenwirkungen bestimmter Behandlungen aufmerksam gemacht werden. Die Pflegekraft kann ihm erklären, wie er diese erkennen kann, und ihn ermutigen, mit dem medizinischen Team darüber zu sprechen, wenn sie lästig werden, damit therapeutische Anpassungen in Betracht gezogen werden können.

1.3 Ermächtigung des Patienten

Eines der Hauptziele der therapeutischen Ausbildung ist es, **dem Patienten die Verantwortung** für die Verwaltung seiner eigenen Gesundheit zu übertragen. Die Pflegekraft hilft dem Patienten zu verstehen, dass er bei guter Pflege und einem gesunden Lebensstil seine Krankheit besser kontrollieren und ihre Auswirkungen begrenzen kann.

- **Förderung des Selbstmanagements**: Die Pflegekraft zeigt dem Patienten, wie er bestimmte Parameter selbst messen kann, z. B. den Blutzuckerspiegel bei einem Diabetiker oder den Blutdruck bei einem Hypertoniker. Dies stärkt seine Selbstständigkeit und seine Fähigkeit, Veränderungen seines Gesundheitszustands frühzeitig zu erkennen.

- **Langfristige Motivation**: Der Umgang mit einer chronischen Krankheit kann anstrengend und entmutigend sein. Die Pflegekraft spielt eine psychologisch unterstützende Rolle, indem sie **den Patienten motiviert**, kleine Siege feiert (Verringerung der Symptome, gute Therapietreue) und ihn dazu ermutigt, seine Bemühungen langfristig aufrechtzuerhalten.

2. Sensibilisierung der Familie: eine wesentliche Unterstützung im Alltag

Die Therapieerziehung betrifft nicht nur den Patienten, sondern auch seine **Familie**, die oft an vorderster Front steht, um täglich

Unterstützung zu leisten. Daher ist es unerlässlich, dass die Angehörigen über die Krankheit und die notwendige Pflege aufgeklärt werden, damit sie den Patienten bei der Pflege wirksam begleiten können.

2.1 Erklärung der jeweiligen Rollen

Im Zusammenhang mit einer chronischen Krankheit oder der Genesung nach einem Krankenhausaufenthalt spielt die Familie eine herausragende Rolle. Die Pflegekraft muss den Familienmitgliedern erklären, wie sie konkret **unterstützen** können, wobei die Autonomie des Patienten zu respektieren ist.

- **Aufgabenverteilung**: Oft ist es hilfreich, festzulegen, wer für was zuständig ist. Einige Familienmitglieder können bei der Verabreichung von Medikamenten helfen, andere bei der Zubereitung von krankheitsgerechten Mahlzeiten oder bei der Organisation von Arztterminen.

- **Psychologische** Betreuung: Neben der körperlichen Pflege spielt die Familie auch eine Rolle bei der psychologischen Unterstützung des Patienten. Der Pfleger kann die Angehörigen dafür sensibilisieren, wie wichtig es ist, dem Patienten zuzuhören, ihn zur Einhaltung der Behandlung zu ermutigen und ihm zu helfen, Phasen der Entmutigung zu überwinden.

2.2 Pflegeausbildung und technische Handgriffe

In bestimmten Situationen kann es erforderlich sein, dass die Angehörigen des Patienten zu Hause technische Pflegemaßnahmen durchführen, wie z. B. Verbände wechseln, Injektionen verabreichen oder ein Gerät für die Sauerstofftherapie benutzen. Die Pflegekraft sorgt dafür, dass die Angehörigen in diesen Handgriffen geschult werden, damit sie richtig und sicher ausgeführt werden.

- **Demonstration und Praxis**: Die Pflegekraft zeigt den Angehörigen die erforderlichen Handgriffe und leitet sie dann bei der Durchführung der Pflege an, bis sie sich wohl und selbstständig fühlen. Dadurch wird der Stress, der mit der häuslichen Pflege verbunden ist, verringert.

- **Erläuterung der Hygienevorschriften**: Die Pflegekraft erinnert an die Bedeutung der Hygienevorschriften zur Vermeidung von Infektionen, insbesondere in Bezug auf das Händewaschen, die Verwendung steriler Handschuhe und die Desinfektion medizinischer Geräte.

2.3 Prävention von Komplikationen zu Hause

Die Familie muss auch darin geschult werden, **Warnsignale für Komplikationen** zu erkennen, damit sie schnell reagieren und eine Verschlimmerung der Situation verhindern kann.

- **Erkennen von Warnsymptomen**: Die Pflegekraft erklärt, auf welche Anzeichen sie besonders achten sollte, z. B. plötzliche Schmerzen, Fieber, Kurzatmigkeit oder eine plötzliche Veränderung des Allgemeinzustands des Patienten. Er sagt ihnen, wann sie einen Arzt oder die Notaufnahme kontaktieren sollten.

- **Unterstützung** bei **einer Krise**: Wenn ein Problem auftritt, muss die Familie wissen, wie sie reagieren muss. Der Pfleger zeigt ihnen, was sie **in einer Krise tun können**, z. B. einen Inhalator bei einem Asthmaanfall benutzen, die Insulindosis bei einem Diabetespatienten anpassen oder Erste Hilfe leisten, bis der Arzt eintrifft.

3. Ermutigung zu einem gesunden Lebensstil

Ein Aspekt der Therapieerziehung betrifft die Ermutigung zu **einem gesunden Lebensstil**, der oft eine Schlüsselkomponente bei der Bewältigung chronischer Krankheiten ist. Dazu gehört die

Beratung zu Ernährung, körperlicher Aktivität und allgemeiner Lebensführung.

3.1 Krankheitsgerechte Ernährungsberatung

Bei vielen Krankheiten spielt die Ernährung eine entscheidende Rolle. Die Pflegekraft kann einfache, auf die Krankheit des Patienten zugeschnittene Ernährungstipps geben und dabei die Essgewohnheiten und -vorlieben des Patienten berücksichtigen.

- **Ausgewogene Ernährung**: Die Pflegekraft ermutigt den Patienten zu einer Ernährung, die reich an essentiellen Nährstoffen ist, und beschränkt Nahrungsmittel mit hohem Zucker- und Salzgehalt oder gesättigten Fetten, die bestimmte Krankheiten (Diabetes, Bluthochdruck, Herzkrankheiten) verschlimmern können.

- **Flüssigkeitszufuhr**: Die Rolle der Pflegekraft besteht auch darin, auf die Bedeutung einer ausreichenden Flüssigkeitszufuhr hinzuweisen, insbesondere bei älteren Menschen oder Menschen mit Nieren- oder Herzinsuffizienz.

3.2 Förderung der körperlichen Aktivität

Die Pflegekraft ermutigt den Patienten zu **regelmäßiger körperlicher Aktivität,** die seinen Fähigkeiten entspricht. Selbst leichte körperliche Betätigung kann zur Verbesserung der körperlichen Verfassung beitragen, die Moral stärken und helfen, die Krankheit besser zu bewältigen.

- **Angepasste körperliche Aktivität**: Der Pfleger schlägt einfache Übungen wie Gehen oder Bewegungsübungen vor, die auf die körperlichen Einschränkungen des Patienten abgestimmt sind. Er erinnert auch daran, wie wichtig es ist, die Aktivität an den Gesundheitszustand des Tages anzupassen.

Kapitel 6

Helfende Beziehung und Ethik in der HNO-Pflege

- **Kommunikation und Empathie in der HNO-Pflege**
  - ○ Zuhören können: Die Bedeutung der verbalen und nonverbalen Sprache

Zuhören **können** ist eine wesentliche Fähigkeit im Pflegebereich und insbesondere für Pflegekräfte. Aktives und aufmerksames Zuhören ermöglicht es, nicht nur die expliziten Bedürfnisse des Patienten zu verstehen, sondern auch die subtileren Signale wahrzunehmen, die durch seine **verbale und nonverbale Sprache** ausgedrückt werden. Diese beiden Kommunikationsformen, die sich oft ergänzen, spielen eine grundlegende Rolle in der Beziehung zwischen Pfleger und Patient. Die Fähigkeit, dem Patienten ganzheitlich zuzuhören und auf das zu achten, was er sagt, sowie auf das, was er nicht direkt verbalisiert, ist unerlässlich, um ihm eine angemessene Betreuung zu bieten, ihm Trost zu spenden und Anzeichen von Not oder Unbehagen zu erkennen. Die Pflegekraft muss daher besonders sensibel für diese Dimensionen sein, um die Qualität ihrer Betreuung zu optimieren.

1. Die Bedeutung der verbalen Sprache: Über die Worte hinaus verstehen

Die **verbale Sprache** ist die erste Kommunikationsform, an die man denkt, wenn es um das Zuhören geht. Durch Worte drückt der Patient seine Bedürfnisse, Gefühle, Empfindungen und seinen Gesundheitszustand aus. Das Zuhören der verbalen Sprache beschränkt sich jedoch nicht auf das bloße Empfangen von Informationen. Es beinhaltet **aktives Zuhören**, bei dem die Pflegekraft Interesse zeigt, umformuliert, um sicherzustellen, dass sie alles richtig verstanden hat, und Fragen stellt, um bestimmte Punkte zu vertiefen.

1.1 Ein Klima des Vertrauens schaffen

Damit der Patient sich wohl fühlt, frei zu sprechen, ist es entscheidend, dass die Pflegekraft eine **Atmosphäre des Vertrauens** schafft. Der Patient muss das Gefühl haben, dass er sich ohne Verurteilung oder Hast äußern kann. Der Pflegende nimmt eine wohlwollende Haltung ein, ist verfügbar und ermutigt den Patienten, über seine Gefühle, Schmerzen und Sorgen zu sprechen.

- **Offene Fragen stellen** : Um dem Patienten das Sprechen zu erleichtern, ist es oft effektiver, **offene Fragen** zu stellen, die den Patienten auffordern, seine Antworten zu entwickeln. Statt zu fragen "Haben Sie Schmerzen?" könnte die Pflegekraft beispielsweise sagen: "Können Sie mir beschreiben, wie Sie sich fühlen?". Auf diese Weise können genauere und differenziertere Informationen gesammelt werden.

- **Die Aussagen des Patienten formulieren und bestätigen** : Wenn der Patient eine Situation erklärt oder ein Symptom beschreibt, kann der Helfer die Aussagen des Patienten umformulieren, um zu zeigen, dass er sie richtig verstanden hat, und um sie mit dem Patienten zu bestätigen. Zum Beispiel: "Wenn ich Sie richtig verstehe, haben Sie Schmerzen im unteren Rückenbereich, vor allem morgens?" Dies zeigt, dass die Pflegekraft aufmerksam ist, und ermöglicht es dem Patienten, bei Bedarf zu präzisieren oder zu korrigieren.

1.2 Anzeichen von verbaler Not oder Unbehagen erkennen

Die verbale Sprache kann auch auf ein **Unbehagen** oder eine **emotionale Notlage** hinweisen, die der Patient nicht explizit formuliert. Manchmal verharmlosen Patienten ihre Schmerzen oder Symptome aus Scham oder aus Angst, zu stören. Daher ist es wichtig, dass die Pflegekraft auf **Unausgesprochenes** achtet und darauf, wie der Patient über seine Gesundheit spricht.

- **Wiederkehrende Äußerungen von Müdigkeit oder Entmutigung**: Wenn ein Patient häufig erwähnt, dass er sich "müde" oder "erschöpft" fühlt oder dass es ihm "schwerfällt, weiterzumachen", kann dies ein Zeichen für emotionale oder körperliche Not sein. Hinter diesen Worten verbirgt **sich** oft eine **Bitte um Hilfe** oder das Bedürfnis, beruhigt zu werden.

- **Verminderte Äußerung von Beschwerden** : Umgekehrt kann es sein, dass einige Patienten aufhören, sich zu beschweren oder über ihre Symptome zu sprechen, selbst wenn sich ihr Gesundheitszustand verschlechtert. Dieses Schweigen kann als eine Form der **Resignation** oder sogar als Depression interpretiert werden. Der Pflegende muss auf diese Veränderung in der Rede des Patienten achten und versuchen, die Ursache dafür zu verstehen.

2. Die Bedeutung der nonverbalen Sprache: Hinter die Worte hören

Die **nonverbale Sprache** ist in der Kommunikation mit Patienten genauso wichtig wie die verbale Sprache. Denn ein großer Teil der menschlichen Kommunikation läuft über Gesten, Gesichtsausdrücke, Blicke oder die Körperhaltung. Diese oft unbewussten Signale können Informationen offenbaren, die der Patient nicht in Worte fassen kann oder sich nicht traut, sie auszudrücken. Für eine Pflegekraft ist die Fähigkeit, diese nonverbalen Zeichen zu beobachten und zu interpretieren, eine Schlüsselkompetenz bei der Beurteilung des körperlichen und emotionalen Zustands des Patienten.

2.1 Beobachtung von Gesichtsausdrücken und Körperhaltungen

Gesichtsausdrücke und **Körperhaltung** sind starke Indikatoren für die emotionalen und körperlichen Empfindungen des Patienten. Sie können Schmerzen, Unbehagen oder Ängste ausdrücken, die der Patient nicht verbalisiert.

- **Anzeichen von Schmerz**: Ein Patient kann eine Grimasse ziehen, die Stirn runzeln oder schneller atmen, wenn er Schmerzen empfindet, auch wenn er dies nicht explizit sagt. Der Pfleger sollte auf diese subtilen Äußerungen achten, insbesondere wenn der Patient versucht, sein Leiden zu minimieren.

- **Anzeichen von Angst oder Furcht**: Unruhe, zitternde Hände, Körperspannung oder ein abgewandter Blick können Anzeichen von Sorge oder Angst sein. Diese nonverbalen Hinweise sind besonders hilfreich, wenn der Patient sich nicht wohl dabei fühlt, seine Ängste oder Sorgen zu äußern. Der Pflegende kann diese Beobachtungen nutzen, um eine Diskussion zu initiieren, den Patienten zu beruhigen und ihm Raum für seine Sorgen zu geben.

2.2 Die Bedeutung von Augenkontakt und körperlicher Distanz

Der **Blickkontakt** und die **körperliche Distanz** spielen eine zentrale Rolle für die Qualität der Interaktion zwischen Patient und Pflegekraft. Diese nonverbalen Elemente können das Vertrauen und das Wohlbefinden des Patienten beeinflussen.

- **Blickkontakt**: Die Aufrechterhaltung eines angemessenen Blickkontakts zeigt, dass die Pflegekraft aufmerksam ist und sich auf das Gespräch einlässt. Ein wohlwollender und gelassener Blick kann den Patienten beruhigen und ihm zeigen, dass er angehört und verstanden wird. Mangelnder Blickkontakt oder ein abgewandter Blick können hingegen als mangelndes Interesse oder Mitgefühl interpretiert werden.

- **Physische Distanz**: Die Pflegekraft muss den persönlichen Raum des Patienten respektieren und gleichzeitig eine **wohlwollende Nähe** aufrechterhalten. Zu viel Distanz kann ein Gefühl der Isolation hervorrufen, während zu viel Nähe als aufdringlich empfunden werden kann. Es ist wichtig, die Distanz je nach Kontext anzupassen: bei der Pflege nahe bleiben, aber bei persönlicheren oder emotionaleren Gesprächen eine respektvolle Distanz einhalten.

2.3 Rückversichernde und begleitende Gesten

In manchen Situationen sind **rückversichernde Gesten** erforderlich, um den Patienten zu bestärken, vor allem, wenn er sich in einer stressigen oder verletzlichen Situation befindet. Eine sanfte Berührung, eine Hand, die auf die Schulter oder den Arm gelegt wird, kann manchmal mehr Wohlwollen und Einfühlungsvermögen vermitteln als Worte.

- **Unterstützende Gesten** : In Momenten des Zweifels, des Leidens oder der Sorge kann eine körperliche Unterstützungsgeste die helfende und vertrauensvolle Beziehung zwischen Pfleger und Patient stärken. Wenn ein Patient z. B. Schwierigkeiten hat, sich zu mobilisieren oder eine emotionale Belastungsprobe durchmacht, kann es äußerst tröstlich sein, ihm körperliche Unterstützung anzubieten und ihm gleichzeitig aufmerksam zuzuhören.

3. Aktives Zuhören: Das Zusammenspiel von verbaler und nonverbaler Sprache

Aktives Zuhören ist die Fähigkeit, sowohl die verbale als auch die nonverbale Sprache in die Kommunikation mit dem Patienten einzubeziehen. Dieses Zuhören ist das Herzstück der Rolle des Pflegers, denn es ermöglicht ihm, die Nuancen der Rede des Patienten zu erfassen, seine expliziten und impliziten Bedürfnisse zu erkennen und eine helfende Beziehung aufzubauen, die auf Einfühlungsvermögen und Verständnis beruht.

3.1 Die Kommunikation an den emotionalen Zustand des Patienten anpassen

Die Pflegekraft muss wissen, wie sie ihr Verhalten und ihre Kommunikationsweise an die Äußerungen des Patienten und die nonverbalen Signale, die sie wahrnimmt, anpassen kann. Wenn ein Patient z. B. ängstlich wirkt, kann es besser sein, einen beruhigenden Ton anzuschlagen und sich in die Nähe des Patienten zu setzen, um den Austausch zu erleichtern.

3.2 Einen Raum für Meinungsäußerungen schaffen

Beim aktiven Zuhören geht es auch darum, **einen Raum zu schaffen**, in dem sich der Patient sicher fühlt, seine Sorgen, Gefühle und Fragen mitzuteilen. Dazu gehört nicht nur, dem Gesagten genau zuzuhören, sondern dem Patienten auch zu zeigen, dass seine Gefühle und Bedürfnisse ernst genommen werden.

- Berücksichtigung des psychologischen Leidens im Zusammenhang mit HNO-Erkrankungen

Das **psychologische** Leiden im Zusammenhang mit HNO-Erkrankungen (Hals-Nasen-Ohrenheilkunde) wird häufig unterschätzt, obwohl es eine große Rolle für das Erleben der Patienten spielt. Sowohl leichte als auch schwere -HNO Erkrankungen können tiefgreifende psychologische Auswirkungen haben, die nicht nur die Lebensqualität, sondern auch das Selbstwertgefühl und das allgemeine Wohlbefinden des Patienten beeinträchtigen. Da diese Erkrankungen Bereiche betreffen, die für die Kommunikation, Atmung, Ernährung und Sinneswahrnehmung von entscheidender Bedeutung sind, wirken sie sich nicht nur körperlich, sondern auch psychisch aus. Daher ist es für die Pflegekraft von entscheidender Bedeutung, **dieses psychische Leiden zu berücksichtigen, es** zu erkennen und mit ihm ebenso aufmerksam umzugehen wie mit den körperlichen Symptomen. Eine aufmerksame und wohlwollende Begleitung kann den Patienten erheblich entlasten und seinen Behandlungsverlauf verbessern.

1. Die Besonderheiten von HNO-Erkrankungen und ihre psychologischen Auswirkungen

HNO-Erkrankungen umfassen ein breites Spektrum an Beschwerden, die die Nase, den Hals, die Ohren und manchmal auch den Halsbereich betreffen. Diese Erkrankungen sind zwar nicht immer lebensbedrohlich, können aber tiefgreifende Auswirkungen auf das **emotionale Gleichgewicht** und das Sozialleben des Patienten haben. Die Schwierigkeit, richtig zu atmen, zu hören, zu sprechen oder auch nur zu riechen, kann zu Angstzuständen, sozialer Isolation und langfristig zu depressiven Verstimmungen führen.

1.1 Atemwegserkrankungen: eine Quelle ständigen Stresses

Atemstörungen wie **Schlafapnoe**, **Nasenpolypen** oder **Nasenscheidewandverkrümmungen** führen oft zu erheblichen Atembeschwerden, vor allem nachts. Diese Schwierigkeiten, richtig zu atmen, können zu **ständigem Stress führen**, der mit der Zeit die Schlafqualität beeinträchtigt und Angststörungen verursacht.

- Erstickungsangst: Die Unmöglichkeit, frei zu atmen, vor allem nachts, kann zu **panischer Angst vor** Luftmangel führen. Manche Patienten entwickeln eine Form der antizipatorischen Angst, weil sie befürchten, dass es nachts zu Anfällen kommen könnte. Der Pfleger sollte auf diese Ängste besonders achten und Entspannungstechniken zum Stressabbau anbieten, während er gleichzeitig die Atmung genau überwacht.

- **Müdigkeit und Reizbarkeit**: Chronischer Schlafmangel aufgrund häufigen Aufwachens, um Luft zu holen, kann zu tiefer Müdigkeit, Reizbarkeit und sogar zu emotionaler Erschöpfung führen. Indem sie dem Patienten zuhört, kann die Pflegekraft ihn ermutigen, seine Schwierigkeiten zu verbalisieren und eine geeignete Behandlung durchzuführen, wie z. B. die Verwendung eines nächtlichen Beatmungsgeräts (CPAP für Schlafapnoe).

1.2 Hörstörungen: Isolation und Depressionen

Erkrankungen des Ohrs - sei es **Taubheit**, **Tinnitus (Ohrgeräusche)** oder **chronische Mittelohrentzündung** - haben erhebliche Auswirkungen auf das soziale und psychische Leben der Betroffenen. Insbesondere **Hörverlust** beeinträchtigt die Kommunikationsfähigkeit des Patienten, führt zu einem **Gefühl der Isolation** und manchmal auch zu einem **verminderten Selbstwertgefühl**.

- **Soziale Isolation und Loslösung** : Patienten mit Hörstörungen können dazu neigen, sich aus **Gesprächen zurückzuziehen**, weil sie befürchten, schlecht zu hören oder nicht zu verstehen. Dies führt zu einer fortschreitenden Isolation, die sich zu einem **depressiven Zustand** ausweiten kann. Die Pflegekraft sollte auf solche Anzeichen des Rückzugs achten und den Patienten ermutigen, Hörgeräte zu benutzen, während sie seine Kommunikationsbemühungen wertschätzt.

- **Tinnitus-bedingter Leidensdruck: Tinnitus**, der durch kontinuierliche innere Geräusche (Pfeifen, Summen) gekennzeichnet ist, kann äußerst störend sein und die Lebensqualität beeinträchtigen. Sie sind oft mit einem starken psychischen Leiden verbunden, das von **Reizbarkeit** über Schlafstörungen bis hin zu **Depressionen** reicht. Die Pflegekraft sollte ein offenes Ohr für die Beschwerden des Patienten über seinen Tinnitus haben und ihn auf Entspannungstechniken oder kognitive Therapien hinweisen, die helfen können, den Tinnitus besser zu ertragen.

1.3 Stimm- und Kommunikationsstörungen: ein Angriff auf die Identität

HNO-Erkrankungen, die den Hals betreffen, wie **chronische Kehlkopfentzündungen**, **Knoten** oder **HNO-Krebs**, wirken sich direkt auf die Stimme, dieses grundlegende Kommunikationsmittel, aus. Die Fähigkeit zu verlieren, richtig zu sprechen, oder gezwungen zu sein, die Stimme zu modulieren, kann eine **Verletzung der Identität** des Patienten darstellen.

- **Angst und Verlust des** Selbstvertrauens: Stimmstörungen, insbesondere bei Menschen, deren Beruf oder soziales Leben vom Gebrauch ihrer Stimme abhängt, können **starke Ängste** hervorrufen. Manche Patienten fühlen sich nicht in der Lage, ihre sozialen oder beruflichen Interaktionen aufrechtzuerhalten, was zu einem Verlust des Selbstvertrauens führt. Die Pflegekraft sollte den Patienten ermutigen, seine Frustrationen zu äußern und sich einer Sprachtherapie zu unterziehen, um allmählich die Kontrolle über seine Stimme zurückzugewinnen.

- **HNO-Krebs**: In schwereren Fällen wie **Kehlkopfkrebs** müssen sich manche Patienten einer Laryngektomie unterziehen, einer teilweisen oder vollständigen Entfernung des Kehlkopfs, was zum Verlust der natürlichen Stimme führt. Diese drastische Veränderung kann zu einer **tiefen psychischen** Notlage führen, da der Patient plötzlich eines Teils seiner selbst beraubt wird. Der Pfleger spielt in diesem Fall eine entscheidende Rolle, indem er ständige emotionale Unterstützung bietet, dem Patienten hilft, sich an die Verwendung eines Stimmgeräts zu gewöhnen, und die Kommunikation mit den Angehörigen erleichtert.

2. Die Rolle des Pflegers bei der psychologischen Betreuung

Angesichts des psychischen Leidens, das mit HNO-Erkrankungen einhergeht, kommt der Pflegekraft eine entscheidende Rolle zu. Er ist oft einer der ersten, der Anzeichen von Not beobachtet, sich Ängste anhört und den Patienten an die richtigen Ressourcen verweist, um die emotionalen Auswirkungen der Krankheit besser zu bewältigen. Die Pflegekraft beschränkt sich nicht nur auf die körperliche Pflege, sondern ist auch eine **emotionale Stütze**, die in der Lage ist, eine Vertrauensbasis zu schaffen und ein offenes Ohr für die Schwierigkeiten zu haben, mit denen die Patienten konfrontiert sind.

2.1 Zuhören und Einfühlungsvermögen: das Leiden des Patienten erkennen

Der erste Schritt zum Umgang mit psychischem Leiden ist das **aktive Zuhören**. Die Pflegekraft sollte ein offenes Ohr für die Beschwerden und Ängste des Patienten haben, ohne seine Gefühle zu verharmlosen.

- **Das Wort des Patienten willkommen heißen** : Die Pflegekraft muss einen Raum schaffen, in dem sich der Patient ausreichend sicher fühlt, um seine psychischen Leiden zu äußern. Es ist wichtig, diese Äußerung wohlwollend aufzunehmen, auch wenn der Patient über seine Angst, seine Furcht oder seine Frustrationen aufgrund seiner Krankheit spricht.

- **Auf nonverbale Zeichen achten**: Manche Patienten trauen sich nicht, über ihr psychisches Leiden zu sprechen, drücken es aber durch **nonverbale Signale** aus: Rückzug, Isolation, Traurigkeit oder Apathie. Der Pflegende sollte auf diese Anzeichen achten und den Patienten sanft dazu auffordern, sich zu öffnen, ohne ein Gespräch zu erzwingen, sondern ihm zu verstehen geben, dass er sich anvertrauen kann.

2.2 Informieren und beruhigen: die Angst vor der Krankheit verringern

Viele Ängste entstehen, weil man die Krankheit **nicht kennt** oder nicht **richtig versteht**. Die Pflegekraft kann eine informierende Rolle spielen, indem sie dem Patienten die medizinischen Aspekte seiner Erkrankung auf einfache und beruhigende Weise erklärt.

- Therapieerziehung: Indem die Pflegekraft erklärt, wie die Krankheit funktioniert, welche Ursachen sie hat und welche Behandlungsmöglichkeiten es gibt, hilft sie, **bestimmte Ängste zu entschärfen.** Beispielsweise kann die Erklärung, dass Nasenpolypen gutartige Tumore sind, einen Patienten beruhigen, der unbegründete Ängste vor einer möglichen Krebserkrankung hat.

- **Klärung des** Pflegeablaufs: Die Ungewissheit im Zusammenhang mit medizinischen Untersuchungen oder chirurgischen Eingriffen kann eine große Stressquelle sein. Indem die Pflegekraft die bevorstehenden Schritte (Vorbereitung auf einen Eingriff, Nachsorge nach der Operation) erläutert, kann sie diese Angst verringern und dem Patienten ermöglichen, sich mental besser auf das vorzubereiten, was er erleben wird.

2.3 An spezialisierte psychologische Unterstützung verweisen

Manchmal übersteigt das psychische Leiden die Fähigkeiten der Pflegekraft, zuzuhören und zu unterstützen. In diesen Fällen ist es unerlässlich, den Patienten an **spezialisierte Fachkräfte** wie Psychologen oder Psychiater zu verweisen, die ihm helfen können, mit seinem Unwohlsein besser umzugehen.

- **Erkennen Sie Anzeichen** von Hilflosigkeit: Wenn ein Patient Anzeichen einer **Depression** zeigt, wie z. B.

Rückzug, anhaltende Traurigkeit oder wiederkehrende negative Gedanken, sollte die Pflegekraft das medizinische Team darauf hinweisen. Es ist wichtig, diese Signale nicht unbeantwortet zu lassen und eine angemessene Behandlung vorzuschlagen.

- **Begleitung zu Selbsthilfegruppen**: Für bestimmte Erkrankungen wie Hörverlust oder HNO-Krebs gibt es **Gesprächsgruppen**, in denen Patienten ihre Erfahrungen mit anderen Menschen teilen können, die mit denselben Schwierigkeiten konfrontiert sind. Der Pfleger kann dem Patienten diese Möglichkeit vorschlagen, da dies oft hilft, die Isolation zu durchbrechen und die Krankheit besser zu akzeptieren.

- **Ethik und Achtung der Würde**
    - Die Intimsphäre des Patienten bei der Pflege respektieren

Die **Achtung der Intimsphäre des Patienten** ist ein grundlegendes Prinzip in der Pflegebeziehung. Sie ist ein Grundpfeiler der ethischen und menschlichen Pflege und sollte für die Pflegekraft bei allen ihren Maßnahmen eine Priorität darstellen. Der Schutz der Intimsphäre des Patienten beschränkt sich nicht auf physische oder materielle Erwägungen, sondern berührt auch seine Würde, seinen emotionalen Komfort und seine psychologische Sicherheit. Die Pflege, sei sie technisch, medizinisch oder hygienisch, kann den Patienten in eine verletzliche Situation bringen. Die Pflegekraft muss daher auf eine respektvolle, einfühlsame und professionelle Haltung achten, um das Schamgefühl und die Privatsphäre des Patienten während des gesamten Pflegeprozesses zu schützen.

1. Verständnis des Begriffs "Intimität" im Zusammenhang mit der Pflege

Die Intimsphäre des Patienten umfasst mehrere Dimensionen, die über die bloße körperliche Nacktheit hinausgehen. Es geht darum, seinen **persönlichen Raum**, sein **Schamgefühl**, seine **Werte** und seine **Würde zu** respektieren. Jeder Patient hat eine unterschiedliche Sensibilität in Bezug auf seinen Körper und die Art und Weise, wie er die Offenlegung seiner Intimsphäre bei der Pflege erlebt. Daher ist es wichtig zu verstehen, dass der Begriff der Intimität von Person zu Person unterschiedlich ist, je nach Alter, Kultur, persönlicher Geschichte und sogar Gesundheitszustand.

1.1 Physische Intimität: Den Körper des Patienten schützen

Die körperliche Intimität ist oft das Erste, woran man im Zusammenhang mit der Pflege denkt. Wenn ein Patient für eine medizinische Untersuchung, eine **Körperpflege** oder eine Behandlung entkleidet werden muss, ist es von entscheidender Bedeutung, **die Entblößung seines Körpers so gering wie möglich zu halten** und seine Scham zu wahren.

- **Laken oder Decken verwenden**: Wenn bei einer Pflegemaßnahme ein Teil des Körpers des Patienten freigelegt werden muss, kann die Pflegekraft ein Laken oder eine Decke verwenden, um **die nicht betroffenen Bereiche zu bedecken** und so die Exposition auf das Wesentliche zu beschränken. Dadurch fühlt sich der Patient weniger verletzlich und besser geschützt.

- **Den Patienten schrittweise entkleiden**: Es ist wichtig, den Patienten nur in kleinen Schritten zu entkleiden, indem man nur den zu behandelnden Bereich freigibt und ihn nach der Behandlung sofort wieder bedeckt. Diese Methode verringert das Unbehagen am Nacktsein und hilft dem Patienten, sich in seiner Intimsphäre respektiert zu fühlen.

1.2 Emotionale Intimität: Würde und Respekt wahren

Die Intimsphäre betrifft nicht nur den Körper, sondern auch die **Gefühle** und das **Gefühl der Würde** des Patienten. Besonders heikel können Situationen sein, in denen der Patient bei so persönlichen Dingen wie der Körperpflege, der Hygiene oder dem Umgang mit seinen körperlichen Bedürfnissen auf andere angewiesen ist.

*   **Eine respektvolle und wohlwollende Haltung einnehmen** : Die Pflegekraft sollte darauf achten, dass ihre Gesten **feinfühlig** und ihre Worte **von Wohlwollen geprägt** sind. Abrupte Gesten, eine beiläufige Haltung oder ungeschickte Worte können das Gefühl des Unbehagens beim Patienten verstärken. Es ist wichtig, vor der Durchführung einer Pflegemaßnahme immer in Ruhe zu erklären, was man tun wird, damit sich der Patient respektiert und sicher fühlt.

*   **Autonomie fördern**: Soweit möglich, sollte die Pflegekraft den Patienten dazu ermutigen, seine **Autonomie** auch bei einfachen Handlungen zu bewahren. Wenn der Patient in der Lage ist, einen Teil der Pflege selbst durchzuführen, wie z. B. bestimmte Körperteile zu waschen oder sich abzutrocknen, ist es wichtig, ihn dies tun zu lassen, damit er die Kontrolle über seinen eigenen Körper behält.

2. Ein Umfeld schaffen, das die Privatsphäre fördert

Die Umgebung, in der die Pflege stattfindet, spielt eine wichtige Rolle für die Wahrung der Intimsphäre des Patienten. Egal, ob es sich um ein Krankenhaus, eine Klinik oder das Zuhause des Patienten handelt, es ist entscheidend, **die Vertraulichkeit der Pflege zu** gewährleisten und sicherzustellen, dass der Raum, in dem sich der Patient und die Pflegekraft befinden, sicher, privat und komfortabel ist.

2.1 Tür schließen und Vorhänge verwenden

Die Wahrung der Intimsphäre beginnt mit dem **Sichtschutz** des Patienten. Es muss unbedingt sichergestellt werden, dass niemand außer dem direkt an der Pflege beteiligten Pflegeteam den Patienten während der Eingriffe sehen kann.

- **Tür schließen**: Vor Beginn einer Pflegemaßnahme muss der Pfleger sicherstellen, dass die Tür des Zimmers oder des Pflegebereichs geschlossen ist. Dies verhindert das unbeabsichtigte Eindringen von Außenstehenden und ermöglicht es dem Patienten, sich sicher und vor Blicken geschützt zu fühlen.

- **Trennvorhänge verwenden**: Wenn die Pflege in einem gemeinsam genutzten Raum stattfindet, z. B. in einem Krankenzimmer, in dem mehrere Patienten zusammen sind, ist es wichtig, dass Sie vor Beginn der Pflege die **Trennvorhänge** zwischen den Betten zuziehen, um die Intimsphäre jedes einzelnen Patienten zu wahren.

2.2 Vor dem Betreten des Zimmers seine Anwesenheit ankündigen

Die Intimsphäre des Patienten zu respektieren bedeutet auch, **seinen privaten Raum zu respektieren**. Bevor der Pflegende ein Zimmer oder einen persönlichen Bereich betritt, sollte er sicherstellen, dass er an die Tür klopft oder seine Anwesenheit ankündigt, auch wenn die Tür bereits halb geöffnet ist. Dies ermöglicht es dem Patienten, sich vorzubereiten, und verhindert, dass er sich überrumpelt fühlt.

- **Auf die Antwort des Patienten warten**: Es ist sehr wichtig, dass Sie nicht direkt nach dem Klopfen an der Tür eintreten. Die Pflegekraft sollte warten, bis der Patient ihr den Zutritt gestattet, oder sich vergewissern, dass der Patient bereit ist, den Besuch zu empfangen, insbesondere wenn die Pflege körperliche Manipulationen beinhaltet.

3. Den Patienten in die Pflege einbeziehen und seine Entscheidungen respektieren

Die Intimsphäre des Patienten zu achten bedeutet auch, **seine Entscheidungen zu respektieren** und ihn so weit wie möglich in den Ablauf der Pflege einzubeziehen. Der Patient soll sich als Akteur seiner eigenen Pflege fühlen und nicht nur als Objekt der Pflege. Dadurch wird die **Würde** des Patienten gewahrt und das Vertrauensverhältnis zur Pflegekraft gestärkt.

3.1 Informieren Sie den Patienten vor jeder Behandlung

Die Pflegekraft sollte vor der Durchführung einer Pflegemaßnahme immer **im Vorfeld erklären**, was sie tun wird, warum die Pflegemaßnahme notwendig ist und wie sie ablaufen wird. Diese Transparenz ermöglicht es dem Patienten, die Pflege besser zu verstehen und eine gewisse Kontrolle darüber zu haben, was mit ihm gemacht wird.

- **Das Einverständnis des Patienten einholen**: Auch bei Routinebehandlungen ist es wichtig, vor Beginn der Behandlung das **Einverständnis** des Patienten **einzuholen**. Dieser einfache Schritt zeigt, dass der Patient Herr über seinen Körper und seine Entscheidungen bleibt und dass er die Pflege ablehnen oder verschieben kann, wenn er dies wünscht. Seine Zustimmung oder Ablehnung zu respektieren, ist für die Wahrung seiner Autonomie und seiner Intimsphäre von entscheidender Bedeutung.

3.2 Die Pflege an die Vorlieben des Patienten anpassen

Jeder Patient hat seine eigenen Vorlieben und Bedürfnisse in Bezug auf Intimität. Manche fühlen sich vielleicht mit gleichgeschlechtlichen Pflegekräften wohler, während andere Teile der Pflege lieber selbst bewältigen möchten. Die Pflegekraft sollte diese **individuellen Vorlieben** berücksichtigen und ihre Maßnahmen entsprechend anpassen.

- **Kulturelles oder religiöses Schamgefühl respektieren**: In bestimmten kulturellen oder religiösen Kontexten können Intimität und Schamgefühl sensibler erlebt werden. Es ist wichtig, dass sich die **Pflegekraft** über diese Aspekte informiert und **sich an die** spezifischen **Praktiken** oder Erwartungen des Patienten **anpasst**, z. B. indem sie darauf achtet, dass die Körperpflege von einer Pflegekraft desselben Geschlechts durchgeführt wird.

- **Den Patienten zur Teilnahme ermutigen** : Um die Beteiligung des Patienten zu verstärken und seine Intimsphäre zu respektieren, ist es wichtig, ihn nach Möglichkeit aktiv an der Pflege teilnehmen zu lassen. Die Pflegekraft kann dem Patienten z. B. vorschlagen, während eines Toilettengangs bestimmte Körperteile allein zu waschen oder sich nach einer medizinischen Untersuchung selbst anzuziehen.

4. Beachten Sie die Vertraulichkeit von Informationen

Die **Vertraulichkeit** medizinischer Informationen ist ebenfalls Teil der Wahrung der Intimsphäre des Patienten. Daten über den Gesundheitszustand, die geleistete Pflege oder die Vorlieben des Patienten dürfen unter Einhaltung der Vertraulichkeitsregeln nur mit den direkt an seiner Behandlung beteiligten Fachkräften geteilt werden.

4.1 Persönliche Informationen schützen

Gespräche über den Gesundheitszustand eines Patienten sollten in privaten Räumen geführt werden, die von anderen Patienten oder der Öffentlichkeit abgeschirmt sind.

- **Leise sprechen in gemeinsam genutzten Räumen** : In Mehrbettzimmern oder auf den Fluren eines Krankenhauses sollte der Pfleger darauf achten, **leise zu sprechen**, wenn er über den Gesundheitszustand des Patienten spricht, damit andere Personen keine vertraulichen Informationen mitbekommen.

4.2 Die Vertraulichkeit medizinischer Dokumente respektieren

Krankenakten und sensible Informationen müssen mit Sorgfalt behandelt werden und dürfen niemals in die Hände Unbefugter gelangen.

- **Akten sicher aufbewahren**: Die Pflegekraft muss sicherstellen, dass **medizinische Dokumente** in sicheren Räumen aufbewahrt werden und dass nur befugte Personen Zugang zu ihnen haben.

  ○ Umgang mit medizinischen Informationen und Vertraulichkeit

Der **Umgang mit medizinischen Informationen** und die **Wahrung der Vertraulichkeit** sind grundlegende Prinzipien in der Praxis des Gesundheitswesens. Medizinische Informationen, die alle Daten über den Gesundheitszustand eines Patienten, seine Behandlungen und seine Vorgeschichte umfassen, sind besonders sensibel. Diese Daten sind nicht nur für eine optimale medizinische Versorgung unerlässlich, sondern berühren auch direkt das **Privatleben** des Patienten. Die Vertraulichkeit dieser Informationen ist daher von entscheidender Bedeutung, nicht nur um die Rechte und die Würde des Patienten zu schützen, sondern auch um das Vertrauen zwischen dem Patienten und dem Pflegeteam zu gewährleisten. Die Pflegekraft als Schlüsselfigur in der Pflegebeziehung ist dafür verantwortlich, **diese Informationen mit** größter Sorgfalt **zu verwalten und zu schützen und** dabei die ethischen und rechtlichen Grundsätze zu beachten, die den Umgang mit **diesen Informationen** regeln.

1. Medizinische Informationen: sensible Daten, die geschützt werden müssen

Medizinische Informationen umfassen alles, was den Gesundheitszustand eines Patienten betrifft: seine Krankengeschichte, seine Diagnosen, seine Behandlungen, seine Untersuchungsergebnisse, aber auch seine Pflegepräferenzen und seine persönlichen Daten wie Name, Adresse oder Kontaktdaten. Diese Informationen sind für eine angemessene und koordinierte medizinische Versorgung unerlässlich, müssen aber **geschützt** werden, da sie sehr intime Aspekte des Lebens eines Menschen offenbaren.

1.1 Art der medizinischen Informationen

Medizinische Informationen werden im Verlauf der Pflege, bei Konsultationen, Krankenhausaufenthalten oder medizinischen Untersuchungen gesammelt. Sie umfassen

- **Verwaltungsdaten**: Name, Vorname, Geburtsdatum, Sozialversicherungsnummer, Kontaktdaten. Diese Daten ermöglichen es, den Patienten zu identifizieren und ihn während seines gesamten Behandlungsverlaufs zu verfolgen.

- **Klinische Daten**: Informationen über den Gesundheitszustand, Symptome, von Ärzten gestellte Diagnosen, Verschreibungen von Medikamenten und Untersuchungsergebnisse.

- **Nachsorgedaten**: Informationen über den Krankheitsverlauf, das Ansprechen auf Behandlungen oder beobachtete Nebenwirkungen.

Diese Daten, die häufig zwischen verschiedenen Angehörigen der Gesundheitsberufe ausgetauscht werden, müssen **strengen Vertraulichkeitsregeln unterliegen**, da eine unbefugte

Offenlegung dem Patienten moralischen oder sogar rechtlichen Schaden zufügen kann.

1.2 Risiko der Offenlegung und Fragen der Vertraulichkeit

Im Rahmen der Gesundheitsversorgung werden medizinische Informationen häufig von mehreren Beteiligten gehandhabt: Ärzten, Krankenschwestern, Pflegerinnen und Pfleger, medizinischen Sekretärinnen. Jeder dieser Berufsgruppen hat nur in dem Maße Zugang zu den Patientendaten, wie es für ihre Arbeit erforderlich ist. Das Hauptrisiko beim Umgang mit diesen Informationen ist die **unbefugte Weitergabe**, sei es durch eine unvorsichtige Diskussion in einem gemeinsam genutzten Bereich oder durch einen ungesicherten Zugriff auf die Krankenakten.

- **Unbeabsichtigte Offenlegung**: Manchmal können medizinische Informationen versehentlich offengelegt werden, z. B. bei einem Gespräch zwischen Pflegekräften, das von Dritten mitgehört werden könnte, oder wenn Dokumente unbeaufsichtigt in einem zugänglichen Raum liegen.

- **Missbrauch von Informationen**: In schwerwiegenderen Fällen könnten medizinische Informationen für nicht autorisierte Zwecke verwendet werden, z. B. für Versicherungsumfragen oder kommerzielle Zwecke, was eine schwere Verletzung der Patientenrechte darstellt.

2. Der rechtliche Rahmen für die Vertraulichkeit medizinischer Daten

Die Wahrung der Vertraulichkeit medizinischer Informationen wird durch **Gesetze** und **strenge berufsethische Regeln geregelt**. In Frankreich ist das **Arztgeheimnis** ein Grundsatz, der im Code de la Santé Publique und im Code de Déontologie Médicale verankert ist. Diese Geheimhaltung gilt für alle Angehörigen der Gesundheitsberufe, einschließlich der Pflegekraft, und legt genaue

Verpflichtungen in Bezug auf die Verwendung und Weitergabe medizinischer Informationen fest.

2.1 Die ärztliche Schweigepflicht: eine gesetzliche Verpflichtung

Die **ärztliche Schweigepflicht** ist ein Grundrecht des Patienten, das gewährleistet, dass Informationen über ihn nicht ohne seine Zustimmung weitergegeben werden. Das bedeutet, dass jeder Angehörige eines Gesundheitsberufs verpflichtet ist, die **Vertraulichkeit** der **Informationen**, die er bei der Ausübung seiner Tätigkeit sammelt, zu schützen, außer in sehr außergewöhnlichen, gesetzlich vorgesehenen Fällen (z. B. wenn eine Offenlegung zum Schutz der öffentlichen Gesundheit oder im Falle einer gerichtlichen Aufforderung erforderlich ist).

- **Vertraulicher Austausch**: Gespräche zwischen Pflegekräften, sei es auf den Fluren eines Krankenhauses oder bei medizinischen Besprechungen, müssen vertraulich behandelt werden. Die ausgetauschten Informationen dürfen nur die Fachkräfte betreffen, die direkt in die Behandlung des Patienten involviert sind.

- **Vertraulichkeit der Dokumente** : Krankenakten müssen sicher aufbewahrt werden, wobei der Zugang nur befugten Fachkräften vorbehalten ist. Sie dürfen nicht ohne die Zustimmung des Patienten weitergegeben werden, außer in medizinischen Notfällen oder um die Kontinuität der Versorgung zu gewährleisten.

2.2 Allgemeine Datenschutzverordnung (DSGVO)

Die **Datenschutz-Grundverordnung** (DSGVO), die 2018 in der Europäischen Union in Kraft getreten ist, stärkt die Rechte von Patienten in Bezug auf die Verwaltung und den Schutz personenbezogener Daten, einschließlich Gesundheitsdaten. Die DSGVO schreibt strenge Regeln für die **Erhebung,**

Verarbeitung und Speicherung von Gesundheitsinformationen vor.

- **Recht auf Transparenz**: Der Patient muss darüber informiert werden, wie seine Gesundheitsdaten gesammelt, verwendet und gespeichert werden. Er muss auch wissen, wer darauf Zugriff hat und zu welchem Zweck.

- **Informierte Zustimmung**: Die Verarbeitung medizinischer Daten erfordert die **ausdrückliche Zustimmung** des Patienten, der diese Zustimmung jederzeit zurückziehen kann, es sei denn, die Daten sind unerlässlich, um die Kontinuität der Versorgung zu gewährleisten.

- **Recht auf Zugang und Berichtigung**: Der Patient hat das Recht, auf seine eigenen medizinischen Informationen zuzugreifen und kann verlangen, dass diese im Falle eines Fehlers berichtigt werden.

3. Die Rolle der Pflegekraft beim Schutz medizinischer Informationen

Die Pflegekraft, obwohl sie in den meisten Fällen nicht direkt mit Krankenakten umgeht, spielt eine entscheidende Rolle beim **Schutz der Vertraulichkeit** medizinischer Informationen, da sie durch ihre Pflegetätigkeit und den Austausch mit anderen Mitgliedern des Pflegeteams häufig in direktem Kontakt mit den Gesundheitsdaten des Patienten steht.

3.1 Das Berufsgeheimnis respektieren

Der Pflegehelfer ist verpflichtet, bei allen Interaktionen mit dem Patienten das **Berufsgeheimnis** zu wahren. Das bedeutet, dass er darauf achten muss, dass er niemals Informationen über den Gesundheitszustand eines Patienten an Unbefugte, einschließlich der Familie des Patienten, weitergibt, es sei denn, der Patient hat dem ausdrücklich zugestimmt.

- **Diskretion im Austausch**: Der Pflegehelfer sollte darauf achten, dass sein Austausch mit anderen Mitgliedern des Pflegeteams oder sogar mit dem Patienten in **geeigneten Räumen** stattfindet. Beispielsweise ist es nicht angebracht, den Gesundheitszustand eines Patienten in einem Flur zu besprechen, der von anderen Patienten oder Besuchern frequentiert wird.

- **Gespräche auf das Wesentliche beschränken**: Es ist wichtig, dass Sie mit anderen Pflegekräften nur die Informationen austauschen, die für die Pflege des Patienten unbedingt erforderlich sind. Es ist unnötig und unprofessionell, überflüssige oder persönliche Details preiszugeben, die keinen direkten Einfluss auf die Pflege haben.

3.2 Gewährleistung der Sicherheit von Dokumenten und digitalen Informationen

Obwohl die Pflegekraft nicht systematisch mit der Verwaltung von Krankenakten betraut ist, kann sie in bestimmten Situationen damit konfrontiert werden, z. B. im Pflegedienst oder bei der Verabreichung von Medikamenten. In diesem Fall ist es wichtig, dass sie **zur Sicherung der Informationen** beiträgt, unabhängig davon, ob diese in Papierform oder digital vorliegen.

- **Dokumente nicht herumliegen lassen** : Krankenakten, Rezepte oder andere Dokumente, die vertrauliche Informationen enthalten, sollten niemals unbeaufsichtigt an öffentlichen oder zugänglichen Orten liegen gelassen werden. Wenn die Pflegekraft mit medizinischen Unterlagen hantiert, muss sie darauf achten, dass sie diese nach der Einsichtnahme **an einem sicheren Ort aufbewahrt**.

- **Sichere Nutzung digitaler Tools**: Mit der zunehmenden Digitalisierung der Pflege werden Pflegehilfskräfte immer häufiger mit der Nutzung **computergestützter Patientenakten** konfrontiert. Dabei ist es unerlässlich, **IT-Sicherheitsprotokolle** einzuhalten, wie z. B. die Verwendung sicherer Passwörter und das Abmelden von IT-Tools nach jeder Konsultation, um einen unbefugten Zugriff zu verhindern.

3.3 Den Patienten über seine Rechte informieren

Als vertrauenswürdiger Vermittler zwischen dem Patienten und dem Gesundheitssystem kann der Pfleger auch eine Rolle dabei spielen**, den Patienten** über seine Rechte im Umgang mit medizinischen Daten zu **informieren.**

- **Fragen des Patienten beantworten**: Wenn der Patient Bedenken hinsichtlich der Verwaltung seiner medizinischen Informationen äußert oder wissen möchte, wer Zugang zu seiner Akte hat, kann der Pfleger den Patienten allgemein informieren oder ihn an die zuständigen Personen (wie den Arzt oder die Abteilung für die Verwaltung von Krankenakten) verweisen, um detailliertere Antworten zu erhalten.

- **Den Patienten ermutigen, seine Präferenzen zu äußern**: Der Pflegende sollte den Patienten ermutigen, seine Präferenzen bezüglich der Weitergabe seiner medizinischen Informationen an seine Familie oder an andere Angehörige des Gesundheitswesens zu äußern. Wenn der Patient wünscht, dass bestimmte Informationen streng vertraulich behandelt werden, sollten diese Wünsche respektiert werden.

◦ Ethisches Verhalten und Entscheidungsfindung in heiklen Situationen

Die **Berufsethik** ist eine Reihe von Grundsätzen und moralischen Regeln, an denen sich Pflegekräfte bei der Ausübung ihrer Tätigkeit orientieren. Für einen Pflegehelfer stellt das Berufsethos einen unverzichtbaren Bezugsrahmen dar, der nicht nur die Art und Weise der Pflege, sondern auch die Art und Weise, wie Entscheidungen in oft komplexen und heiklen Situationen getroffen werden, leitet. Die berufsethischen Grundsätze gewährleisten, dass **die Rechte des Patienten gewahrt** werden, die **Qualität der Pflege erhalten** bleibt und die **Menschenwürde** geschützt wird. Wenn ein Pfleger **mit heiklen Situationen** konfrontiert wird, stellen diese Grundsätze wesentliche Anhaltspunkte dar, um gerechte, ethische und der besten Berufspraxis entsprechende Entscheidungen zu treffen.

1. Deontologische Grundsätze: ein unumgänglicher ethischer Rahmen

Die Berufsethik beruht auf mehreren grundlegenden Prinzipien, die den Patienten schützen und die Pflegekräfte in ihrem Handeln leiten sollen. Zu diesen Grundsätzen gehören die **Achtung der Menschenwürde**, die Schweigepflicht, das **Wohlwollen** (im Interesse des Patienten handeln), die Schadensfreiheit (alle Handlungen vermeiden, die Schaden verursachen könnten) und die **Autonomie des Patienten** (seine Wahlmöglichkeiten und seine Fähigkeit, selbst zu entscheiden, respektieren).

1.1 Achtung der Würde und Autonomie des Patienten

Die Achtung der Menschenwürde ist die Grundlage jeder Pflegemaßnahme. Dieser Grundsatz bedeutet, dass der Patient unabhängig von seinem Gesundheitszustand, seiner sozialen Situation oder seinem Glauben stets mit Respekt und ohne Verurteilung behandelt werden muss. Die Pflegekraft muss stets darauf achten, die **körperliche Würde** (indem sie die Intimsphäre des Patienten bei der Pflege schützt) und die **moralische Würde**

(indem sie seine Werte und seine psychologische Integrität respektiert) zu wahren.

- **Achtung der** Autonomie: Die Autonomie des Patienten bedeutet, dass er aktiv an Entscheidungen über seine Gesundheit teilnehmen kann. Selbst wenn der Patient schutzbedürftig ist, muss er klar und transparent über die Pflege informiert werden, die er erhält, und seine Zustimmung muss systematisch eingeholt werden. Der Pflegende sollte in Zusammenarbeit mit dem medizinischen Team sicherstellen, dass der Patient in der Lage ist, informierte Entscheidungen zu treffen, und seine Entscheidungen respektieren, auch wenn sie von den medizinischen Empfehlungen abweichen.

1.2 Wohlfahrt und Nicht-Wohlfahrt

Die Grundsätze der **Wohltätigkeit** und des **Nicht-Schadens** stehen im Mittelpunkt der Ethik im Gesundheitswesen. Wohltätigkeit bedeutet, dass alle Handlungen des Pflegers darauf abzielen, **den Gesundheitszustand** des Patienten **zu verbessern** oder **sein Leiden zu lindern**, während das Prinzip der Schadensfreiheit verlangt, dem Patienten **keinen Schaden zuzufügen**, sei es durch Nachlässigkeit, Ungeschicklichkeit oder Unterlassung.

- **Im Interesse des Patienten handeln** : Bei jeder Entscheidung muss sich die Pflegekraft immer fragen, ob die geplante Handlung im Interesse des Patienten ist. Dies kann einfache Entscheidungen (wie die Schmerzbehandlung) oder komplexere Entscheidungen (wie die psychologische Vorbereitung auf eine Operation) umfassen. Selbst in schwierigen Zeiten, wie in der Palliativmedizin, sollte der Pflegende darauf abzielen, die Lebensqualität des Patienten zu verbessern.

217

- **Vermeidung unnötiger oder schädlicher** Eingriffe: In manchen Fällen mag eine Pflege oder ein Eingriff gerechtfertigt erscheinen, könnte aber negative Folgen für den Patienten haben. Die Pflegekraft muss sich der **Grenzen** bestimmter Handlungen bewusst sein und weniger invasive Pflegemaßnahmen bevorzugen, wenn diese einen vergleichbaren Nutzen bringen können, ohne eine Verschlimmerung der Situation zu riskieren.

2. Entscheidungsfindung in heiklen Situationen

Heikle Situationen, seien sie medizinischer, ethischer oder zwischenmenschlicher Art, stellen die Fähigkeit der Pflegekraft auf die Probe, gerechte und wohlüberlegte Entscheidungen zu treffen. Diese Entscheidungen müssen auf der Grundlage ethischer Grundsätze getroffen werden, wobei die Besonderheiten der jeweiligen Situation und die spezifischen Bedürfnisse des Patienten zu berücksichtigen sind.

2.1 Konflikt zwischen Patientenwillen und ärztlicher Meinung

Eine häufige und heikle Situation entsteht, wenn der Patient einen **Willen** äußert, der den medizinischen Empfehlungen **widerspricht**. Solche Situationen können zu ethischen Dilemmasituationen führen, da der Pfleger die Autonomie des Patienten respektieren und gleichzeitig für sein Wohlergehen sorgen muss.

- **Erklären und informieren**: In diesen Situationen nimmt die Pflegekraft eine Vermittlerrolle ein. Es ist wichtig, dem Patienten die möglichen Folgen seiner Entscheidungen zu erklären und dabei seine Fähigkeit zu respektieren, für sich selbst Entscheidungen zu treffen. Der Pflegende kann dem Patienten mit Geduld und Einfühlungsvermögen helfen, die Vorteile und Risiken der verschiedenen Behandlungsmöglichkeiten zu verstehen. Ziel ist es, dass der Patient eine **informierte** Entscheidung trifft, ohne ihm eine Sicht von außen aufzuzwingen.

- **Unterstützung der Entscheidung**: Auch wenn der Patient auf seiner Entscheidung beharrt, sollte der Pflegende ihn weiterhin unterstützen. Die Achtung der Autonomie ist ein überragender Wert, auch wenn die Entscheidung des Patienten ungünstig erscheint. In diesem Fall begleitet der Pflegende den Patienten bei der Bewältigung seiner Entscheidung und stellt sicher, dass diese nicht unmittelbar lebensbedrohlich ist.

2.2 Umgang mit Situationen am Lebensende

Ein weiterer heikler Bereich der Entscheidungsfindung ist die **Palliativmedizin** und der Umgang mit Situationen am Lebensende. In diesen Momenten erreicht das körperliche und seelische Leiden des Patienten oft seinen Höhepunkt, und das Pflegepersonal muss ein Gleichgewicht zwischen der **Linderung von Symptomen** und **der Achtung der Würde** des Patienten am Lebensende finden.

- **Komfort**: Am Lebensende werden Entscheidungen oft getroffen, um das **Wohlbefinden des Patienten** zu maximieren. Der Pflegende muss dann darauf achten, Schmerzen zu lindern und gleichzeitig die Wünsche des Patienten in Bezug auf die Behandlung oder Intervention zu respektieren. Der Grundsatz der Wohltätigkeit ist hier von größter Bedeutung: Es geht darum, die bestmögliche Lebensqualität zu bieten, auch wenn eine Heilung nicht mehr möglich ist.

- **Respektierung des Patientenwillens** : Die Beachtung der **Patientenverfügung** und des Willens des Patienten bezüglich der Behandlung am Lebensende ist von entscheidender Bedeutung. Wenn der Patient spezielle

Wünsche bezüglich der Beendigung kurativer Behandlungen oder der palliativen Versorgung geäußert hat, müssen diese Wünsche respektiert werden. Der Pflegehelfer muss als enger Begleiter sicherstellen, dass diese Wünsche in Absprache mit dem medizinischen Team berücksichtigt werden.

2.3 Berücksichtigung von psychologischem Leiden

In manchen Situationen kann der Patient unter großem **seelischen Leid leiden**, das seine Entscheidungen oder sein Verhalten beeinflusst. Solche Situationen erfordern besondere Aufmerksamkeit und eine sensible Entscheidungsfindung, da der emotionale Zustand des Patienten seine Fähigkeit, rationale Entscheidungen zu treffen, verzerren kann.

- **Zuhören und verstehen**: Die Pflegekraft sollte ein offenes Ohr für das Leiden des Patienten haben und ggf. spezialisierte Fachkräfte wie einen **Psychologen** oder **Psychiater** einbeziehen, um dem Patienten zu helfen, diese schwierige Zeit zu überwinden. Es ist wichtig, den Patienten nicht zu verurteilen, sondern ihn zu unterstützen und gleichzeitig seine Entscheidungen zu respektieren, sobald er in der Lage ist, diese selbstständig zu treffen.

- **Kommunikation fördern**: Wenn sich der Patient in einer psychisch belastenden Situation befindet, kann der Pflegende als Vermittler fungieren, um die **Kommunikation zwischen dem Patienten und seinen Angehörigen** oder zwischen dem Patienten und anderen Pflegekräften zu fördern. Eine informierte Entscheidungsfindung beruht oft auf einem umfassenden Verständnis der Herausforderungen, sowohl der medizinischen als auch der psychologischen.

3. Zusammenarbeit mit dem Pflegeteam für eine gemeinsame Entscheidungsfindung

In heiklen Situationen ist die **Zusammenarbeit mit dem Pflegeteam** von entscheidender Bedeutung, um eine überlegte und angemessene Entscheidungsfindung zu gewährleisten. Der Pflegehelfer arbeitet nie allein: Er ist Teil eines multidisziplinären Teams, zu dem Ärzte, Krankenpfleger, Psychologen und manchmal auch andere Berufsgruppen wie Sozialarbeiter gehören. Dieser Teamansatz ermöglicht es, **Sichtweisen zu kreuzen**, komplexe Fälle zu besprechen und isolierte Entscheidungen zu vermeiden, die möglicherweise nicht im Interesse des Patienten sind.

3.1 Teamdiskussionen über komplexe Fälle

Manche heiklen Situationen erfordern ausführliche Diskussionen zwischen den Mitgliedern des Pflegeteams. Wenn ein Patient beispielsweise eine möglicherweise lebensrettende Behandlung ablehnt oder am Lebensende eine schwierige Entscheidung getroffen werden muss, kommen die Angehörigen der Gesundheitsberufe zusammen, um die verschiedenen Optionen abzuwägen und zu entscheiden, welche Entscheidung den ethischen Grundsätzen und den Wünschen des Patienten am besten gerecht wird.

- **Besprechungen**: Die Pflegekraft kann an diesen Besprechungen teilnehmen, indem sie ihre Beobachtungen und Empfindungen zum Zustand des Patienten mitteilt, insbesondere zum **emotionalen Zustand** oder zu Aspekten des Vertrauensverhältnisses, die die Entscheidung erhellen können. Diese Rolle ist umso wichtiger, als die Pflegekraft häufig die Gesundheitsfachkraft ist, die dem Patienten im Alltag am nächsten steht.

- **Alle Aspekte der Situation berücksichtigen**: Eine gut durchdachte ethische Entscheidung berücksichtigt mehrere Dimensionen: den Gesundheitszustand des Patienten, sein psychologisches Wohlbefinden, seine persönlichen Werte, aber auch soziale und familiäre Aspekte, die eine Rolle spielen können. Die Rolle des Teams besteht darin, das richtige Gleichgewicht zwischen diesen verschiedenen Elementen zu finden, um die bestmögliche Betreuung zu bieten.

Kapitel 7

Umgang mit kritischen Situationen in der HNO

- **Umgang mit Notfällen im HNO-Bereich**
  - Häufige Notfälle (schwere Epistaxis, Atemwegsobstruktionen, postoperative Komplikationen)

Häufige Notfälle in der Hals-Nasen-Ohrenheilkunde (HNO) wie **schwere Epistaxis**, **Atemwegsobstruktionen** und **postoperative Komplikationen** sind Situationen, die eine schnelle und effektive Reaktion des Pflegepersonals erfordern. Die Pflegekraft, die bei der Betreuung der Patienten an vorderster Front steht, spielt bei der Bewältigung dieser Notfälle eine entscheidende Rolle. Er muss die Warnsignale erkennen, schnell eingreifen, um den Patienten zu stabilisieren, und sofort die zuständigen medizinischen Fachkräfte alarmieren. Eine gute Vorbereitung und umfassende Kenntnisse der richtigen Handgriffe können nicht nur Leben retten, sondern auch mögliche Komplikationen verringern und die Prognose des Patienten verbessern.

1. Schwere Epistaxis: Umgang und schnelles Eingreifen

Epistaxis (Nasenbluten) ist ein häufiger Notfall in der HNO-Heilkunde, doch die meisten Fälle sind harmlos und leicht zu kontrollieren. **Schwere Epistaxis**, insbesondere aus dem hinteren Bereich, kann jedoch zu einem erheblichen Blutverlust führen und lebensbedrohlich sein, wenn sie nicht schnell behandelt wird. Diese Blutungen treten häufig in Verbindung mit Grunderkrankungen wie Bluthochdruck, Gerinnungsstörungen oder der Einnahme von Antikoagulanzien auf.

1.1 Erkennen von Schwerezeichen

Mäßige Epistaxis kann in der Regel mit einfachen Methoden wie dem Zusammendrücken der Nasenlöcher unter Kontrolle gebracht werden, aber es ist wichtig, dass Sie die **ernsthaften Anzeichen** erkennen, die eine dringende medizinische Intervention erfordern:

- **Starker Blutverlust** : Eine Nasenblutung, die trotz Kompression länger als 20 Minuten anhält, sollte als schwer eingestuft werden. Wenn der Patient Anzeichen von Schwäche, Blässe oder Schwindel zeigt, deutet dies auf einen erheblichen Blutverlust hin.

- Blutfluss **in den Rachen**: Ein Nachtröpfeln, wenn das Blut hinten in den Rachen fließt, ist oft schwieriger zu kontrollieren. Dies kann zu Atemnot führen, wenn der Patient das Blut einatmet, was eine sofortige Behandlung erfordert.

1.2 Intervention der Pflegekraft bei schwerer Epistaxis

Die Pflegekraft spielt eine entscheidende Rolle bei der ersten Behandlung einer schweren Epistaxis, indem sie schnell Maßnahmen ergreift, um den Blutverlust zu begrenzen und die Sicherheit des Patienten zu gewährleisten.

- **Den Patienten positionieren** : Die Pflegekraft sollte den Patienten in eine sitzende Position bringen, die leicht nach vorne geneigt ist, damit das Blut nicht in den Rachen läuft und geschluckt oder eingeatmet wird. Dadurch wird auch der Blutdruck in den Nasengefäßen gesenkt.

- **Kompression und Kälteanwendung**: Wenn die Blutung von vorne (vor der Nase) kommt, kann die Pflegekraft das betroffene Nasenloch zusammendrücken und eine kalte Kompresse auf die Nase oder den Nacken legen, um die Vasokonstriktion zu fördern und die Blutung zu verringern.

- **Überwachung der Vitalzeichen**: Während der Blutepisode müssen unbedingt die **Vitalzeichen** des Patienten (Blutdruck, Puls) überwacht und der Bewusstseinszustand überprüft werden. Wenn die Blutung anhält oder der Patient Anzeichen einer Verschlechterung zeigt, sollte die Pflegekraft sofort das medizinische Team alarmieren.

1.3 Medizinische Versorgung und Unterstützung des Patienten

Bei einer schweren Epistaxis ist eine fachärztliche Behandlung erforderlich. Dazu kann das Einlegen einer Nasentamponade oder die Verabreichung von gefäßverengenden Medikamenten gehören. Der Pflegehelfer begleitet den Patienten während dieser Behandlung, indem er für sein Wohlbefinden sorgt und die einzelnen Behandlungsschritte erklärt. Er kann auch bei der Vorbereitung der benötigten Materialien (Kompressen, blutstillende Verbände usw.) und beim Einrichten des Patienten für das Verfahren helfen.

2. Atemwegsobstruktionen: lebensbedrohlicher Notfall

Verstopfungen der Atemwege sind ein absoluter Notfall, der sofortiges Handeln erfordert. Sie können durch Fremdkörper (Nahrungsmittel, Gegenstände), Kehlkopfödeme, Stimmbandkrämpfe oder schwere Infektionen wie Abszesse oder obstruktive Kehlkopfentzündungen verursacht werden. In diesen Fällen ist die Atmung des Patienten beeinträchtigt, was zu einer schnellen Erstickung führen und lebensbedrohlich sein kann.

2.1 Erkennen der Anzeichen einer Atemwegsobstruktion

Die Pflegekraft sollte in der Lage sein, die **Anzeichen einer akuten Atemwegsobstruktion** zu erkennen, die ein sofortiges Notfalleingriffsverfahren erfordern :

- **Atemnot**: Der Patient hat Schwierigkeiten beim Atmen und atmet geräuschvoll (Stridor) oder pfeifend. Er kann sich den Hals zuhalten, übertriebene Atembewegungen machen und Anzeichen von extremer Angst zeigen.

- **Zyanose**: Eine schwere Obstruktion führt zu einem Sauerstoffmangel im Blut, der sich in einer Zyanose (Blaufärbung der Lippen, des Gesichts und der Extremitäten) äußert.

- **Bewusstlosigkeit**: Bei einer längeren Obstruktion kann der Patient aufgrund von Hypoxie (Sauerstoffmangel) das Bewusstsein verlieren, wodurch eine Operation noch dringlicher wird.

2.2 Erste Schritte bei einer Verstopfung

Das schnelle Eingreifen der Pflegekraft ist entscheidend, um die Atemwege freizumachen und die normale Atmung wiederherzustellen.

- **Heimlich-Manöver**: Wenn die Blockade durch einen Fremdkörper verursacht wird (wie bei einem Erstickungsanfall), kann der Pfleger das **Heimlich-Manöver** durchführen. Bei dieser Technik wird ein schneller Druck auf den Bauch ausgeübt, um den Gegenstand, der die Luftröhre blockiert, auszustoßen. Es ist sehr wichtig, dass Sie dieses Manöver kennen und richtig anwenden.

- **Lagerung des Patienten**: Wenn die Obstruktion nicht durch einen Fremdkörper verursacht wird, wie z. B. bei einem Larynxödem oder einem Stimmbandkrampf, wird empfohlen, den Patienten in eine halbsitzende Position zu bringen, um die Atmung zu erleichtern und eine Verschlimmerung der Obstruktion zu verhindern.

- **Sofortiger** Hilferuf: Wenn es dem Helfer nicht gelingt, die Atemwege freizumachen, sollte er sofort Hilfe anfordern, um fachärztliche Unterstützung zu erhalten, während er die Notfallmanöver ggf. fortsetzt.

2.3 Medizinische Versorgung und Begleitung

Sobald das Ärzteteam eingetroffen ist, können technischere Maßnahmen wie eine **Intubation** oder ein **Luftröhrenschnitt** erforderlich sein, um die Durchgängigkeit der Atemwege zu gewährleisten. Der Pflegehelfer begleitet den Patienten während dieser Eingriffe, sorgt für sein Wohlbefinden und beruhigt ihn so weit wie möglich angesichts der Situation. Er muss auch die Entwicklung der Vitalzeichen im Auge behalten und bei einer Verschlechterung alarmieren.

3. Postoperative Komplikationen: Wachsamkeit und Reaktionsfähigkeit

Komplikationen nach der Operation sind häufige Situationen im Rahmen der HNO-Chirurgie. Obwohl die meisten Eingriffe problemlos verlaufen, kann es nach der Operation zu Komplikationen wie Blutungen, Infektionen oder Atembeschwerden kommen. Die Pflegekraft spielt bei der **postoperativen Überwachung** eine zentrale Rolle, da sie häufig die meiste Zeit mit dem Patienten verbringt und die ersten Anzeichen einer Komplikation erkennen kann.

3.1 Auf Anzeichen einer postoperativen Komplikation achten

Postoperative Komplikationen können innerhalb von Stunden oder Tagen nach einem Eingriff auftreten. Die Pflegekraft muss auf **Warnzeichen** achten, die ein schnelles Eingreifen erfordern :

- Nach **der** Operation auftretende **Blutungen**: Nach bestimmten HNO-Operationen (wie einer Tonsillektomie oder einem Eingriff an den Nasennebenhöhlen) kann es zu Blutungen kommen. Die Pflegekraft sollte auf Anzeichen einer anormalen Blutung achten, insbesondere im Bereich des Halses, der Nase oder der Nähte. Eine starke Blutung kann schnell zu niedrigem Blutdruck und einem hypovolämischen Schock führen.

- **Infektion**: Eine postoperative Infektion äußert sich durch Fieber, Rötung oder Schwellung des operierten Bereichs sowie zunehmende Schmerzen. Die Pflegekraft muss die Temperatur des Patienten überwachen und jede Abweichung melden.

- **Atemnot**: Nach bestimmten Eingriffen, z. B. einer Operation der Atemwege oder der Mandeln, kann es zu **Atemnot** kommen, die durch ein Ödem oder eine Infektion verursacht wird. Der Patient kann Anzeichen von Atemnot oder abnormale Geräusche beim Einatmen aufweisen.

3.2 Schnelles Eingreifen bei Komplikationen

Bei postoperativen Komplikationen muss die Pflegekraft schnell eingreifen, um die Situation zu stabilisieren, bis das Ärzteteam eintrifft.

- **Umgang mit** Blutungen: Bei starken Blutungen ist es entscheidend, den Patienten in einer sitzenden oder leicht nach vorne geneigten Position zu halten, um die Aspiration von Blut zu verhindern. Falls erforderlich, kann eine lokale Kompression mit sterilen Kompressen angelegt werden. Die Pflegekraft sollte auf Anzeichen eines Schocks achten und sofort den Arzt alarmieren.

- **Überwachung der Vitalparameter**: Durch die Überwachung der Vitalparameter (Herzfrequenz, Blutdruck, Sauerstoffsättigung) kann eine Verschlechterung des Zustands des Patienten frühzeitig erkannt werden. Ein deutlicher Abfall der Sauerstoffsättigung kann z. B. auf eine Atemwegskomplikation hinweisen.

- **Antizipation der Pflege**: Die Pflegekraft muss bereit sein, das medizinische Team bei der Behandlung der Komplikation zu unterstützen, indem sie die notwendigen

Materialien vorbereitet und den Patienten beruhigt, der angesichts der Situation möglicherweise ängstlich ist.

○ Die Rolle der Pflegekraft bei der Bewältigung von Notfällen: Reaktionsfähigkeit und Gelassenheit

Die **Rolle der Pflegekraft** im Notfallmanagement ist von entscheidender Bedeutung, da sie in kritischen Situationen oft an vorderster Front steht. Seine **Reaktionsfähigkeit** und **Gelassenheit** sind entscheidend, um eine schnelle und wirksame Behandlung zu gewährleisten und den Zustand des Patienten zu stabilisieren, bevor das medizinische Team eintrifft. Ob in einer Krankenhausabteilung, einem Pflegezentrum oder zu Hause, der Pflegehelfer muss in der Lage sein, einen Notfall schnell zu erkennen, erste Hilfsmaßnahmen zu ergreifen und den Einsatz mit anderen Pflegekräften zu koordinieren. Seine Ruhe und seine Fähigkeit, unter Druck zu handeln, sind unerlässliche Eigenschaften, um unvorhergesehene und potenziell lebensbedrohliche Situationen zu bewältigen.

1. Reaktivität: Unverzüglich erkennen und handeln

Die **Reaktionsfähigkeit** des Pflegehelfers ist ein grundlegendes Element im Notfallmanagement. Die Geschwindigkeit, mit der er in der Lage ist, die Anzeichen einer Verschlechterung des Gesundheitszustands des Patienten zu erkennen und entsprechend zu handeln, kann in manchen Fällen den Unterschied zwischen Leben und Tod ausmachen. Dies erfordert ständige Aufmerksamkeit, die Fähigkeit, **Warnzeichen** zu erkennen, und die schnelle Durchführung von Erste-Hilfe-Maßnahmen.

1.1 Überwachung und Früherkennung von Anzeichen eines Notfalls

Eine der wichtigsten Aufgaben der Pflegekraft im Notfallmanagement besteht darin, den Zustand des Patienten

genau zu überwachen. Diese Wachsamkeit ermöglicht es, jede Anomalie oder Verschlechterung des Gesundheitszustands schnell zu erkennen.

- **Erkennen von Anzeichen für eine Notlage**: Die Pflegekraft muss in der Lage sein, Anzeichen für eine Atemwegs-, Herz-Kreislauf- oder neurologische Notlage schnell zu erkennen. Keuchen oder plötzliche Kurzatmigkeit können beispielsweise auf eine Atemwegsobstruktion hindeuten, während kalter Schweiß, Blässe oder Brustschmerzen auf ein drohendes Herzproblem hinweisen können.

- **Überwachung der Vitalparameter**: Das Erfassen und Überwachen von Vitalparametern wie Herzfrequenz, Blutdruck, Temperatur oder Sauerstoffsättigung hilft, einen Notfall zu erkennen. Ein rascher Abfall der Sauerstoffsättigung ist z. B. ein frühes Anzeichen für eine Ateminsuffizienz, die ein sofortiges Eingreifen erfordert.

1.2 Schnell handeln: Erste Hilfe leisten

Wenn die Pflegekraft eine Notfallsituation erkennt, muss sie in der Lage sein, unverzüglich zu handeln, um **den Patienten zu stabilisieren** und eine Verschlimmerung zu verhindern. Dazu gehört das Anlegen von Erste-Hilfe-Maßnahmen, die je nach Art des Notfalls unterschiedlich ausfallen.

- **Den Patienten richtig lagern**: Bei Unwohlsein, Atembehinderung oder Blutungen ist die Lagerung des Patienten von entscheidender Bedeutung. Bei einer Atemwegsobstruktion ist es beispielsweise wichtig, den Patienten in einer halbsitzenden Position zu halten, um die Atmung zu erleichtern, während er bei einem hämorrhagischen Schock in Rückenlage (auf dem Rücken liegend) mit hochgelagerten Beinen gelagert werden sollte, um die Blutzirkulation zu fördern.

- **Notfallmaßnahmen durchführen**: Krankenpflegehelfer müssen in Erste-Hilfe-Maßnahmen wie dem **Heimlich-Manöver** zur Befreiung der Atemwege oder der Herzdruckmassage bei Herzstillstand ausgebildet sein. Sie müssen auch wissen, wie man bei Blutungen Erste Hilfe leistet, z. B. Druck auf die Wunde ausüben, um den Blutverlust zu begrenzen.

- **Verwendung von Wiederbelebungsgeräten**: Bei einem Herzstillstand muss die Pflegekraft wissen, wie man einen **automatischen Defibrillator** verwendet, wenn dieser verfügbar ist. Die Fähigkeit, schnell mit der Verabreichung eines Stromstoßes zu reagieren, kann das Leben des Patienten retten.

1.3 Sofort das medizinische Team alarmieren

Nachdem die Pflegekraft die ersten Erste-Hilfe-Maßnahmen durchgeführt hat, muss sie **schnell** das Ärzteteam oder den Notdienst **alarmieren**, um eine umfassendere Versorgung zu gewährleisten. Diese Mitteilung muss klar, prägnant und präzise sein, damit die Pflegekräfte ihre Maßnahmen vorbereiten können.

- **Bereitstellung von Schlüsselinformationen** : Bei der Alarmierung muss die Pflegekraft in der Lage sein, den Zustand des Patienten, die beobachteten Zeichen, die bereits durchgeführten Maßnahmen und die unmittelbaren Bedürfnisse (Wiederbelebung, medikamentöse Behandlung usw.) genau zu beschreiben.

2. Kaltblütig: in kritischen Situationen die Kontrolle behalten

In einer Notfallsituation ist die Fähigkeit der Pflegekraft, einen **kühlen** Kopf zu bewahren, ebenso wichtig wie ihre Reaktionsfähigkeit. Denn ein Einsatz unter extremen Stressbedingungen erfordert einen **klaren Verstand**, Beherrschung und einen effektiven Umgang mit Emotionen. Ein kühler Kopf hilft, Fehler aufgrund von Übereilung zu vermeiden und eine organisierte und strukturierte Pflege beizubehalten.

2.1 Emotionen beherrschen und ruhig handeln

Notfälle sind oft von Zeitdruck und Angst des Patienten und seiner Umgebung geprägt. Indem der Pflegehelfer ruhig und besonnen bleibt, schafft er eine **beruhigende Umgebung**, die den Patienten besänftigen und dem Team helfen kann, koordinierter zu arbeiten.

- **Stresskontrolle**: Stress ist in kritischen Situationen unvermeidlich, aber der Helfer muss ihn beherrschen können, um effizient zu bleiben. Das bedeutet, die erlernten Maßnahmen-Hilfe-Erste methodisch anzuwenden, ohne sich vom Druck des Notfalls überwältigen zu lassen.

- **Methodisch vorgehen**: Auch im Notfall ist es wichtig, **Prioritäten bei den Maßnahmen zu setzen**. Wenn der Patient beispielsweise sowohl eine starke Blutung als auch Anzeichen von Atemnot aufweist, ist es entscheidend, die Atemwege freizumachen, bevor die Blutung behandelt wird. Ein kühler Kopf hilft, diese strukturierte Vorgehensweise beizubehalten.

2.2 Den Patienten und seine Angehörigen beruhigen

Bei einem Notfall kann sich schnell Panik ausbreiten, insbesondere beim Patienten und seinen Angehörigen. Der Pflegehelfer spielt dank seiner Gelassenheit und seiner wohlwollenden Präsenz eine wesentliche Rolle beim **Abbau** von Spannungen.

- **Einen beruhigenden Ton** anschlagen: Indem der Pflegende den Patienten mit einer ruhigen und besonnenen Stimme anspricht, kann er dazu beitragen, die Angst des Patienten zu verringern und ihn zu beruhigen. Beispielsweise kann es bei Atemnot einen großen Unterschied bei der Bewältigung der Krise machen, wenn Sie sanft mit dem Patienten sprechen und ihn ermutigen, ruhig zu atmen.

- **Diplomatischer Umgang mit Angehörigen**: Es kann vorkommen, dass die Anwesenheit der Familie oder von Angehörigen des Patienten die Situation zusätzlich belastet. Der Pfleger muss dann wissen, **wie er diplomatisch kommunizieren** muss, um die Angehörigen zu beruhigen, ohne ihnen die Dringlichkeit der Situation zu vermitteln. Er kann ihnen kurz erklären, was vor sich geht, und sie auffordern, Abstand zu halten, um die Intervention nicht zu stören.

2.3 Effektiv mit dem medizinischen Team zusammenarbeiten

Ein kühler Kopf ist auch für die effektive Zusammenarbeit mit dem Ärzteteam in Notfällen unerlässlich. Die Pflegekraft muss in der Lage sein, Anweisungen zu befolgen, genaue Informationen zu geben und das Behandlungsteam **aktiv zu unterstützen**.

- **Eine zuverlässige Ressource sein**: Die Pflegekraft muss bereit sein, unterstützend zu handeln, indem sie die notwendigen Materialien (Kompressen, Sauerstoff usw.) vorbereitet und die von der Pflegekraft oder dem Arzt angeforderten Aufgaben schnell ausführt.

- **Klar kommunizieren** : Bei der Behandlung eines Notfalls ist es von entscheidender Bedeutung, dass die Pflegekraft dem medizinischen Team ihre Beobachtungen mitteilt. Wenn Sie z. B. eine Veränderung des Zustands melden (Verschlechterung der Symptome, Besserung nach einem

Eingriff), kann die Behandlung in Echtzeit angepasst werden.

3. Antizipation und Weiterbildung: Schlüssel zur Effektivität

Die Bewältigung **von Notfällen** kann nicht improvisiert werden. Um in solchen Situationen effektiv arbeiten zu können, muss der Pflegehelfer über eine solide und regelmäßig aktualisierte Ausbildung in Erste-Hilfe-Maßnahmen und Notfallprotokollen verfügen. Darüber hinaus ist **vorausschauendes** Handeln ein Schlüsselfaktor, um auf schnelles Handeln vorbereitet zu sein.

3.1 Ausbildung in Notfallmaßnahmen

Durch Fortbildungen kann der Pflegehelfer seine Fähigkeiten auf dem neuesten Stand halten, insbesondere in den Bereichen Herz-Lungen-Wiederbelebung (CPR), Umgang mit Blutungen, Verlegung der Atemwege und Verwendung von Notfallausrüstung.

- **Regelmäßige Simulationen**: Die Teilnahme an Übungen oder Notfallsimulationen ermöglicht es dem Pflegehelfer, unter realistischen Bedingungen zu trainieren, um in realen Situationen besser reagieren zu können. Diese Übungen helfen auch, das Selbstvertrauen im Umgang mit stressigen Szenarien zu stärken.

3.2 Risikosituationen antizipieren

Antizipation ermöglicht es, **bestimmte Notfälle zu verhindern** oder sich bestmöglich auf sie vorzubereiten. Indem die Pflegekraft den Gesundheitszustand des Patienten aufmerksam beobachtet, kann sie Risikosituationen erkennen und Maßnahmen ergreifen, um eine Verschlechterung zu verhindern.

- **Erkennen von Risikofaktoren**: Manche Patienten haben Risikofaktoren, die die Wahrscheinlichkeit eines Notfalls erhöhen, z. B. eine Vorgeschichte mit Herz- oder Atemwegserkrankungen, Gerinnungsstörungen oder schwere allergische Reaktionen. Wenn die Pflegekraft diese Risiken kennt, kann sie zusätzliche Vorsichtsmaßnahmen treffen und wachsam bleiben.

- **Notfallmaterial vorbereiten**: Wenn bei einem Patienten ein hohes Risiko für Komplikationen besteht, ist es wichtig, dass das Notfallmaterial (Sauerstoff, Defibrillator, blutstillende Kompressen) für den sofortigen Einsatz bereit liegt. Durch diese Voraussicht kann die Reaktionszeit im Bedarfsfall verkürzt werden.

- **Kommunikation in Krisensituationen**
  - Die Kommunikation mit ängstlichen oder hilfsbedürftigen Patienten anpassen

Die **Kommunikation mit ängstlichen oder** hilfsbedürftigen **Patienten** anzupassen, ist eine grundlegende Fähigkeit von Pflegekräften, da Angst und Hilflosigkeit häufige emotionale Zustände sind, insbesondere im Zusammenhang mit der medizinischen Versorgung. Angesichts einer Krankheit, eines bevorstehenden Eingriffs oder einer oft als stressig empfundenen Krankenhausumgebung empfinden viele Patienten Gefühle der Sorge, Angst oder sogar Panik. In solchen Momenten kann eine wohlwollende, angemessene und einfühlsame Kommunikation einen großen Unterschied machen, die es ermöglicht, den Patienten zu beruhigen, seine Ängste zu mildern und ein Klima des Vertrauens zu schaffen, das für seine Betreuung förderlich ist. Die Pflegekraft hat aufgrund ihrer Rolle als Nahversorger die Verantwortung, diese emotionalen Zustände zu erkennen und ihre Sprache und Haltung entsprechend anzupassen.

1. Angst und Not beim Patienten verstehen

Angst und **Hilflosigkeit** sind natürliche emotionale Reaktionen auf Situationen, die als bedrohlich, unsicher oder schmerzhaft empfunden werden. Bei Patienten im Krankenhaus oder in der Pflege sind diese Zustände häufig und können verschiedene Ursachen haben: Angst vor der Krankheit, Unsicherheit über die Prognose, Schmerzen, Isolation oder auch Unkenntnis über bevorstehende medizinische Verfahren. Das Verständnis dieser Ursachen ermöglicht es der Pflegekraft, ihre Kommunikation angemessen anzupassen und besser auf die Bedürfnisse des Patienten einzugehen.

1.1 Anzeichen von Angst und Not

Angst und Hilflosigkeit äußern sich in **körperlichen und verhaltensbezogenen Anzeichen**, die die Pflegekraft erkennen können muss, um ihre Maßnahmen anzupassen. Zu diesen Anzeichen gehören :

- **Körperliche Unruhe**: Ein Angstpatient kann sich unkontrolliert bewegen, die Hände ringen oder nervöse Bewegungen wie Zittern haben.

- **Tachykardie und Hyperventilation**: Angstpatienten atmen oft schneller und ihr Herz schlägt schneller. Diese physiologischen Anzeichen sollten genau beobachtet werden, da sie den Allgemeinzustand des Patienten verschlechtern können.

- **Schweigen oder Überkommunikation**: Manche Angstpatienten werden sehr still und ziehen sich in sich selbst zurück, während andere übermäßig viel reden, viele Fragen stellen oder wiederholt Sorgen äußern.

1.2 Die Quellen der Angst erkennen

Die **Pflegekraft** muss auch verstehen, **woher** die Angst oder die Not des Patienten kommt, damit sie ihre Ansprache besser anpassen kann. Die Ursachen können vielfältig sein:

- **Angst vor dem Unbekannten**: Fehlende Informationen über den Gesundheitszustand oder über ein bevorstehendes Verfahren können eine Hauptquelle für Angst sein. Der Patient weiß nicht, was ihn erwartet, was seine Besorgnis noch verstärkt.

- **Schmerzen oder körperliches Unbehagen**: Nicht gelinderte oder schlecht bewältigte Schmerzen sind eine häufige Ursache für Not. Schmerzpatienten fällt es oft schwer, ihre Gefühle anders als durch spürbare Angst auszudrücken.

- **Isolation** : Das Fehlen von familiärer Unterstützung oder die Entfernung von nahestehenden Personen kann die psychische Notlage verschärfen. Das Gefühl, in einer unbekannten medizinischen Umgebung allein zu sein, erhöht den Stress.

2. Die Kommunikation anpassen, um die Angst zu lindern

Eine angemessene Kommunikation ist ein mächtiges Instrument, um **einen ängstlichen oder hilfsbedürftigen Patienten zu beruhigen**. Dazu gehört nicht nur eine sorgfältige Wortwahl, sondern auch eine wohlwollende Haltung und ein beruhigendes Verhalten.

2.1 Verwenden Sie eine klare, einfache und beruhigende Sprache

Eine der häufigsten Quellen von Angst ist ein **Mangel an Informationen** oder die Verwendung komplizierter medizinischer

Begriffe. Um diese Angst zu lindern, ist es wichtig, eine einfache und klare Sprache zu verwenden und darauf zu achten, dass jeder Schritt der Pflege oder Behandlung erklärt wird.

- **Einfach erklären**: Wenn die Pflegekraft eingreifen oder den Patienten auf eine Pflegemaßnahme vorbereiten muss, ist es wichtig, mit verständlichen Worten **zu erklären, was passieren wird.** Anstatt beispielsweise zu sagen: "Ich werde jetzt eine Blutprobe entnehmen", ist es besser zu sagen: "Ich werde Ihnen jetzt etwas Blut für Tests entnehmen. Das wird ein paar Sekunden dauern, und ich werde dafür sorgen, dass es für Sie so angenehm wie möglich ist".

- **Vermeiden Sie medizinischen Jargon**: Medizinische oder technische Begriffe, die für den Patienten oft beängstigend sind, sollten vermieden werden. Wenn Fachwörter erforderlich sind, sollte die Pflegekraft sie einfach erklären.

- **Informationen bei Bedarf wiederholen**: Einem ängstlichen Patienten kann es aufgrund des Stresses schwer fallen, Informationen zu verstehen oder zu behalten. Daher ist es wichtig, die wichtigsten Informationen **ruhig** und ohne Ungeduld zu zeigen zu **wiederholen,** bis der Patient sich wohler fühlt.

2.2 Einen ruhigen und beruhigenden Ton anschlagen

Der **Tonfall der Stimme** spielt eine grundlegende Rolle bei der Bewältigung von Angstzuständen. Ein sanfter, gelassener und wohlwollender Tonfall kann helfen, einen Patienten zu beruhigen, selbst in einer Situation, in der er sich in großer Not befindet.

- **Langsam und sanft sprechen**: In Angstsituationen kann sich der Patient von seinen Gefühlen überwältigt fühlen. Langsames und sanftes Sprechen hilft, ihm ein Gefühl der Kontrolle und Sicherheit zu vermitteln. Das ruhigere

Tempo ermöglicht es dem Patienten auch, sich auf das Gesagte zu konzentrieren, ohne sich gehetzt zu fühlen.

- **Körperhaltung anpassen**: Neben dem Tonfall ist die **nonverbale Sprache** ebenso wichtig. Einen beruhigenden Blickkontakt aufrechtzuerhalten, sich neben den Patienten zu setzen, um Bereitschaft zu zeigen, und abrupte Gesten zu vermeiden, sind Elemente, die zu einer beruhigenden Atmosphäre beitragen.

2.3 Dem Patienten aktiv zuhören

Aktives Zuhören ist wichtig, um dem Patienten **die** Möglichkeit zu geben, **sich frei** über seine Ängste zu **äußern**. Dies zeigt dem Patienten, dass er wahrgenommen wird und dass seine Sorgen legitim sind.

- **Offene Fragen stellen**: Um den Patienten zum Sprechen zu ermutigen, kann der Pfleger offene Fragen stellen, z. B.: "Wie fühlen Sie sich gerade?" oder "Gibt es etwas, das Ihnen besondere Sorgen bereitet?". Dadurch wird der Dialog eröffnet und die spezifischen Quellen seiner Angst können identifiziert werden.

- **Einfühlungsvermögen zeigen**: Die Pflegekraft sollte Einfühlungsvermögen zeigen, indem sie die Gefühle des Patienten anerkennt und bestätigt. Wenn Sie z. B. sagen: "Ich verstehe, dass diese Situation Sie beunruhigen kann, das ist völlig normal", beruhigt dies den Patienten und zeigt ihm, dass er mit seinen Ängsten nicht allein ist.

- **Gefühle nicht herunterspielen**: Es ist wichtig, die Angst des Patienten nicht herunterzuspielen, indem man Sätze wie "Machen Sie sich keine Sorgen" oder "Es ist nichts Ernstes" sagt. Auch wenn die Absicht darin besteht, zu beruhigen, können diese Sätze den Eindruck erwecken, dass die Sorgen des Patienten nicht ernst genommen werden. Stattdessen sollte man seine Gefühle anerkennen und gleichzeitig beruhigende und konstruktive Antworten geben.

3. Spezifische Techniken zur Linderung der Not

Neben der verbalen und nonverbalen Kommunikation gibt es **spezielle Techniken**, die der Pfleger anwenden kann, um einem Patienten zu helfen, sich zu entspannen und seine Angst besser zu bewältigen.

3.1 Ermutigung zu ruhiger und tiefer Atmung

Die **Tiefenatmung** ist eine einfache, aber wirksame Technik, um Ängste abzubauen und dem Patienten zu helfen, seine Ruhe wiederzufinden. Indem der Pfleger dem Patienten beibringt, seine Atmung zu kontrollieren, gibt er ihm ein Werkzeug an die Hand, mit dem er seine Anspannung abbauen kann.

- **Atemübung**: Der Helfer kann den Patienten durch eine Atemübung führen, indem er ihn bittet, tief durch die Nase einzuatmen, den Atem für einige Sekunden anzuhalten und dann langsam durch den Mund auszuatmen. Dadurch werden die physiologischen Symptome der Angst, wie Hyperventilation und Tachykardie, reduziert.

3.2 Ablenkung oder sensorische Begleitung anbieten

Die Ablenkung eines ängstlichen Patienten kann auch eine wirksame Methode sein, um seine Aufmerksamkeit von seinen unmittelbaren Sorgen abzulenken.

- **Ablenkung durch Sprache**: Sich mit dem Patienten über leichtere Themen wie seine Familie, Hobbys oder Anekdoten zu unterhalten, kann ihm helfen, seine Aufmerksamkeit von der Quelle seiner Angst abzulenken. Der Pfleger kann so die Bindung zum Patienten stärken und ihn gleichzeitig beruhigen.

- **Sinnesbegleitung**: Einige einfache Methoden, wie das Anbieten einer kühlen Kompresse auf der Stirn oder den Händen oder einfach das sanfte Auflegen einer Hand auf die Schulter des Patienten, können helfen, die Angst zu lindern.

3.3 Den Patienten in seine Betreuung einbeziehen

Eine weitere Möglichkeit, Angst zu reduzieren, besteht darin, dem Patienten eine gewisse **Autonomie** zu geben und ihn in den Pflegeprozess einzubeziehen. Den Patienten an bestimmten Entscheidungen oder kleinen Handlungen teilhaben zu lassen, gibt ihm das Gefühl der Kontrolle zurück, das in Stresssituationen oft verloren geht.

- **Wahlmöglichkeiten einräumen**: Wenn es möglich ist, dem Patienten die Möglichkeit zu geben, Entscheidungen bezüglich seiner Pflege zu treffen (z. B. den Zeitpunkt der Pflege oder eine bequemere Position zu wählen), kann er wieder ein wenig Macht über seine Situation erlangen.

- **Erklärung der einzelnen Schritte** : Indem die Pflegekraft jeden Schritt der Pflege oder Behandlung klar erklärt, hilft sie dem Patienten, besser zu verstehen, was geschieht, und sich mental vorzubereiten, was die Ungewissheit und damit die Angst verringert.

  ◦ Teamarbeit in Situationen mit hohem Stresspegel

Die Zusammenarbeit im Team unter hohem Stress ist eine häufige Herausforderung im medizinischen Bereich, insbesondere in Notaufnahmen, auf Intensivstationen oder bei komplexen medizinischen Eingriffen. Hoher Stress kann aus der Schwere des Zustands eines Patienten, der Dringlichkeit einer Situation oder der Komplexität der zu leistenden Pflege resultieren. In solchen Momenten wird die Teamarbeit entscheidend, um eine schnelle, wirksame und koordinierte Behandlung zu gewährleisten. Jedes Teammitglied muss nicht nur individuell gute Leistungen erbringen, sondern auch **effektiv zusammenarbeiten** können, indem es Stress bewältigt und gleichzeitig eine reibungslose Kommunikation und schnelle Entscheidungsfindung aufrechterhält.

Als Schlüsselfigur in der Pflegekette muss der Pflegehelfer in der Lage sein, **aktiv** zum reibungslosen Funktionieren des Teams **beizutragen** und dabei einen kühlen Kopf zu bewahren. Die Teamarbeit in einem solchen Kontext beruht auf mehreren wesentlichen Aspekten: **Kommunikation, Koordination, Umgang mit Emotionen** und **gegenseitige Unterstützung** der Teammitglieder.

1. Kommunikation: ein Schlüsselelement in Situationen hohen Stresses

In Situationen mit hohem Druck ist eine **klare, prägnante und strukturierte Kommunikation** unerlässlich. Missverständnisse oder Kommunikationsfehler können schwerwiegende Folgen für die Behandlung des Patienten haben. Daher ist es von entscheidender Bedeutung, dass alle Teammitglieder effektive Kommunikationsmethoden anwenden, um Verwirrung zu vermeiden.

1.1 Klare und strukturierte Kommunikation

Eine effektive Kommunikation beginnt mit der Verwendung einer klaren, direkten und unmissverständlichen Sprache. In Stresssituationen ist es wichtig, lange oder unpräzise Sätze zu vermeiden, da sie verwirrend sein oder Handlungen verzögern können.

- **Präzise** Anweisungen geben: Wenn ein Teammitglied, z. B. eine Pflegekraft oder ein Arzt, Anweisungen gibt, sollten diese **klar und spezifisch** sein. Statt "Bereiten Sie den Patienten vor" wäre es z. B. präziser zu sagen:

"Bereiten Sie eine Infusion mit 500 ml Kochsalzlösung für den Patienten vor". Dies vermeidet Fehlinterpretationen und ermöglicht es dem Team, schneller zu handeln.

- **Einsatz von Wiederholungen zur Validierung**: In kritischen Situationen ist es hilfreich, wenn die Teammitglieder die erhaltenen Anweisungen kurz **wiederholen,** um sicherzustellen, dass sie richtig verstanden wurden. So können Missverständnisse vermieden werden. Beispielsweise kann der Pflegehelfer eine Anweisung bestätigen, indem er sagt: "Sie wollen 500 ml Kochsalzlösung, ist das richtig?

1.2 Effektive nonverbale Signale verwenden

Auch die nonverbale Kommunikation spielt eine wichtige Rolle, vor allem wenn die Situation schnelles und genaues Arbeiten erfordert.

- **Gesten und Blicke**: Gesten können verbale Anweisungen verstärken. Beispielsweise kann das Zeigen auf ein Gerät oder einen Patienten eine Anweisung begleiten, um die Information visuell zu verdeutlichen. Außerdem kann ein einfacher Blick manchmal ausreichen, um einen Kollegen anzuweisen, einen Parameter zu überwachen oder eine technische Handlung vorzubereiten.

- **Positionierung** : Zur richtigen Zeit am richtigen Ort physisch präsent zu sein, ist eine wesentliche Form der nonverbalen Kommunikation. Beispielsweise sollte die Pflegekraft die Bedürfnisse des medizinischen Teams antizipieren, indem sie sich in der Nähe der Notfallausrüstung oder der benötigten Werkzeuge positioniert.

2. Koordination: synchron mit dem Team arbeiten

In Situationen mit hohem Stress ist eine gute **Koordination der Handlungen** unerlässlich. Jedes Teammitglied muss genau wissen, was es zu tun hat und wann es eingreifen muss, ohne dass es zu Überschneidungen oder Verwirrungen kommt. Ein gut koordiniertes Team funktioniert wie eine synchronisierte Einheit, in der jede Aufgabe reibungslos erledigt wird.

2.1 Rollen und Verantwortlichkeiten festlegen

In Krisensituationen ist es von entscheidender Bedeutung, dass jedes Teammitglied seine **Rolle** und seine **Verantwortlichkeiten** kennt und respektiert. Die Aufgabenverteilung muss von Beginn der Intervention an klar sein.

- **Spezifische Rollen zuweisen**: Bei einem Notfall muss jedes Teammitglied eine bestimmte Rolle haben. Der Pflegehelfer kann mit der Überwachung der Vitalparameter des Patienten betraut sein, das notwendige Material vorbereiten oder andere Pflegekräfte physisch unterstützen. Wenn man seine Rolle kennt, kann man effizient handeln und verliert keine Zeit damit, seinen Platz im Team zu suchen.

- **Den Bedarf des Teams antizipieren**: Die Pflegekraft muss proaktiv handeln und **vorausschauend planen,** was für den weiteren Verlauf des Einsatzes benötigt wird, sei es das Richten von Medikamenten, das Anlegen von medizinischen Geräten oder logistische Unterstützung. Diese Antizipation hilft, die Arbeit des Teams reibungsloser zu gestalten und Verzögerungen zu vermeiden.

2.2 Zusammenarbeiten und sich gegenseitig helfen

In stressigen Situationen ist die **Zusammenarbeit** zwischen den Teammitgliedern von entscheidender Bedeutung. Jede Pflegekraft muss auf die Bedürfnisse der anderen achten und bereit sein, einzugreifen, um Unterstützung zu bieten oder bei Bedarf die Führung zu übernehmen.

- **Gegenseitige Unterstützung**: In einer angespannten Umgebung können Fehler passieren. Das Team muss daher zusammenhalten und bereit sein, **Fehler** zu **korrigieren** oder einem Kollegen in Schwierigkeiten zu helfen, ohne zu urteilen, sondern mit dem Ziel, den Patienten besser zu versorgen. Wenn ein Pfleger z. B. einen Schritt in einem Protokoll vergisst, kann ein anderes Mitglied ihn freundlich daran erinnern oder die Aufgabe übernehmen, ohne zusätzliche Spannungen zu erzeugen.

- **Eine positive Einstellung bewahren**: Auch in kritischen Momenten ist es wichtig, eine **konstruktive** und **positive** Einstellung beizubehalten. Andere Teammitglieder zu ermutigen, sich solidarisch zu zeigen und negative Bemerkungen oder Kritik mitten in der Arbeit zu vermeiden, hilft dabei, eine funktionale und respektvolle Arbeitsatmosphäre zu bewahren.

3. Umgang mit Emotionen: Unter Druck ruhig und konzentriert bleiben

Hohe Stresssituationen können den emotionalen Druck erhöhen, und es ist von entscheidender Bedeutung, dass jedes Teammitglied, einschließlich der Pflegekraft**, mit seinen Emotionen** umgehen kann, um leistungsfähig zu bleiben. Die Fähigkeit, Ruhe zu bewahren und konzentriert zu bleiben, verringert das Risiko von Fehlern und sorgt für eine sicherere Versorgung des Patienten.

3.1 Stress kontrollieren, um besser handeln zu können

Stress ist eine normale Reaktion in Notsituationen, muss aber **kanalisiert** werden, um die Wirksamkeit des Einsatzes nicht zu beeinträchtigen.

- **Tief durchatmen**: Wenn die Situation angespannt wird, hilft ein tiefer Atemzug**, den unmittelbaren Stress zu reduzieren** und die Kontrolle über die Gedanken zurückzugewinnen. Ein ruhiger Geist ist wichtig, um schnelle und effektive Entscheidungen zu treffen.

- **Sich auf die Handlung konzentrieren**: Anstatt sich von der Tragweite der Situation überwältigen zu lassen, sollte die Pflegekraft auf die Aufgabe konzentriert bleiben, die sie in diesem Moment erfüllen muss. Sich auf konkrete Handlungen zu **konzentrieren**, hilft, **Angst zu reduzieren** und die Leistung zu steigern.

3.2 Umgang mit den emotionalen Auswirkungen von Notfällen

Manche Notfallsituationen können **starke emotionale Auswirkungen** haben, insbesondere wenn es sich um Patienten in Not oder kritische Situationen handelt. Der Pflegehelfer muss, wie die anderen Teammitglieder auch, seine eigenen emotionalen Reaktionen erkennen und **mit ihnen umgehen können**, um professionell und effektiv zu bleiben.

- **Nach dem** Einsatz **Abstand gewinnen**: Wenn der Notfall vorbei ist, ist es wichtig, **sich einen Moment Zeit zu nehmen, um Dampf abzulassen** und über das Ereignis nachzudenken. So können Sie den empfundenen Stress verarbeiten und sich darüber klar werden, was gut funktioniert hat und was beim nächsten Mal besser gemacht werden könnte.

- **Seine Emotionen ausdrücken** : Wenn man sich nach einem belastenden Einsatz mit den Kollegen unterhält, kann man seine Emotionen ausdrücken und sich über die aufgetretenen Schwierigkeiten austauschen. Emotionale Unterstützung innerhalb des Teams ist entscheidend, um den Zusammenhalt zu wahren und Burnout zu vermeiden.

4. Unterstützung und Teamgeist: Schaffung eines Klimas des Vertrauens

In Situationen mit hohem Stress sind **Solidarität** und **gegenseitige Unterstützung** wichtige Werte, die es dem Team ermöglichen, effektiv zu arbeiten. Als vollwertiges Teammitglied trägt der Pflegehelfer dazu bei, ein **Klima des Vertrauens zu** schaffen, in dem sich jeder unterstützt und respektiert fühlt.

4.1 Teammitglieder ermutigen und wertschätzen

In einer stressigen Situation ist es wichtig, dass die Teammitglieder sich **gegenseitig unterstützen**, indem sie die Fähigkeiten jedes Einzelnen wertschätzen. Ein aufmunterndes Wort oder die Anerkennung einer gut gemachten Arbeit kann helfen, eine **positive Dynamik** aufrechtzuerhalten.

- **Sich bei den Kollegen bedanken**: Wenn Sie sich nach einem Einsatz die Zeit nehmen, Ihren Kollegen für ihre Unterstützung oder ihre Arbeit zu danken, fördert dies den Teamgeist. Diese einfache Geste trägt dazu bei, eine kooperative und respektvolle Arbeitsatmosphäre zu schaffen.

4.2 Gemeinsames Lernen nach einer Krise

Nach jeder Situation, **in der** hoher Stress auftritt, ist es von entscheidender Bedeutung, **im Team** über den Ablauf der Intervention nachzudenken. Dadurch werden nicht nur die

Fähigkeiten des Einzelnen verbessert, sondern auch der Zusammenhalt des Teams gestärkt.

- **Nachbesprechung nach dem Notfall**: Die Durchführung einer Nachbesprechung ermöglicht es, Stärken und Verbesserungsmöglichkeiten zu identifizieren. Es gibt jedem Teammitglied auch die Gelegenheit, seine Gefühle über den Einsatz zu äußern und Vorschläge für künftige ähnliche Situationen auszutauschen.

Kapitel 8

Technologische Innovationen und ihre Auswirkungen auf die Arbeit in der HNO-Heilkunde

- **Neue Technologien in der HNO-Heilkunde**
  - Einführung in den technologischen Fortschritt: Laser, Robotik, 3D-Bildgebung

Technologische Fortschritte haben den Bereich der Medizin revolutioniert, insbesondere Fachgebiete wie die Hals-Nasen-Ohrenheilkunde (HNO). Unter anderem hat der Einsatz von **Lasern**, **Robotik** und **3D-Bildgebung** die Art und Weise der medizinischen Versorgung verändert und Ärzten neue Möglichkeiten zur Diagnose und Behandlung von Erkrankungen eröffnet. Diese Technologien haben die **Genauigkeit von Eingriffen** verbessert, die **Genesungszeit** von Patienten verkürzt und den Weg für weniger invasive Behandlungen geebnet, während sie gleichzeitig den Komfort für den Patienten erhöhen.

Diese technologischen Fortschritte sind nicht nur ein Gewinn für HNO-Spezialisten, sondern definieren auch die Rolle des Pflegepersonals neu, einschließlich der Pflegekraft, die sich mit diesen neuen Technologien vertraut machen muss, um Ärzte und Patienten besser unterstützen zu können. Die Beherrschung dieser Werkzeuge und ein tiefgreifendes Verständnis ihrer Anwendungen sind daher für eine optimale Pflege unerlässlich. Lassen Sie uns diese Fortschritte und ihre Auswirkungen auf die medizinische Praxis erforschen.

1. Der Einsatz von Lasern in der HNO-Heilkunde: Präzision und Effizienz

Eine der wichtigsten Innovationen bei der Behandlung von -HNO Erkrankungen ist der Einsatz von **Lasern**. Der Laser ist eine Technologie, die gebündelte Lichtstrahlen verwendet, um **präzise Schnitte** oder **Gewebeabtragungen** durchzuführen, ohne dass eine herkömmliche Operation erforderlich ist. Im HNO-Bereich wird der Laser zur Behandlung von Zuständen eingesetzt, die von Nasenpolypen über Krebsläsionen bis hin zu gutartigen Erkrankungen wie Papillomen der Stimmbänder reichen.

1.1 Höhere Genauigkeit und weniger Schäden

Der Hauptvorteil des Lasers ist seine Fähigkeit, **bestimmte Bereiche** mit hoher Präzision **anzuvisieren**, wodurch der Schaden am umliegenden gesunden Gewebe minimiert wird. Dies ist besonders in den empfindlichen Bereichen des Halses, des Kehlkopfs oder der Nasennebenhöhlen nützlich, wo eine minimale Fehlerspanne zu Komplikationen führen kann.

* **Behandlung von Nasenpolypen und Tumoren**: Mit dem Laser können Nasenpolypen oder Tumoren sicherer und weniger invasiv entfernt werden. Er ermöglicht einen sauberen Schnitt und verringert das Blutungsrisiko, was dem Patienten in Bezug auf die postoperative Erholung zugute kommt.

* **Entfernung von Krebsgewebe**: Bei Krebs im Rachenraum oder an den Stimmbändern kann der Laser zur **Zerstörung von Krebszellen** eingesetzt werden, ohne dass der betroffene Bereich chirurgisch geöffnet werden muss, wodurch das Risiko von Komplikationen und Narbenbildung verringert wird.

1.2 Vorteile für den Patienten: weniger Schmerzen, schnellere Genesung

Die Verwendung eines Lasers hat für den Patienten viele Vorteile. Lasereingriffe sind nicht nur weniger invasiv, sondern verursachen in der Regel **auch weniger Schmerzen nach der Operation**, reduzieren **Blutungen** und beschleunigen die **Genesung**.

* Weniger **Infektionen nach** der Operation: Da der Laser die Blutgefäße veröden kann, verringert er auch das Infektionsrisiko nach der Operation, da weniger offene Wunden zurückbleiben.

- **Schnellere Genesung**: Bei Eingriffen wie Mandeln oder Nasenpolypen können Patienten, die mit einem Laser behandelt werden, in der Regel schneller nach Hause gehen und in kürzerer Zeit wieder ihren normalen Aktivitäten nachgehen als nach einer herkömmlichen Operation.

2. Chirurgische Robotik: Auf dem Weg zu einer präziseren und weniger invasiven Chirurgie

Die Einführung der **Robotik** in der HNO-Chirurgie hat die Präzision der chirurgischen Eingriffe auf eine neue Stufe gehoben. Die **robotergestützte Chirurgie** ermöglicht es Chirurgen, komplexe Operationen mit millimetergenauer Genauigkeit durchzuführen und dabei weniger invasiv für den Patienten zu sein.

2.1 Höhere Präzision und Wendigkeit

Robotersysteme wie der **Da Vinci** ermöglichen es Chirurgen, chirurgische Instrumente mit bisher unerreichter Präzision zu steuern. Der Chirurg greift nicht mehr direkt mit seinen Händen ein, sondern über eine Konsole, die Roboterarme steuert. Dadurch können komplexe Eingriffe in schwer zugänglichen anatomischen Bereichen wie dem Zungengrund oder den Nasennebenhöhlen durchgeführt werden.

- **Chirurgie der Schädelbasis und der Nasennebenhöhlen**: Bei der HNO-Chirurgie muss oft auf sehr engem Raum operiert werden. Dank der Robotik können Chirurgen mit sehr feinen und präzisen Bewegungen auch tiefe Bereiche erreichen und so Kollateralschäden begrenzen.

- **Reduzierung von Tremor** : Einer der größten Vorteile der Robotik ist die Eliminierung des **menschlichen Zitterns**. Dies ist besonders wichtig bei heiklen Operationen, die eine hohe Stabilität erfordern, z. B. bei Operationen an den Stimmbändern oder den Strukturen des Kehlkopfs.

2.2 Höherer Komfort für Chirurg und Patient

Die Roboterassistenz kommt nicht nur den Chirurgen zugute, indem sie ihnen **ergonomischen Komfort** bietet, sondern auch den Patienten, indem sie Eingriffe **weniger invasiv** und schneller macht.

- **Weniger Narben**: Im Gegensatz zu herkömmlichen Operationen, die oft große Einschnitte erfordern, können Operationen mithilfe von Robotik durch kleine Einschnitte durchgeführt werden, wodurch weniger Narben entstehen und eine schnellere Genesung gefördert wird.

- **Verkürzung der Operations- und** Nachbehandlungszeit: Die im Operationssaal verbrachte Zeit kann dank der Präzision der Roboter verkürzt werden, wodurch auch die Komplikationen einer längeren Anästhesie verringert werden. Darüber hinaus benötigen Patienten, die mit Roboterunterstützung operiert werden, aufgrund der geringeren Gewebetraumatisierung in der Regel weniger Erholungszeit.

3. 3D-Bildgebung: verbesserte Visualisierung für eine genaue Diagnose

Die **3D-Bildgebung** ist ein weiterer technologischer Fortschritt, der die Genauigkeit der Diagnosen und die Planung chirurgischer Eingriffe im HNO-Bereich erheblich verbessert hat. Im Gegensatz zur herkömmlichen zweidimensionalen Bildgebung können mit der 3D-Bildgebung die inneren Strukturen des Körpers dreidimensional dargestellt werden, was einen umfassenderen und detaillierteren Einblick ermöglicht.

3.1 Genaue Diagnose und chirurgische Planung

Mithilfe von 3D-Bildern können Ärzte **anatomische Strukturen** besser verstehen und Anomalien erkennen, die mit herkömmlichen Röntgen- oder Ultraschallaufnahmen möglicherweise schwer zu erkennen sind.

- **Präzise anatomische Rekonstruktion**: In der HNO-Heilkunde ist die 3D-Bildgebung besonders hilfreich bei der **Planung von Nasennebenhöhlenoperationen**, da sie den Chirurgen eine genaue Darstellung der Nasennebenhöhlen und möglicher Fehlbildungen ermöglicht. So können Schwierigkeiten vorhergesehen und die Schnitte optimal geplant werden.

- **Bessere Beurteilung von Tumoren**: Bei Krebs können mithilfe von 3D-Bildern die Größe, die Form und die genaue Lage von Tumoren besser beurteilt werden. Dies hilft, einen gezielteren Eingriff zu planen, wodurch das Risiko, gesundes Gewebe zu verletzen, verringert und die Prognose nach der Operation verbessert wird.

3.2 Chirurgische Ausbildung und Simulation

Die 3D-Bildgebung wird nicht nur für die Diagnose eingesetzt, sondern ist auch ein leistungsstarkes Instrument für die **Ausbildung von Gesundheitsfachkräften**. Mithilfe von Simulationen, die auf dreidimensionalen Bildern basieren, können Ärzte komplexe Operationen üben, bevor sie an echten Patienten operieren.

- **Präoperative Simulationen**: Vor einer Operation können Chirurgen mithilfe von 3D-Modellen **den Eingriff simulieren** und ihre Handgriffe genau planen. Dies ist besonders bei schwierigen Operationen hilfreich, z. B. bei Tumoren der Schädelbasis oder komplexen Gefäßanomalien.

4. Auswirkungen auf die Rolle der Pflegekraft

Diese technologischen Fortschritte in der **HNO-Heilkunde** verändern auch die Rolle des **Pflegers**. Obwohl die Kernaufgaben der Pflegekraft, wie die Unterstützung der Patienten und die Assistenz der Ärzte, weiterhin im Mittelpunkt ihrer Arbeit stehen, erfordern diese Technologien eine **ständige Weiterbildung** und **Anpassung**, um die neuen medizinischen Praktiken effektiv begleiten zu können.

- **Gerätekenntnisse**: Die der/Krankenpflegehelferin Krankenpflegehelfer muss nun mit den neuen Geräten im Operationssaal vertraut sein, z. B. mit Lasern oder Operationsrobotern, damit sie/er die Ärzte bei der Vorbereitung von Eingriffen und der Verwendung dieser Geräte unterstützen kann.

- **Begleitung der Patienten** : Mit der Einführung von Technologien wie Robotik und 3D-Bildgebung muss die Pflegekraft in der Lage sein, die Patienten **zu beruhigen und** über diese Methoden zu **informieren**, die oft als beeindruckend oder beängstigend empfunden werden.

  - Auswirkungen dieser Technologien auf die Patientenversorgung und die Arbeit der Pflegerinnen und Pfleger

Technologische Fortschritte wie Laser, Robotik und 3D-Bildgebung haben die Art und Weise der Pflege in vielen medizinischen Fachbereichen, insbesondere in der HNO (Hals-Nasen-Ohrenheilkunde), grundlegend verändert. Diese Technologien haben sich **erheblich** auf die **Patientenversorgung** ausgewirkt, indem sie sowohl die Präzision der Eingriffe als auch den Komfort der Patienten verbessert haben, aber auch auf die tägliche Arbeit der Beschäftigten im Gesundheitswesen, einschließlich der Pflegekräfte. Letztere müssen sich an diese

Innovationen anpassen, um weiterhin eine Schlüsselrolle im Pflegeprozess zu spielen. Die neuen Technologien bringen sowohl große Vorteile für die Patienten als auch bedeutende Veränderungen in der Berufspraxis mit sich.

1. Bessere Patientenversorgung: mehr Komfort, weniger Risiken

Technologien wie Laser, Robotik und 3D-Bildgebung haben die Art und Weise der Pflege grundlegend verändert, indem sie eine **präzisere, schnellere und weniger invasive Behandlung** ermöglichen. Diese Innovationen verringern die Risiken für die Patienten, erhöhen ihren Komfort und verkürzen die Genesungszeit.

1.1 Präzisere und weniger invasive Interventionen

Einer der Hauptvorteile dieser Technologien ist, dass sie viel präzisere Eingriffe ermöglichen. Durch den Einsatz von Systemen wie Laser oder Robotik können Ärzte nun sehr spezifische Bereiche behandeln, ohne das umliegende Gewebe zu beschädigen.

- **Weniger Narben und Schmerzen**: Roboter- oder laserunterstützte Techniken ermöglichen Eingriffe mit kleineren Schnitten oder in einigen Fällen sogar ohne Schnitte, wodurch die postoperativen Narben reduziert und die Schmerzen, die der Patient nach dem Eingriff empfindet, minimiert werden.

- **Weniger Blutungen und Komplikationen** : Der Laser z. B. hat die Fähigkeit, das Gewebe zu veröden und gleichzeitig einzuschneiden, wodurch die Blutungen während und nach der Operation deutlich reduziert werden. Dies schränkt postoperative Komplikationen wie

Infektionen oder Blutungen ein und trägt zu einer schnelleren Heilung bei.

- **Schnellere Diagnose und Behandlung**: Dank der 3D-Bildgebung können Ärzte nun präzisere und schnellere Diagnosen stellen, wodurch langwierige und invasive Verfahren vermieden werden können. Beispielsweise können durch die dreidimensionale Darstellung der Nasenhöhle oder des Rachens ein Tumor oder eine Missbildung effizienter lokalisiert und ein gezielter Eingriff geplant werden.

1.2 Verkürzung der Erholungszeit und des Krankenhausaufenthalts

Die präziseren und weniger invasiven Techniken, die diese Technologien bieten, haben auch zur Folge, dass **die Genesungszeit** der Patienten sowie die Dauer ihres Krankenhausaufenthalts **deutlich verkürzt** werden. In vielen Fällen können die Patienten das Krankenhaus noch am selben Tag oder innerhalb weniger Tage nach dem Eingriff verlassen, was ihren allgemeinen Komfort erhöht.

- **Schnellere Genesung**: Bei Eingriffen mit Laser oder Robotern wird das Gewebe weniger traumatisiert, sodass der Körper schneller heilen kann. Dies verringert auch den Bedarf an postoperativen Medikamenten, insbesondere Schmerzmitteln, und ermöglicht es den Patienten, schneller wieder ihren täglichen Aktivitäten nachzugehen.

- **Weniger lange Krankenhausaufenthalte**: Da das Risiko postoperativer Komplikationen dank der präzisen Eingriffe und der 3D-Visualisierung verringert wird, verbringen die Patienten weniger Zeit im Krankenhaus. Diese Verringerung der Krankenhausaufenthalte kommt sowohl dem Patienten zugute, der sich zu Hause erholen kann, als auch dem Gesundheitssystem, das schneller Betten frei machen kann.

1.3 Besserer Komfort und weniger Ängste

Diese Technologien ermöglichen nicht nur präzisere Eingriffe, sondern bieten auch einen **besseren** Patientenkomfort während des gesamten Behandlungsverlaufs, wodurch die **Angst der** Patienten verringert wird.

- **Weniger wahrgenommene Schmerzen**: Die Verringerung der Einschnitte und des physischen Traumas durch Laser- und Robotertechniken hat die direkte Folge, dass der Patient sowohl während der Operation als auch danach weniger Schmerzen empfindet. Dies trägt dazu bei, dass die Operationserfahrung weniger stressig ist.

- **Persönliche Betreuung**: Mithilfe von 3D-Bildern kann das Pflegepersonal dem Patienten seinen Gesundheitszustand und die geplante Behandlung besser erklären. Die Tatsache, dass der betroffene Bereich detailliert dargestellt werden kann, beruhigt den Patienten oft, da er besser versteht, was getan werden soll. Dies verringert die Unsicherheit und Angst, die mit dem Eingriff verbunden sind.

2. Auswirkungen auf die Arbeit von Pflegehelfern: neue Fähigkeiten müssen erworben werden

Während diese Technologien zweifellos die Patientenversorgung verbessern, bringen sie auch **erhebliche Veränderungen** in der Arbeitsweise der Beschäftigten im Gesundheitswesen, einschließlich der Pflegekräfte, mit sich. Ihre Rolle verändert sich aufgrund dieser Innovationen, und sie müssen sich nun anpassen, um **das medizinische Team effektiv** zu **unterstützen** und die Patienten optimal zu betreuen.

2.1 Neue Geräte und Technologien beherrschen

Die Einführung fortschrittlicher Technologien wie Robotik und Laser erfordert eine **ständige Weiterbildung** für Pflegehilfskräfte. Obwohl sie nicht für die direkte Bedienung der Maschinen verantwortlich sind, spielen sie eine entscheidende Rolle bei der Vorbereitung der Ausrüstung, der Unterstützung während der Verfahren und der Unterstützung des Patienten.

- **Kenntnis der Instrumente** : Die Pflegekraft muss in der Lage sein, die für roboter- oder laserassistierte Eingriffe erforderlichen Geräte **vorzubereiten und zu überprüfen.** Dazu gehören Aufgaben wie die Überprüfung, ob die Maschinen ordnungsgemäß funktionieren, die Vorbereitung von Tüchern oder Decken zum Schutz des Patienten und die Organisation der Instrumente, die während des Eingriffs verwendet werden sollen.

- **Begleitung des Chirurgen**: Während des Eingriffs muss die Pflegekraft bereit sein, **schnell auf die** Bedürfnisse des Chirurgen **zu reagieren**, sei es, dass sie zusätzliche Ausrüstung bereitstellt oder bei der Neuorganisation der Werkzeuge um den Operationsbereich herum behilflich ist. Die Robotik beispielsweise bringt oft eine technischere Arbeitsumgebung mit sich, mit Kontrollbildschirmen oder automatisierten Systemen, die die Pflegekraft verstehen muss.

2.2 Eine erweiterte Rolle bei der postoperativen Überwachung und Nachsorge

Da weniger invasive Eingriffe durchgeführt werden und die Genesung schneller voranschreitet, wird die Pflegekraft zunehmend für die **postoperative Überwachung** und **Nachsorge der Patienten** benötigt.

- **Engmaschige Überwachung**: Patienten, die sich einer Laser- oder Roboterbehandlung unterziehen, benötigen in der Regel eine **leichtere postoperative Pflege**, die aber dennoch eine erhöhte Wachsamkeit erfordert, um Komplikationen zu vermeiden. Die Pflegekraft spielt eine Schlüsselrolle bei der Überwachung der Vitalzeichen, der Kontrolle von Nachblutungen oder auch der Schmerzbehandlung.

- **Vorbereitung auf die Rückkehr nach Hause**: Da Krankenhausaufenthalte immer kürzer werden, hilft die Pflegekraft dabei, die Patienten auf die Rückkehr nach Hause vorzubereiten, indem sie ihnen die **notwendigen Informationen** über die Pflege zu Hause (Wundversorgung, Schmerzmanagement) gibt und sicherstellt, dass sie die medizinischen Empfehlungen verstanden haben.

2.3 Psychologische Unterstützung und Umgang mit neuen Patientenerwartungen

Mit den neuen Technologien erwarten die Patienten eine schnellere, bequemere und weniger invasive Pflege, aber das verringert nicht ihren **Bedarf an psychologischer Unterstützung**. Die Pflegekraft, die in direktem Kontakt mit dem Patienten steht, spielt weiterhin eine grundlegende Rolle bei der Bewältigung von Angstzuständen und der Betreuung.

- **Technologien erklären**: Manche Patienten sind vielleicht von der Vorstellung eingeschüchtert, von einem Roboter oder mit einem Laser operiert zu werden. Die Pflegekraft muss in der Lage sein, **ihre Fragen zu beantworten**, ihnen den Ablauf der Eingriffe zu erklären und sie hinsichtlich der Wirksamkeit und Sicherheit dieser Technologien zu beruhigen.

- **Den Patienten auf seinem Weg begleiten**: Die mit den neuen Technologien verbundene Angst kann durch eine aufmerksame und persönliche Begleitung gelindert werden. Die Pflegekraft sollte anwesend sein, um sich die

Sorgen des Patienten anzuhören, ihm zu helfen, die Schritte seiner Behandlung zu verstehen und ihn während der gesamten Behandlung zu ermutigen.

- **Telemedizin und Telebetreuung in der HNO-Heilkunde**
  - Wie die Telemedizin in die Betreuung von HNO-Patienten integriert wird

Die **Telemedizin** hat sich in den letzten Jahren rasant ausgebreitet und ist zu einem Schlüsselelement der Modernisierung des Gesundheitswesens geworden. In der Oto-Rhino-Laryngologie (HNO) wird diese Technologie zunehmend in die **Patientenbetreuung** integriert und bietet eine neue Art der Verwaltung von Konsultationen, Diagnosen und Behandlungen. Die Einführung der Telemedizin im HNO-Bereich erleichtert nicht nur den Zugang zu medizinischer Versorgung für Patienten, die weit entfernt wohnen oder in ihrer Mobilität eingeschränkt sind, sondern trägt auch zur **Entlastung** von Krankenhauszentren und Arztpraxen bei, indem sie effiziente Alternativen für Nachsorgeuntersuchungen oder Routinebehandlungen bietet.

Diese Entwicklung bietet Ärzten und Pflegekräften, einschließlich Pflegekräften, eine neue Art der Interaktion mit den Patienten, bei gleichzeitiger Aufrechterhaltung eines hohen Betreuungsniveaus. Die Telemedizin ermöglicht eine Kombination aus **virtuellen Konsultationen**, **Fernbetreuung** und dem Einsatz neuer digitaler Hilfsmittel, um Vitalzeichen zu überwachen, Symptome zu untersuchen oder sogar bestimmte diagnostische Beurteilungen vorzunehmen.

1. Fernkonsultationen: ein erleichterter Zugang zu HNO-Behandlungen

Die **Fernkonsultation** ist eines der Schlüsselelemente der Telemedizin in der HNO-Heilkunde. Dank der Videokonferenztechnologie können Patienten ihren Facharzt nun auch von zu Hause aus konsultieren, wodurch sich der Reiseaufwand verringert, insbesondere für Patienten, die in ländlichen Gebieten oder weit entfernt von großen medizinischen Zentren leben.

1.1 Nachsorgeuntersuchungen und postoperative Bilanzen

Im HNO-Bereich gibt es zahlreiche Erkrankungen, die eine **regelmäßige Nachsorge** erfordern, sei es nach einer Operation, zur Überwachung des Verlaufs chronischer Erkrankungen oder zur Beurteilung der Wirksamkeit einer Behandlung. Die Telemedizin ermöglicht es, einen Teil dieser Nachsorgeuntersuchungen aus der Ferne durchzuführen, ohne dass der Patient systematisch reisen muss.

- **Überwachung der postoperativen Folgen**: Nach bestimmten HNO-Eingriffen wie einer Nasennebenhöhlenoperation oder einer Tonsillektomie kann die Telemedizin eingesetzt werden, um **den Heilungsverlauf zu überprüfen** oder sicherzustellen, dass keine Komplikationen (Infektion, Blutung) auftreten. Der Patient kann seine Wunde mithilfe der Kamera seines Telefons oder Computers zeigen, und der Arzt kann so beurteilen, ob er weitere Untersuchungen oder Behandlungen anordnen muss.

- **Beurteilung der Wirksamkeit von Behandlungen** : Bei chronischen Erkrankungen wie Allergien, Nasenpolypen oder Atembeschwerden bieten Fernnachsorgeuntersuchungen die Möglichkeit, die Wirkung der Behandlungen zu besprechen, die

Dosierungen gegebenenfalls anzupassen und Fragen der Patienten zur Entwicklung ihrer Symptome zu beantworten.

1.2 Erstkonsultation bei leichten Symptomen

Die Telemedizin ermöglicht auch eine **erste Einschätzung** von leichten Symptomen, bevor eine physische Konsultation in Betracht gezogen wird. Einige Beschwerden wie Mittelohrentzündungen, Sinusitis oder Pharyngitis können über den Online-Austausch vorläufig diagnostiziert werden.

- **Beobachtung von Symptomen**: Mithilfe der Kameras und der von den Patienten eingesandten Fotos kann der HNO-Arzt sichtbare Symptome wie eine laufende Nase, gerötete Ohren oder einen geschwollenen Hals beobachten. Dies ermöglicht es, eine erste Diagnose zu stellen und den Patienten gegebenenfalls an einen physischen Arzt zu verweisen.

- **Triage aus der Ferne**: Die Telemedizin ist besonders nützlich, um **Prioritäten** bei der Behandlung zu setzen. Ein HNO-Arzt kann z. B. beurteilen, ob eine Notfallkonsultation erforderlich ist oder ob der Patient mit einer fernverschriebenen medizinischen Behandlung ein paar Tage warten kann.

2. Nachverfolgung chronischer Erkrankungen: eine kontinuierliche Überwachung

Chronische HNO-Erkrankungen wie **Schlafapnoe**, **Allergien** oder **Hörstörungen** erfordern eine langfristige Überwachung, oft mit regelmäßigen Untersuchungen und Anpassungen der Behandlung. Die Telemedizin bietet hier innovative Lösungen, um **diese Erkrankungen** kontinuierlich und individuell zu **überwachen**, ohne dass häufige Konsultationen in der Praxis erforderlich sind.

2.1 Überwachung von Schlafapnoe

Patienten, die an **Schlafapnoe** leiden, benötigen oft ein Gerät mit kontinuierlichem positivem Druck (CPAP), das ihnen hilft, nachts zu atmen. Dank der Telemedizin kann **die Wirksamkeit** dieses Geräts aus der Ferne **überwacht werden**, ohne dass der Patient regelmäßig zur Kontrolle zum Arzt gehen muss.

- **Datenfernüberwachung**: Moderne CPAP-Geräte sind häufig mit Sensoren ausgestattet, die Daten über die Atmung des Patienten aufzeichnen, wie z. B. die Anzahl der Apnoen, die Herzfrequenz oder die Sauerstoffsättigung. Diese Daten können über angeschlossene Systeme direkt an den Arzt übermittelt werden, sodass der Zustand des Patienten **in Echtzeit beurteilt** und das Gerät bei Bedarf angepasst werden kann.

- **Konsultation bei anhaltenden Beschwerden** : Bei Auffälligkeiten in den gesammelten Daten (z. B. wenn der Patient trotz des Geräts weiterhin Episoden von Apnoe hat), kann der Arzt eine telemedizinische Konsultation vereinbaren, um die Symptome zu besprechen und die Einstellungen des Geräts anzupassen oder eine weitere Untersuchung anzuordnen.

2.2 Umgang mit Allergien und anderen Atemwegserkrankungen

Saisonale Allergien, chronische Rhinitis und andere Atemwegserkrankungen, die die Nasenwege betreffen, können mithilfe der Telemedizin aus der Ferne überwacht werden. Durch Fernkonsultationen können die Symptome überwacht, die Behandlung angepasst und die Patienten in Echtzeit beraten werden.

- **Symptomtagebücher**: Patienten können über Apps oder Online-Tracking-Plattformen **Tagebücher** über ihre

Symptome (wie verstopfte Nase, Niesen oder Atembeschwerden) führen. Diese Informationen sind für HNO-Ärzte zugänglich, **die die Behandlung an** die Allergiezyklen oder den Verlauf der Beschwerden **anpassen** können.

- **Schnelle Konsultation bei Krisen**: In Krisenzeiten, z. B. bei einer starken allergischen Reaktion, können Patienten über die Telemedizin schnell ihren Arzt konsultieren. So kann **schnell reagiert** und die Behandlung zur Linderung der Symptome geändert werden, ohne dass der Patient sofort zum Facharzt gehen muss.

3. Auswirkungen auf die Rolle der Pflegekraft: eine neue Form der Unterstützung

Die Integration der Telemedizin in die HNO-Pflege verändert auch die Art und Weise, wie Pflegehelfer mit Patienten und Ärzten interagieren. Ihre Rolle verändert sich und umfasst nun auch **technische Unterstützung** und **Fernbetreuung**, während sie den Patienten weiterhin physische und psychologische Unterstützung bieten.

3.1 Technische Unterstützung bei der Nutzung von Telemedizin-Tools

Patienten, insbesondere ältere Menschen oder solche, die mit neuen Technologien nicht vertraut sind, benötigen möglicherweise Hilfe bei der Nutzung der **digitalen Hilfsmittel,** die für die Telemedizin erforderlich sind. Pflegehilfskräfte können eine Schlüsselrolle spielen, indem sie diese Patienten bei der Vorbereitung auf die Fernkonsultationen begleiten.

- **Hilfe bei der Anmeldung**: Die Pflegekraft kann eingreifen und erklären, wie man einen Computer oder ein Smartphone für eine Online-Konsultation benutzt, und den Patienten dabei helfen, sich auf der Telemedizin-Plattform anzumelden, ihre Kamera zu aktivieren oder Dokumente zu versenden.

- **Überprüfung von Medizinprodukten**: Im Rahmen der Fernüberwachung chronischer Erkrankungen wie Schlafapnoe kann der Pflegehelfer auch überprüfen, ob die Überwachungsgeräte richtig angebracht sind und ordnungsgemäß funktionieren. Beispielsweise kann er dabei helfen, die CPAP-Maske des Patienten anzupassen, oder er kann überprüfen, ob die Sensoren für das Monitoring richtig funktionieren.

3.2 Begleitung von Patienten beim Umgang mit Symptomen zu Hause

Mit dem Aufschwung der Telemedizin werden die Überwachung von Symptomen und die Durchführung von Pflegemaßnahmen zu Hause zu einem noch wichtigeren Teil der Behandlung. Pflegekräfte übernehmen eine **Vermittlerrolle** zwischen Patient und Arzt, indem sie für eine ständige Verbindung sorgen und bei der Einhaltung der Behandlung behilflich sind.

- **Erfassen von Daten** : Die Pflegekraft kann den Patienten helfen, ihre Symptome, wie z. B. Veränderungen des Hörvermögens, Atembeschwerden oder Nasenschmerzen, regelmäßig zu notieren und mitzuteilen. Diese Informationen werden dann an den Arzt weitergeleitet, um eine genaue und schnelle Nachsorge zu ermöglichen.

- **Moralische und erzieherische Unterstützung**: Die Pflegekraft, die in direktem Kontakt mit den Patienten steht, kann sie auch bezüglich der Nutzung der Telemedizin **beruhigen**, ihnen die Funktionsweise erklären und ihnen helfen, die Anweisungen des Arztes zu verstehen. Diese Begleitung ist für Patienten, die manchmal durch die Entfernung zwischen ihnen und ihrem Arzt verängstigt sind, von entscheidender Bedeutung.

○ Die Rolle der Pflegekraft bei der Telekonsultation und Telepflege

Mit dem Aufschwung der **Telemedizin** hat sich die Rolle des Pflegehelfers erweitert und passt sich an die neuen Praktiken der **Telekonsultation** und **Telepflege** an. Als Gesundheitsfachkraft im Nahbereich nimmt der Pflegehelfer einen wesentlichen Platz in der Patientenversorgung ein, selbst wenn er sich auf Distanz befindet. Seine Aufgaben beschränken sich nicht mehr auf die physische Pflege im Krankenhaus oder zu Hause, sondern umfassen nun auch die **technische Unterstützung sowie die menschliche und psychologische Begleitung** bei virtuellen Konsultationen und Pflegemaßnahmen, die über Kommunikationstechnologien durchgeführt werden. Diese neue Facette des Berufs ermöglicht es, die Qualität der Pflege konstant zu halten und bietet gleichzeitig Unterstützung und eine direkte Verbindung zwischen dem Patienten und dem medizinischen Team.

Durch Telepflege und Telekonsultation können die Möglichkeiten der medizinischen Betreuung erweitert, die **Kontinuität der Pflege** auch über größere Entfernungen hinweg gewährleistet und eine schnelle und angemessene Reaktion auf spezifische Gesundheitsbedürfnisse ermöglicht werden. In diesem Rahmen spielt die Pflegekraft eine Schlüsselrolle, sowohl bei der **technischen Vorbereitung, der Begleitung des Patienten** als auch bei der **Koordination mit dem Ärzteteam.**

1. Technische Vorbereitung und Begleitung des Patienten

Die Telekonsultation beruht auf der Verwendung digitaler Hilfsmittel (Computer, Smartphones, Tablets) und Kommunikationsplattformen, die für Patienten, insbesondere für diejenigen, die sich mit der Technik nicht wohlfühlen, manchmal kompliziert zu handhaben sind. Die Pflegekraft **greift** hier ein, um **den Zugang zu erleichtern** und sicherzustellen, dass die Patienten bereit sind, an ihrer Fernkonsultation teilzunehmen oder eine virtuelle Behandlung zu erhalten.

1.1 Installation der technologischen Geräte

Eine der ersten Aufgaben der Pflegekraft ist die **Vorbereitung der technischen Ausrüstung, die** für die Fernkonsultation benötigt wird. Bei Patienten, die zu Hause oder in einer Pflegeeinrichtung betreut werden, fungiert die Pflegekraft als Schnittstelle und stellt sicher, dass alles für eine reibungslose Kommunikation mit dem Arzt oder dem Gesundheitspersonal vorhanden ist.

- **Überprüfung der Ausrüstung**: Die Pflegekraft sollte sicherstellen, dass die Geräte (Computer, Tablet oder Telefon) richtig installiert sind, dass die Internetverbindungen stabil sind und dass Kameras und Mikrofone ordnungsgemäß funktionieren. So können technische Unterbrechungen vermieden werden, die die Qualität der Telekonsultation beeinträchtigen könnten.

- **Hilfe bei der Nutzung von Tools**: Einige Patienten, insbesondere ältere Menschen, haben möglicherweise Schwierigkeiten, sich auf digitalen Plattformen zurechtzufinden. Der Pfleger kann sie begleiten, indem er ihnen zeigt, wie sie sich in die Sprechstunde einloggen, ihnen beim Öffnen der Videositzung hilft und ihnen erklärt, wie sie mit dem Arzt aus der Ferne interagieren können. So wird sichergestellt, dass die Telekonsultation unter optimalen Bedingungen abläuft.

1.2 Unterstützung für vernetzte Medizinprodukte

Im Rahmen der Telepflege müssen einige Patienten **vernetzte medizinische Geräte** verwenden, um Informationen an ihren Arzt zu übermitteln, z. B. Blutdruckmessgeräte, Blutzuckermessgeräte oder Oximeter. Die Pflegekraft begleitet den Patienten bei der **Einrichtung** und dem **richtigen Gebrauch** dieser Geräte, um eine wirksame Fernüberwachung zu gewährleisten.

- **Überprüfung der übermittelten Daten**: Der Pflegehelfer stellt sicher, dass die Geräte ordnungsgemäß funktionieren, dass die gesammelten Daten (Blutdruck, Blutzucker, Sauerstoffsättigung usw.) genau sind und ordnungsgemäß an den Arzt übermittelt werden. Er kann auch eingreifen, um das Gerät ggf. anzupassen und dem Patienten die Anwendung erneut zu erklären.

- **Überwachung der Ergebnisse**: Durch die regelmäßige Überprüfung der von diesen Geräten gesammelten Daten kann die Pflegekraft den Arzt bei abnormalen Veränderungen oder besorgniserregenden Ergebnissen alarmieren. Diese Wachsamkeit ermöglicht eine schnelle Reaktion, auch aus der Ferne, um eine Behandlung anzupassen oder eine medizinische Intervention zu planen.

2. Menschliche Begleitung und psychologische Unterstützung

Über den technischen Aspekt hinaus besteht eine der wichtigsten Rollen der Pflegekraft bei der Telekonsultation und Telepflege darin, **menschliche Unterstützung** zu leisten und die Verbindung zwischen dem Patienten und dem Gesundheitssystem aufrechtzuerhalten. Die **emotionale Nähe,** die der Helfer zum Patienten aufbaut, ist unerlässlich, um der Isolation entgegenzuwirken, die durch physische Distanz entstehen kann, insbesondere im Rahmen der Telemedizin.

2.1 Beruhigen und Ängste abbauen

Für viele Patienten kann die **Telemedizin** eine Quelle von Stress oder Angst sein, weil der Bildschirm unpersönlich ist oder weil sie befürchten, dass ihr Gesundheitszustand aus der Ferne nicht richtig wahrgenommen wird. Die Pflegekraft kann dank ihrer Rolle als **Nahversorger** eine grundlegende Rolle dabei spielen, diese Bedenken zu zerstreuen und **eine beruhigende Atmosphäre zu schaffen**.

- **Vertrauen aufbauen**: Indem er bei der Telekonsultation anwesend ist, kann der Helfer dem Patienten den Ablauf der Konsultation erklären, die Sicherheit geben, dass der Arzt den Gesundheitszustand auch aus der Ferne richtig einschätzen kann, und den Patienten ermutigen, seine Fragen zu stellen. Er stellt sicher, dass der Patient Vertrauen hat und die Anweisungen des Arztes richtig versteht.

- **Begleitung von** Angstpatienten: Einige Patienten sind möglicherweise zurückhaltender oder ängstlicher, wenn es um die Nutzung von Technologien oder den fehlenden physischen Kontakt mit dem Arzt geht. Die Pflegekraft kann durch ihre sanfte und einfühlsame Präsenz dazu beitragen, **diese Ängste zu verringern**, indem sie den Prozess ruhig erklärt und während der gesamten Konsultation für Fragen zur Verfügung steht.

2.2 Aufrechterhaltung der menschlichen Verbindung bei der Fernpflege

Trotz der Entfernung sorgt der Pfleger dafür, dass sich der Patient weiterhin **angehört** und **betreut** fühlt. Auch über einen Bildschirm muss der Patient das Gefühl haben, dass er mit seiner

Krankheit nicht allein ist und dass die Betreuung persönlich und aufmerksam bleibt.

- **Eine warme** Umgebung **schaffen**: Der Pfleger kann dazu beitragen, während der virtuellen Konsultation eine menschlichere Umgebung zu schaffen, indem er dafür sorgt, dass die Umgebung des Patienten bequem und angemessen ist. Beispielsweise kann er den Patienten in einen ruhigen Raum bringen, ihm helfen, sich bequem zu positionieren und sich auf die Konsultation vorzubereiten.

- **Interaktion fördern**: Indem er den Austausch zwischen dem Patienten und der medizinischen Fachkraft **fördert**, erleichtert der Pflegehelfer die **reibungslose Kommunikation** und stellt sicher, dass der Patient sich voll und ganz in seine Pflege einbezogen fühlt. Er kann auch dabei helfen, Anweisungen neu zu formulieren oder zu verdeutlichen, wenn der Patient die Erklärungen nicht richtig versteht.

3. Koordination mit dem medizinischen Team und Überwachung der Pflege

Als **Bindeglied** zwischen dem Patienten und dem Ärzteteam spielt der Pflegehelfer eine entscheidende Rolle bei der **Koordination der** Fernpflege. Er ist an der Übermittlung von Informationen beteiligt, setzt die nach einer Telekonsultation verordnete Pflege um und stellt sicher, dass der Patient die Empfehlungen des Arztes korrekt befolgt.

3.1 Weiterleiten von Beobachtungen und Schlüsselinformationen

Durch seinen direkten Kontakt mit dem Patienten ist der Pfleger oft in der Lage, **klinische Anzeichen** oder Veränderungen im Zustand des Patienten zu erkennen, die bei einer Telekonsultation allein nicht immer festgestellt werden können. Seine Aufgabe ist es dann, diese **wichtigen Beobachtungen** an den Arzt weiterzuleiten, um die Diagnose zu verfeinern oder die Behandlung anzupassen.

- **Informationen vervollständigen**: Während der Telekonsultation kann die Pflegekraft den Arzt auf wichtige Dinge hinweisen, wie z. B. Appetitschwankungen, Stimmungsschwankungen oder diskrete Anzeichen einer Verschlechterung (Müdigkeit, Verwirrtheit), die der Patient selbst vielleicht nicht berichtet hätte.

3.2 Sicherstellen, dass die Vorschriften befolgt werden

Im Anschluss an eine Telekonsultation hilft der Pflegehelfer dem Patienten, die **ärztlichen Verschreibungen** und Empfehlungen des Arztes richtig zu verstehen. Er achtet darauf, dass die Behandlungen genau eingehalten werden und dass die notwendige Pflege richtig durchgeführt wird.

- **Durchführung der** Pflege: Wenn eine bestimmte Pflege zu Hause durchgeführt werden muss (wie Verbände, Injektionen oder die Einnahme von Medikamenten), spielt die Pflegekraft eine aktive Rolle, indem sie dem Patienten bei der Durchführung dieser Pflege hilft oder die Handlungen, die in ihren Zuständigkeitsbereich fallen, selbst durchführt. Er stellt sicher, dass die Verordnungen eingehalten werden und dass der Patient ihre Bedeutung versteht.

- **Künstliche Intelligenz und vernetzte medizinische Geräte**
  - KI-Tools zur Diagnose von HNO-Erkrankungen

Künstliche Intelligenz (KI) spielt in der Medizin eine immer wichtigere Rolle, und die Hals-Nasen-Ohrenheilkunde (HNO) ist von dieser technologischen Revolution nicht ausgenommen. In der Heilkunde-HNO ermöglichen Fortschritte in der KI eine bessere **Diagnose** und **Überwachung** bestimmter Erkrankungen, eine höhere Genauigkeit der Eingriffe und eine Entlastung des Gesundheitspersonals. Diese Werkzeuge sind in der Lage, große Mengen an medizinischen Daten, Bildern oder Untersuchungsergebnissen schnell zu analysieren, um **Anomalien zu erkennen, Komplikationen vorherzusagen** und **klinische Entscheidungen zu unterstützen**. Dies hilft Ärzten, schnellere und genauere Diagnosen zu stellen und gleichzeitig das Fehlerrisiko zu senken.

Die Integration von KI in die HNO-Heilkunde bietet auch vielversprechende Perspektiven für die **Präventivmedizin**, die **Patientenüberwachung** und die **Personalisierung der Behandlung**, während gleichzeitig sichergestellt wird, dass die Patienten die bestmöglichen diagnostischen Ansätze erhalten. Lassen Sie uns die wichtigsten KI-Tools erkunden, die im HNO-Bereich zur Diagnose und Behandlung von Erkrankungen eingesetzt werden.

1. Automatisierte Analyse medizinischer Bilder

Einer der Bereiche, in denen sich die KI im HNO-Bereich besonders auszeichnet, ist die Analyse **medizinischer Bilder** aus 3D-Bildgebung, CT, MRT oder Endoskopien. KI-Algorithmen, insbesondere solche, die auf maschinellem Lernen (Machine Learning) und **Deep Learning** basieren, sind in der Lage, **Anomalien** oder **Läsionen** zu erkennen, die für das menschliche Auge manchmal unsichtbar oder schwer zu interpretieren sind.

1.1 Erkennung von HNO-Tumoren und -Krebs

HNO-Krebs, z. B. Hals-, Kehlkopf- oder Nasennebenhöhlenkrebs, erfordert eine frühzeitige und genaue Diagnose, um die besten Heilungschancen zu bieten. Die KI kann Röntgenbilder oder Scans analysieren und **Tumore** in ihren frühesten Stadien **erkennen**, noch bevor sie bei herkömmlichen Untersuchungen sichtbar sind.

- **Erkennung von Krebsläsionen**: KI-Algorithmen sind in der Lage, Millionen von Tumorbildern zu vergleichen, um verdächtige Anomalien zu erkennen und eine Krebsdiagnose vorzuschlagen. Diese Fähigkeit zur schnellen Analyse ermöglicht es Ärzten, früher fundierte Entscheidungen zu treffen, was bei HNO-Krebs entscheidend ist.

- **Höhere Genauigkeit bei der Diagnose**: Durch die Kombination von 3D-Bildgebung und KI können Ärzte nicht nur Tumore identifizieren, sondern auch deren Größe, genaue Lage und den Grad der Invasion in das umliegende Gewebe besser **kartieren**. Dies verbessert die Genauigkeit der Diagnose und hilft bei der Planung gezielterer Behandlungen.

1.2 KI-gestützte Endoskopie

Endoskopien werden in der HNO häufig eingesetzt, um die Atemwege, die Nasennebenhöhlen oder den Kehlkopf sichtbar zu machen. Diese Untersuchungen können jedoch langwierig sein und erfordern eine sorgfältige Aufmerksamkeit seitens des Arztes. Durch die Analyse der aufgenommenen Bilder in Echtzeit kann die KI den Arzt bei der Erkennung von **Polypen, gutartigen Läsionen oder** anderen Anomalien unterstützen.

- **Echtzeit-KI**: Einige KI-Tools sind in der Lage, die von einem Endoskop aufgenommenen Bilder in Echtzeit zu analysieren und weisen auf interessante Bereiche hin, die genauer untersucht werden sollten. Dies verringert das Risiko, eine kleine Anomalie zu übersehen, und erhöht die Genauigkeit der Diagnose.

- **Erkennung von Pathologien** : KI-Systeme können spezifische Pathologien wie Nasenpolypen, Stimmbandknötchen oder Anzeichen einer Infektion erkennen und auf der Grundlage einer umfangreichen

Datenbank mit ähnlichen Bildern diagnostische Vorschläge machen.

2. Analyse der akustischen und audiometrischen Daten

In der Heilkunde-HNO ist die Beurteilung des Hörvermögens und von Stimmstörungen von entscheidender Bedeutung. Die KI bringt hier eine neue Dimension ein, indem sie **akustische** und audiometrische **Daten** analysiert, um Hörstörungen oder Stimmpathologien mit größerer Genauigkeit zu erkennen.

2.1 Erkennung von Hörstörungen mithilfe von KI

Hörstörungen wie partielle Taubheit oder Tinnitus können schwer zu diagnostizieren sein, insbesondere in der Frühphase. Mithilfe von KI-Tools in Verbindung mit vernetzten Audiometriegeräten können die Hörreaktionen der Patienten genauer analysiert und **die ersten Anzeichen** einer Hörverschlechterung **erkannt werden**.

- **KI-gestützte Audiometrie**: KI-gestützte Systeme können die Ergebnisse von audiometrischen Tests analysieren und mit Datenbanken von Patienten mit ähnlichen Erkrankungen vergleichen. Dadurch können Diagnosen schneller gestellt und Behandlungen, wie die Anpassung von Hörgeräten, feiner abgestimmt werden.

- **Persönliche Überwachung von Hörverlusten**: Indem die KI die Ergebnisse regelmäßiger audiometrischer Tests verfolgt, kann sie **Trends bei Hörverlusten** erkennen und den Arzt alarmieren, wenn ein Eingriff erforderlich ist, sei es durch Anpassung von Hörgeräten oder durch medizinische Eingriffe.

2.2 Stimmanalyse und Stimmstörungen

Die Analyse von **Stimmdaten** durch KI ermöglicht die Beurteilung von Erkrankungen, die die Stimmbänder betreffen, wie Stimmbandknötchen oder Stimmbandlähmungen. Mithilfe ausgeklügelter Algorithmen kann die KI **Anomalien in den Stimmfrequenzen** oder subtile Veränderungen in der Stimme erkennen, die bei einer herkömmlichen Untersuchung unbemerkt bleiben könnten.

- **Diagnose von Stimmstörungen**: Die KI kann die Stimmaufnahmen eines Patienten analysieren und Unregelmäßigkeiten erkennen, die auf Knötchen, Polypen oder Dysphonien hinweisen würden. Dies ist besonders nützlich für Patienten, deren Stimme ein Arbeitswerkzeug ist, wie z. B. Lehrer oder Sänger.

- **Nachverfolgung von Patienten**: Patienten mit Stimmstörungen können von einer langfristigen Nachsorge über KI-gestützte Anwendungen zur Stimmanalyse profitieren, die den Fortschritt ihres Zustands überwachen und die Therapien anhand der Ergebnisse anpassen.

3. Prädiktive Algorithmen für die Behandlung chronischer Krankheiten

Ein weiteres Anwendungsgebiet der KI im HNO-Bereich ist der Einsatz von **prädiktiven Algorithmen**, die bei der Behandlung **chronischer Erkrankungen** wie Allergien, Schlafapnoe oder chronischer Sinusitis helfen sollen. Durch die Analyse der medizinischen Daten eines Patienten kann die KI Krankheitsverläufe und **mögliche Komplikationen** voraussehen und geeignete Behandlungsmethoden vorschlagen.

3.1 Umgang mit Schlafapnoe

Schlafapnoe ist eine häufige Erkrankung, die eine regelmäßige Überwachung erfordert, insbesondere bei Patienten, die CPAP-Geräte (Continuous Positive Airway Pressure) verwenden. KI-Algorithmen können die Daten aus diesen Geräten analysieren und abnormale Muster erkennen, wie z. B. eine erhöhte Anzahl von Apnoen oder eine unzureichende Sauerstoffsättigung.

- **Vorhersage von Apnoe-Episoden**: Die KI kann **Risikofaktoren** erkennen, die die Wahrscheinlichkeit einer Apnoe-Episode erhöhen, und den Arzt frühzeitig warnen, sodass dieser die Einstellungen der Maschine anpassen oder alternative Lösungen wie eine Operation vorschlagen kann.

- **Anpassung der Behandlung**: Auf der Grundlage der von den verbundenen Geräten gesammelten Daten kann die KI personalisierte Anpassungen der Behandlung vorschlagen, die eine bessere Anpassung an die spezifischen Bedürfnisse jedes einzelnen Patienten gewährleisten.

3.2 Nachsorge von Allergiepatienten

Patienten, die an Allergien der Atemwege oder an Asthma in Verbindung mit Erkrankungen-HNO leiden, können dank KI von einer vorausschauenden Überwachung profitieren. Durch die Analyse von **Umweltdaten** (wie Pollenflug oder Luftqualität) und den von den Patienten **berichteten Symptomen** kann die KI allergische Krisenzeiten vorhersagen.

- **Krisenprävention**: Die KI kann vor Spitzenwerten von Allergenen in der Luft Benachrichtigungen an Patienten senden, sie vor einem nahenden allergischen **Anfall** warnen und ihnen Behandlungsanpassungen empfehlen, um schwere Symptome zu verhindern.

- **Personalisierung von Behandlungen** : Indem die KI die Reaktion eines Patienten auf eine bestimmte Behandlung über mehrere Monate hinweg analysiert, kann sie Änderungen der Dosierung oder die Verwendung alternativer Medikamente vorschlagen, um die Behandlung von Allergien zu optimieren.

  ◦ Unterstützung von Pflegekräften durch vernetzte Geräte (Fernüberwachung, intelligente Hörgeräte)

Das Aufkommen **vernetzter Geräte** hat viele Aspekte der medizinischen Versorgung verändert, so auch im Bereich der **Hals-Nasen-Ohrenheilkunde** (HNO). Diese technologischen Innovationen eröffnen dem Pflegepersonal neue Möglichkeiten, die Qualität der Pflege und der Patientenbetreuung zu verbessern und gleichzeitig die Prozesse effizienter zu gestalten. Für Pflegekräfte spielen diese vernetzten Hilfsmittel eine zunehmend zentrale Rolle, da sie die **Fernüberwachung** von Patienten erleichtern, den Einsatz von Geräten wie **intelligenten Hörgeräten** optimieren und eine individuellere und reaktionsschnellere Betreuung ermöglichen.

Dank dieser Technologien kann die Pflegekraft nun Patienten aus der Ferne überwachen, bei Problemen schneller eingreifen und aktiv dazu beitragen, dass intelligente medizinische Geräte auf die spezifischen Bedürfnisse der Patienten abgestimmt werden. Diese Innovationen definieren die Rolle der Pflegekraft neu: Sie muss nicht nur die direkte Pflege übernehmen, sondern sich auch an die neuen Technologien anpassen, um Komplikationen **vorherzusehen** und **zu verhindern** und gleichzeitig eine optimale Lebensqualität für die Patienten zu gewährleisten.

1. Fernüberwachung durch vernetzte Geräte

Die **Fernüberwachung** ist einer der wichtigsten Fortschritte, die vernetzte Geräte bieten. In der Hals-Nasen-Ohren-Heilkunde können mithilfe dieser Technologien wichtige Parameter wie Atmung, Sauerstoffsättigung, Herzfrequenz und die Verwendung von Atemgeräten bei Patienten mit Schlafapnoe in Echtzeit überwacht werden. Pflegekräfte sind zwar nicht für die Diagnose verantwortlich, spielen aber eine entscheidende Rolle bei der **täglichen Wachsamkeit der** Patienten und bei der **Übermittlung wichtiger Informationen** an das medizinische Personal.

1.1 Die Nachsorge von Patienten mit Schlafapnoe

Patienten, die an **Schlafapnoe** leiden, verwenden häufig Geräte mit **kontinuierlichem positivem Druck** (CPAP), die ihnen helfen, nachts zu atmen. Diese Geräte, die mit digitalen Systemen verbunden sind, sammeln kontinuierlich **Atmungsdaten** (wie die Anzahl der Apnoen, die Schlafqualität und die Sauerstoffsättigung) und ermöglichen eine kontinuierliche Überwachung, auch aus der Ferne.

- **Proaktive Überwachung**: Die Pflegekraft kann in Echtzeit oder zeitversetzt auf diese Daten zugreifen und das medizinische Team bei Auffälligkeiten schnell alarmieren. Wenn die Daten beispielsweise darauf hindeuten, dass der Patient plötzlich mehr Apnoen hat oder die Sauerstoffversorgung des Blutes abnimmt, kann die Pflegekraft reagieren, indem sie **das Problem meldet** und entsprechende Maßnahmen ergreift, z. B. die Maske des Geräts anpasst oder die Installation der Ausrüstung überprüft.

- **Unterstützung des Patienten zu** Hause: Bei Patienten, die diese Geräte zu Hause verwenden, kann die Pflegekraft eine Rolle bei der **technischen Unterstützung** spielen, indem sie sicherstellt, dass das Gerät richtig installiert ist und der Patient die Bedienung versteht. Bei Fehlfunktionen oder technischen Problemen kann die Pflegekraft eingreifen, um zu überprüfen, ob das Gerät richtig funktioniert, und so den Patienten, die sich oft nicht mit der Technik auskennen, eine wertvolle Hilfe sein.

1.2 Überwachung von Patienten nach der Operation

Für Patienten, die sich **HNO-Operationen** unterzogen haben, wie z. B. Operationen an den Nasennebenhöhlen, den Mandeln oder den Stimmbändern, ist die **postoperative Überwachung von** entscheidender Bedeutung, um Komplikationen wie Infektionen oder Blutungen zu vermeiden. Mithilfe von **Fernüberwachungsgeräten** können Pflegekräfte Schlüsselparameter überwachen, ohne dass der Patient im Krankenhaus bleiben muss.

- **Überwachung von Vitalparametern**: Mit einigen verbundenen Geräten können die **Vitalzeichen** des Patienten (Temperatur, Herzfrequenz, Sauerstoffsättigung) aus der Ferne überwacht werden. Diese Daten können automatisch gesammelt und an das Pflegeteam weitergeleitet werden, sodass die Pflegekraft bei Anomalien wie anhaltendem Fieber oder Anzeichen für eine Verschlechterung des Zustands des Patienten schnell handeln kann.

- **Beurteilung von Schmerzen und Infektionsanzeichen**: Mithilfe von vernetzten Anwendungen können die Patienten täglich ihr Schmerzniveau oder besorgniserregende Symptome (Rötung, Schwellung, abnormaler Ausfluss) aufzeichnen. Diese Informationen werden von der Pflegekraft verfolgt, die sie auf Anzeichen für postoperative Komplikationen analysieren kann, um **den Arzt schnell zu informieren** und die Behandlung anzupassen.

2. Intelligente Hörgeräte: Optimierte Nachsorge für hörgeschädigte Patienten

Künstliche Intelligenz und Konnektivität haben auch den Bereich der Hörgeräte verändert und **zu intelligenten Hörgeräten** geführt. Diese modernen Geräte können sich automatisch an die Geräuschkulisse anpassen und aus der Ferne eingestellt werden, wodurch sie Patienten mit Hörverlust eine bessere Lebensqualität bieten. Pflegekräfte spielen eine Schlüsselrolle bei der Betreuung dieser Patienten, indem sie ihnen helfen, die **Nutzung** dieser Geräte zu **optimieren**, und indem sie deren Wirksamkeit täglich überwachen.

2.1 Ferngesteuerte Anpassung von Hörgeräten

Intelligente Hörgeräte sind in der Lage, sich automatisch an Veränderungen der akustischen Umgebung (Hintergrundgeräusche, Gespräche usw.) anzupassen. Sie können aber auch von Hörgeräteakustikern **ferngesteuert** werden, oft mit Unterstützung von Pflegekräften.

- **Technische Unterstützung**: Die Pflegekraft hilft den Patienten, insbesondere älteren oder mit der Technik weniger vertrauten Menschen, zu verstehen, wie sie ihre Hörgeräte benutzen und einstellen können. Wenn Einstellungen aus der Ferne erforderlich sind, kann die Pflegekraft **die Verbindung** zwischen dem Patienten und dem Hörgeräteakustiker **erleichtern** und so sicherstellen, dass die vorgenommenen Änderungen den spezifischen Bedürfnissen des Patienten entsprechen.

- **Umgang mit Fehlfunktionen** : Bei Problemen mit dem Hörgerät, wie schlechtem Tonempfang oder Batterieproblemen, kann die Pflegekraft helfen, das Problem zu erkennen und den Patienten bei der Lösung zu begleiten, bevor sie sich an den Hörgeräteakustiker wendet, um gegebenenfalls eine technische Anpassung vorzunehmen.

2.2 Nachsorge und individuelle Anpassung der Prothesen

Intelligente Hörgeräte können **Hördaten** über die Bedingungen, unter denen sie benutzt werden, sammeln. Dies ermöglicht eine stärkere Personalisierung des Hörgeräts, das sich automatisch an die Gewohnheiten des Patienten anpasst. Die Pflegekraft begleitet den Patienten bei der Überwachung und Anpassung dieser Hörgeräte.

- **Leistungsüberwachung**: Die Pflegekraft kann in Verbindung mit dem Hörgeräteakustiker die Daten des Hörgeräts abrufen, um sicherzustellen, dass der Patient eine optimale Hörleistung erhält. Wenn der Patient beispielsweise Schwierigkeiten hat, Gespräche in lauten Umgebungen zu verstehen, kann die Pflegekraft diese Information zurückmelden und eine **Anpassung** des Hörgeräts veranlassen, um in diesen speziellen Situationen eine bessere Leistung zu erzielen.

- **Patientenschulung**: Ein wichtiger Teil der Rolle der Pflegekraft besteht darin, den Patienten im täglichen Umgang mit seinen intelligenten Prothesen **zu schulen**. Dazu gehören Ratschläge zur Pflege der Geräte, das Erlernen von Einstellungen über die vernetzten Anwendungen und die Beantwortung praktischer Fragen zur Nutzung in verschiedenen Kontexten (bei der Arbeit, im Freien, bei Besprechungen usw.).

3. Eine Schlüsselrolle bei der täglichen Begleitung von Patienten

Die Verwendung von **vernetzten Geräten** in der HNO-Heilkunde beschränkt sich nicht auf technische Interaktionen. Die Pflegekraft bleibt der **Dreh-** und **Angelpunkt der menschlichen Pflege** und der täglichen Begleitung der Patienten, indem sie ihnen Sicherheit im Umgang mit den neuen Technologien vermittelt und dafür sorgt, dass sie verstehen, wie sie diese effektiv nutzen können.

3.1 Die Angst der Patienten vor der Technologie verringern

Eine der wichtigsten Aufgaben der Pflegekraft besteht darin, **die Ängste abzubauen, die** manche Patienten im Zusammenhang mit der Verwendung von vernetzten Geräten haben. Dies kann Ängste in Bezug auf die Technologie selbst umfassen, aber auch Bedenken hinsichtlich der Datensicherheit oder der Wirksamkeit dieser Geräte.

- **Erklärung der Vorteile**: Durch die Erklärung der konkreten Vorteile dieser Technologien (bessere Gesundheitsüberwachung, Anpassungen in Echtzeit, größere Autonomie) trägt die Pflegekraft dazu bei, diese Hilfsmittel zu **entmystifizieren** und das Vertrauen der Patienten in ihre Anwendung zu stärken.

3.2 Prävention und Bildung

Mithilfe vernetzter Geräte können bestimmte Komplikationen verhindert werden, aber die Patienten müssen auch wissen, wie man sie richtig benutzt. Die Pflegekraft hat in diesem Zusammenhang eine wesentliche **erzieherische** Rolle.

- **Weiterbildung**: Pflegekräfte haben häufig regelmäßigen Kontakt mit Patienten zu Hause oder in Pflegeeinrichtungen und können diese **schrittweise in** die richtige Anwendung der Geräte einweisen. Dies geschieht durch regelmäßige Erklärungen, praktische Demonstrationen und Überprüfungen, um sicherzustellen, dass die Patienten die Anweisungen befolgen und die Vorteile der Technologien nutzen.

Kapitel 9

Ergonomie und Arbeitssicherheitsman agement für HNO-Pflegehelfer/innen

- **Muskel-Skelett-Erkrankungen (MSD) vorbeugen**
  - ◦ Angepasste Körperhaltungen bei der HNO-Pflege (Pflege von Tracheostoma, Positionswechsel der Patienten)

Die Pflege in der Ohrenheilkunde-Nasen-Hals (**HNO**) erfordert besondere Aufmerksamkeit, nicht nur in Bezug auf die medizinischen Techniken, sondern auch in Bezug auf die **Ergonomie** und die **richtige Körperhaltung** der Pflegekraft. Der Umgang mit Patienten, spezielle Pflegemaßnahmen wie Tracheostoma oder postoperative Pflege sowie Positionsanpassungen, um den Komfort und die Sicherheit des Patienten zu gewährleisten, erfordern eine **körperliche Vorbereitung** und angemessene Gesten, um das Verletzungsrisiko sowohl für den Patienten als auch für die Pflegekraft zu minimieren. In diesem Zusammenhang ist die **richtige Körperhaltung** bei der Pflege von entscheidender Bedeutung, um die Qualität der Eingriffe zu gewährleisten, Komplikationen vorzubeugen und die Beschäftigten im Gesundheitswesen körperlich zu schützen.

Die HNO-Pflege, bei der häufig empfindliche Bereiche wie der Hals, die Atemwege oder der Halsbereich betroffen sind, erfordert eine behutsame und oft wiederholte Handhabung. Durch die Einhaltung der richtigen Körperhaltung kann die Pflege optimiert und gleichzeitig eine sichere und komfortable Umgebung sowohl für den Patienten als auch für die Pflegekraft gewährleistet werden.

1. Pflege von Tracheostomata: Präzision und Stabilität

Die Pflege von **Tracheostomien** kommt in der HNO-Heilkunde häufig vor und erfordert aufgrund der Empfindlichkeit der beteiligten Region besondere Aufmerksamkeit. Bei einem Tracheostoma wird die Luftröhre geöffnet, um eine Kanüle einzuführen, die es dem Patienten ermöglicht, unter Umgehung der blockierten oberen Atemwege zu atmen. Dieses Verfahren erfordert eine ständige Überwachung und regelmäßige Pflege, um Infektionen zu verhindern, die Durchgängigkeit der Atemwege zu erhalten und den Komfort des Patienten zu gewährleisten.

1.1 Lagerung des Patienten für die Pflege des Tracheostomas

Bei der Pflege eines Tracheostomas, wie z. B. **der Reinigung der** Kanüle oder dem **Absaugen von Sekret**, ist es entscheidend, **den Patienten richtig zu lagern**, um die Wirksamkeit der Pflege zu gewährleisten und die Beschwerden zu minimieren. Der Halsbereich sollte frei und stabil sein, um einen optimalen Zugang zur Kanüle zu ermöglichen, ohne andere Teile der Luftröhre oder der Atemwege zu komprimieren.

- Halbsitzende **Position**: Es wird empfohlen, den Patienten in eine **halbsitzende Position** zu bringen, bei der die Rückenlehne um etwa 45 Grad geneigt ist. Diese Haltung ermöglicht es dem Patienten, besser zu atmen, insbesondere wenn er Atembeschwerden hat. Der Hals sollte leicht nach hinten geneigt sein, wodurch der Trachealbereich frei wird und der Zugang zur Kanüle erleichtert wird.

- **Kopf- und Nackenstütze**: Um Verspannungen im Nacken zu vermeiden, empfiehlt es sich, ein **Kissen unter den Nacken zu** legen oder eine bequeme Kopfstütze zu verwenden. Dies stabilisiert den Kopf des Patienten und verhindert ungewollte Bewegungen während der Behandlung, was für die Vermeidung von Komplikationen bei der Handhabung der Kanüle entscheidend ist.

1.2 Haltung der Pflegekraft zur Gewährleistung von Sicherheit und Effizienz

Für die Pflegekraft ist es wichtig, eine **ergonomische Körperhaltung** einzunehmen, um Muskelverspannungen, insbesondere im Rücken und in den Schultern, zu vermeiden und gleichzeitig eine präzise und behutsame Pflege zu gewährleisten.

- **Sich auf Höhe des Patienten niederlassen** : Die Pflegekraft sollte sich so hinsetzen, dass **sie sich auf der Höhe des Patienten befindet**, um ein Verdrehen des Körpers zu vermeiden. Am besten ist es, auf einem höhenverstellbaren Hocker zu sitzen, **der eine gerade Wirbelsäule** ermöglicht und das Arbeiten ohne Krümmung des Rückens erlaubt. Der zu behandelnde Bereich sollte zugänglich sein, ohne dass sich die Pflegekraft übermäßig bücken muss.

- **Schultern entspannt halten**: Während der Pflege ist es wichtig, die **Schultern entspannt** zu **halten** und mit fließenden Bewegungen zu arbeiten, um unnötige Verspannungen zu vermeiden. Die Arme sollten so positioniert werden, dass sie nicht zu lange in der Schwebe bleiben, was zu Müdigkeit oder Muskelschmerzen führen kann.

- **Beidhändiger Gebrauch**: Der Helfer sollte beide Hände benutzen, um die Kanüle oder die Pflegeutensilien behutsam zu handhaben, und dabei sicherstellen, dass die erforderlichen Werkzeuge in Reichweite sind. Dadurch werden abrupte oder sich wiederholende Bewegungen, die zu Schmerzen in den Handgelenken oder Unterarmen führen könnten, minimiert.

2. Positionswechsel der Patienten: Komfort und Sicherheit

HNO-Patienten müssen aufgrund ihres Gesundheitszustands oder der erhaltenen Pflege möglicherweise regelmäßig **die Position wechseln**, um Beschwerden zu vermeiden, die Blutzirkulation zu fördern oder die Atmung zu erleichtern. Ob nach einer Operation am Hals oder an den Nasennebenhöhlen oder bei Schlafapnoe, diese Positionswechsel sollten **unter Beachtung guter**

ergonomischer Praxis erfolgen, um die körperliche Unversehrtheit des Patienten zu erhalten und die Pflegekraft vor Verletzungen durch die Handhabung zu schützen.

2.1 Lagerung von Patienten nach der Operation

Nach einer HNO-Operation wie einer **Tonsillektomie**, einer **Nasennebenhöhlenoperation** oder einer **Laryngektomie** können die Patienten besonders anfällig sein. Der Positionswechsel muss sorgfältig durchgeführt werden, um Atembeschwerden oder Schmerzen an den Einschnitten zu vermeiden.

- **Halbsitzende Position nach** einer Operation: Nach einer Operation wird häufig empfohlen, den Patienten in halbsitzender Position zu halten, insbesondere wenn bei der Operation die Atemwege betroffen waren. Diese Haltung verhindert den **Rückfluss von Sekret** in den Rachen und erleichtert das Atmen. Die Pflegekraft sollte darauf achten, dass die Rückenlehne richtig eingestellt ist und dass Kissen verwendet werden, um dem Patienten einen optimalen Komfort zu bieten.

- **Unterstützung von Kopf und Hals**: Wenn der Patient bewegt oder neu positioniert werden muss, ist es wichtig, **Kopf und Hals in einer Linie zu halten** und eine übermäßige Verdrehung zu vermeiden. Die Verwendung eines Nackenstützkissens kann hilfreich sein, um diese empfindlichen Bereiche zu stabilisieren.

2.2 Körperhaltungen des Helfers bei der Handhabung von Patienten

Die Positionswechsel der Patienten erfordern oft eine körperliche Anstrengung von der Pflegekraft, die eine **angepasste Körperhaltung** einnehmen muss, um Belastungen des Rückens, der Schultern und der Gelenke zu vermeiden.

- **Eine stabile Position einnehmen**: Bevor die Pflegekraft einen Patienten handhabt, sollte sie **eine stabile Position einnehmen**, die Füße leicht gespreizt und fest auf dem Boden verankert. Dies sorgt für eine bessere Gewichtsverteilung und minimiert das Risiko, das Gleichgewicht zu verlieren. Bei schwereren Manipulationen ist es besser, eine andere Pflegekraft um Hilfe zu bitten.

- **Beine statt Rücken einsetzen**: Beim Transfer von Pflegebedürftigen oder bei Positionswechseln ist es entscheidend, **die Knie zu beugen** und die Kraft der Beine zum Heben oder Bewegen des Pflegebedürftigen zu nutzen, anstatt den Rücken zu belasten. Die Bewegung sollte von den **Oberschenkeln** ausgehen, während der Rücken gerade und die Bauchmuskeln engagiert bleiben, um Verletzungen im Lendenwirbelbereich zu vermeiden.

- **Halten Sie den** Pflegebedürftigen **nah am Körper**: Beim Heben oder Bewegen sollte der Helfer den Pflegebedürftigen immer **nah am Körper** halten, um die Belastung des unteren Rückens zu verringern und die Bewegungskontrolle zu verbessern. Wenn der Pflegebedürftige gedreht oder aufgerichtet werden muss, sollte dies sanft und ohne abrupte Bewegungen geschehen.

2.3 Repositionierungstechniken zur Druckentlastung

Bei Patienten, die über längere Zeit bettlägerig sind, ist es wichtig, die Position regelmäßig zu verändern, um **Druckstellen** oder Muskelversteifungen zu vermeiden. Diese Anpassungen sollten sanft und unter Berücksichtigung des Komforts des Patienten vorgenommen werden.

- **Verwendung von Gleitlaken** : Um die Neupositionierung eines Pflegebedürftigen zu erleichtern, ohne zu viel Druck auf den Körper des Pflegebedürftigen oder des Helfers auszuüben, wird die Verwendung von **Gleitlaken** empfohlen. Diese Tücher ermöglichen es, den Patienten mit weniger Anstrengung und ohne die Gefahr von Reibung oder Scheuern seitlich zu bewegen oder im Bett anzupassen.

- **Regelmäßige Drehung**: Bettlägerige Patienten sollten alle zwei bis drei Stunden gedreht werden, um dem Auftreten von Druckgeschwüren vorzubeugen. Beim Drehen ist es wichtig, eine übermäßige Verdrehung des Rumpfes zu vermeiden und den Patienten in einer bequemen Position zu halten, wobei der Körper durch Kissen gestützt werden sollte.

  ◦ Techniken zum sicheren Tragen und Handhaben von Patienten

Trage- und Handhabungstechniken für Patienten spielen in der täglichen Pflege eine wesentliche Rolle, insbesondere für Gesundheitsfachkräfte wie Pflegehelfer. Die sichere Handhabung eines Patienten, sei es beim Umlagern, Umsetzen oder Heben, ist von grundlegender Bedeutung, um das **Wohlbefinden** des Patienten zu gewährleisten und gleichzeitig **die Gesundheit** der Pflegekraft **zu schützen.** Ohne einen ergonomischen Ansatz und die richtigen Handgriffe sind die Helfer einem Verletzungsrisiko ausgesetzt, insbesondere im Bereich des Rückens, der Schultern und der Gelenke, während die Patienten sich ebenfalls unbehaglich fühlen oder sogar gefährdet sein können.

In diesem Zusammenhang kann die Anwendung **korrekter Trage- und Handhabungstechniken** die Risiken minimieren und gleichzeitig eine optimale Pflege gewährleisten. Diese Techniken zielen darauf ab, Patienten, die Schwierigkeiten haben, sich zu bewegen oder ihre Position zu verändern, eine angemessene Unterstützung zu bieten und gleichzeitig die Pflegekräfte vor Verletzungen durch wiederholte körperliche Anstrengungen zu schützen.

1. Grundprinzipien für eine sichere Portierung

Die **Sicherheit** beim Tragen von Patienten beruht auf einigen **grundlegenden ergonomischen Prinzipien**. Bevor Sie einen Patienten heben oder bewegen, ist es entscheidend, die Situation zu beurteilen, die Handlung zu planen und eine **Körperhaltung** einzunehmen, die Rücken und Gelenke schützt.

1.1 Die Situation und den Bedarf an Unterstützung einschätzen

Bevor Sie einen Patienten handhaben, ist es wichtig, mehrere Elemente zu bewerten, um die am besten geeignete Methode zum Tragen oder Reponieren des Patienten zu bestimmen.

- **Beurteilen Sie die Fähigkeit des Pflegebedürftigen**: Wenn der Pflegebedürftige teilweise mobil ist, kann es möglich sein, ihn mit seiner eigenen Kraft in den Transfer einzubeziehen. Dies wird den Pflegenden teilweise entlasten. Es ist auch entscheidend, festzustellen, ob es sich um eine **leichte Umlagerung** (z. B. im Bett) oder um einen **vollständigen Transfer** (vom Bett auf einen Stuhl) handelt.

- **Antizipation der erforderlichen Anstrengung**: Wenn der Pflegebedürftige nicht in der Lage ist, sich selbst zu bewegen, ist es wichtig, die körperliche Belastung durch den Transfer vorauszusehen. Falls nötig, sollte eine andere Pflegekraft um Hilfe gebeten oder eine mechanische Hebevorrichtung verwendet werden, um eine **übermäßige Anstrengung zu** vermeiden.

1.2 Angemessene Körperhaltung für Pflegekräfte

Die Aufrechterhaltung einer **korrekten Körperhaltung** ist entscheidend, um Verletzungen bei der Manipulation zu vermeiden. Eines der Grundprinzipien ist es, **die natürliche**

Ausrichtung der Wirbelsäule zu bewahren und gleichzeitig die Kraft der Beine statt des Rückens zu nutzen.

- **Kniebeugen**: Durch das **Beugen** der Knie kann man seinen Schwerpunkt senken und gleichzeitig den Rücken gerade halten. Dadurch werden die Lendenwirbel geschützt, da der Rücken beim Heben nicht gekrümmt wird. Die kräftigeren Beinmuskeln übernehmen die Anstrengung.

- **Halten Sie den Pflegebedürftigen nah am Körper**: Es wird empfohlen, **den Pflegebedürftigen** beim Heben **so nah wie möglich am Körper zu halten.** Dies verringert den Hebelarm, minimiert den Druck auf den unteren Rücken und bietet eine bessere Stabilität. Je größer der Abstand zwischen der Pflegekraft und dem Pflegebedürftigen ist, desto größer ist die Anstrengung und desto größer ist das Verletzungsrisiko.

- **Gespreizte und gut am Boden verankerte** Füße: Die Füße sollten **leicht gespreizt** sein, in einer stabilen Position, die einen Verlust des Gleichgewichts während des Transfers verhindert. Indem das Gewicht auf eine größere Fläche verteilt wird, ist die Pflegekraft besser am Boden verankert, was ihr Gleichgewicht und ihre Fähigkeit, die Last zu tragen, verbessert.

1.3 Beine statt Rücken einsetzen

Die meisten Verletzungen bei Pflegekräften entstehen, weil sie **ihren Rücken** zum Heben von Patienten einsetzen. Der richtige Reflex ist, **die Beinmuskeln zu mobilisieren**, die bei schweren Lasten viel stärker und widerstandsfähiger sind.

- **Eine flüssige Hebebewegung durchführen** : Die Hebebewegung sollte fließend und ruckfrei sein. Es ist wichtig, die Kraft der Oberschenkel und Gesäßmuskeln zu nutzen, um nach oben zu drücken, während Sie den

Rücken gerade und die Bauchmuskeln angespannt halten. Dadurch wird ein übermäßiger Druck auf die Wirbelsäule vermieden.

2. Je nach Kontext geeignete Tragetechniken

Die Art des Tragens oder der Handhabung hängt von den Umständen ab: Ob es sich um eine **Neupositionierung im Bett**, einen **Transfer von einem Stuhl zum Bett** oder **ein vollständiges Anheben** handelt - jede Situation erfordert geeignete Techniken, um sowohl den Patienten als auch die Pflegekraft zu schützen.

2.1 Umpositionierung des Patienten im Bett

Die **Neupositionierung** eines bettlägerigen Patienten ist eine der häufigsten Aufgaben von Pflegekräften. Dies ist besonders wichtig, um Druckgeschwüre zu vermeiden, die Blutzirkulation zu fördern und den Komfort des Patienten zu gewährleisten. Die Bewegung sollte **sanft** ausgeführt werden, wobei darauf zu achten ist, dass der Patient vor Schmerzen oder Unannehmlichkeiten geschützt wird.

- **Verwendung von Gleitlaken** : Um die körperliche Anstrengung zu verringern und die Reibung auf der Haut des Patienten zu minimieren, wird die Verwendung von **Gleitlaken** oder **Umlagerungshilfen** empfohlen. Mit diesen Hilfsmitteln kann der Pflegebedürftige sanft umpositioniert werden, wodurch der Kraftaufwand verringert wird.

- **Technik der Seitwärtsdrehung**: Um einen Patienten von der Rückenlage in eine Seitenlage zu bringen, ist es entscheidend, dass **der Rücken der Pflegekraft gerade** bleibt und **die Knie gebeugt** werden. Bei der Bewegung wird der Patient gedreht, wobei die Schultern und Hüften gehalten werden und der Kopf mit einem Kissen stabilisiert wird, um eine übermäßige Verdrehung zu vermeiden.

2.2 Umsetzen vom Bett auf einen Stuhl oder in einen Rollstuhl

Der Transfer eines Pflegebedürftigen vom Bett in einen Stuhl oder Rollstuhl ist eine schwierige Aufgabe, die eine gute Technik für das **assistierte Heben** erfordert, um Stürze zu vermeiden und die Sicherheit des Pflegebedürftigen zu gewährleisten. Die Verwendung von **Transfergurten oder** Hebevorrichtungen kann erforderlich sein.

- **Verwendung eines Transfergürtels**: Beim Transfer eines Pflegebedürftigen mit eingeschränkter Mobilität wird häufig ein **Transfergürtel** verwendet. Dieser Gürtel wird um die Taille des Pflegebedürftigen gelegt und bietet dem Helfer einen festen Griff, um den Pflegebedürftigen beim Übergang von der sitzenden in die stehende Position zu stützen.

- **Schwenktechniken** : Um einen Patienten auf einen Stuhl zu transferieren, empfiehlt es sich, eine **Schwenktechnik** anzuwenden. Nachdem der Helfer dem Patienten beim Aufstehen geholfen hat, sollte er sicherstellen, dass seine **Füße richtig positioniert sind,** und dann den Körper mit den Beinen drehen, um den Patienten zum Stuhl zu bringen, wobei er einen festen Griff beibehält.

- **Vergewissern** Sie sich, dass der Rollstuhl **richtig verankert** ist: Bevor Sie den Pflegebedürftigen in einen Rollstuhl versetzen, sollten Sie sich vergewissern, dass die Bremsen richtig angezogen sind, um eine unbeabsichtigte Bewegung des Rollstuhls zu vermeiden.

2.3 Vollständiger Transfer mit einem Lifter

In manchen Fällen, wenn ein Patient völlig immobil ist oder nicht in der Lage ist, sich körperlich anzustrengen, wird die

Verwendung eines **Patientenlifters** empfohlen, um einen sicheren Transfer zu gewährleisten.

- **Platzierung des Hebegurts**: Der Hebegurt sollte korrekt unter dem Pflegebedürftigen angebracht werden, wobei darauf zu achten ist, dass **der Kopf und die Gliedmaßen** während des Transfers gut **gestützt werden**. Die Pflegekraft sollte sicherstellen, dass der Hebegurt richtig sitzt, um ein Kippen oder Rutschen während des Transfers zu vermeiden.

- **Langsames und kontrolliertes Manövrieren**: Das Heben mit einem Lifter sollte **langsam und kontrolliert** erfolgen. Es ist wichtig, dass Sie sich vergewissern, dass der Pflegebedürftige bequem sitzt, und einen ständigen verbalen Kontakt aufrechterhalten, um sicherzustellen, dass er sich während des gesamten Vorgangs wohlfühlt.

3. Berücksichtigen Sie den Komfort und die Sicherheit des Patienten

Bei der Handhabung und beim Tragen ist es von entscheidender Bedeutung, stets den **Komfort** und die **Sicherheit** des Patienten zu berücksichtigen. Jede Bewegung sollte sanft ausgeführt werden, die körperlichen Einschränkungen des Pflegebedürftigen berücksichtigen und Schmerzen oder Unwohlsein vermeiden.

3.1 Mit dem Patienten kommunizieren

Bei der Handhabung von Patienten ist die **Kommunikation** von größter Bedeutung. Es ist wichtig, **die** Bewegungsschritte im Voraus zu **erklären,** damit der Patient weiß, was ihn erwartet, und weniger ängstlich ist. Dies ermöglicht es auch, den Patienten im Rahmen seiner Fähigkeiten um Hilfe zu bitten, was den Transfer erleichtert und die erforderliche Anstrengung verringert.

3.2 Vorbeugung von Schmerzen und Verletzungen

Die Manipulationen sollten **unter Berücksichtigung der körperlichen Verfassung** des Patienten durchgeführt werden. Wenn dieser Wunden, chirurgische Einschnitte oder schmerzende Stellen hat, muss die Tragetechnik unbedingt angepasst werden, um Druck auf diese empfindlichen Stellen zu vermeiden.

- **Gesundheitssicherheit und Prävention von nosokomialen Infektionen im HNO-Bereich**
  - Infektionsrisiken in der HNO-Abteilung (Sterilisation von Instrumenten, postoperative Pflege)

Infektionsrisiken in der Hals-Nasen-Ohrenheilkunde (HNO) sind ein ständiges Thema für das Pflegepersonal, da diese Fachrichtung aufgrund ihrer besonderen Merkmale Eingriffe an empfindlichen anatomischen Bereichen wie den Atemwegen, dem Hals, der Nase, den Ohren und der Mundhöhle erfordert. Diese Bereiche sind häufig Krankheitserregern ausgesetzt, wodurch sich das Risiko einer postoperativen Infektion oder einer nosokomialen Infektion erhöht. Eine **strenge Infektionskontrolle** ist daher sowohl bei chirurgischen Eingriffen als auch bei der postoperativen Pflege eine Priorität und beruht zum großen Teil auf strengen Praktiken bei der **Sterilisation von Instrumenten** und der **Hygiene**.

Das Management von Infektionsrisiken im HNO-Bereich umfasst mehrere Dimensionen: die Keimfreiheit im Operationssaal, die Handhabung und Sterilisation von Instrumenten sowie die kontinuierliche Pflege der Patienten nach einem Eingriff. Alle Angehörigen der Gesundheitsberufe, einschließlich der Pflegekräfte, müssen in jeder Phase der Behandlung besonders aufmerksam sein, um Infektionen zu verhindern, die schwerwiegende Folgen für den Patienten haben könnten.

1. Spezifische Infektionsrisiken in der HNO-Klinik

HNO-Operationen und -Behandlungen betreffen Körperbereiche, in denen **Mikroorganismen** natürlicherweise vorkommen, wie die Nasenhöhle, den Mund und den Rachen. Aufgrund dieser ständigen Exposition gegenüber Bakterien, Viren und Pilzen haben Patienten, die in einer HNO-Abteilung operiert oder behandelt werden, ein höheres Infektionsrisiko, insbesondere im Bereich der **Atemwege** und der **Schleimhäute**.

1.1 Postoperative Infektionen

HNO-Operationen wie **Tonsillektomien**, **Nasennebenhöhlenoperationen** oder **Laryngektomien** schaffen Öffnungen im Gewebe, die als Eintrittspforte für Infektionen dienen können. Nach einer Operation kann es zu **Wundinfektionen** kommen, wenn strenge aseptische Maßnahmen nicht eingehalten werden. Keime aus dem Rachen oder den Nebenhöhlen können die operierten Bereiche besiedeln, was zu Komplikationen wie Abszessen, Phlegmonen oder Infektionen der Nebenhöhlen führt.

- **Atemwegsinfektionen**: Eingriffe an den Atemwegen (wie Tracheotomien) setzen den Patienten einem erhöhten Risiko für Lungen- oder Trachealinfektionen aus, insbesondere wenn die Trachealkanüle nicht gut gepflegt wird oder wenn Krankheitserreger die unteren Atemwege besiedeln.

- **HNO-Infektionen**: Infektionen, die den Hals oder die Nase betreffen, wie bakterielle Sinusitis oder Pharyngitis, können sich nach einem chirurgischen Eingriff oder einer invasiven Behandlung verschlimmern, wenn Krankheitserreger in gefährdete Körperbereiche gelangen.

1.2 Nosokomiale Infektionen

Nosokomiale (im Krankenhaus erworbene) **Infektionen** sind in HNO-Abteilungen besonders besorgniserregend, da häufig mit Instrumenten gearbeitet wird, die direkt mit den Schleimhäuten und den Atemwegen in Berührung kommen. Immunsupprimierte oder gebrechliche Patienten sind anfälliger für Sekundärinfektionen wie Lungeninfektionen, Lungenentzündungen oder Infektionen der Haut um Wunden.

- Kolonisierung **von Kanülen und Drainagen**: Bei Patienten, die sich einer Tracheotomie unterzogen haben oder postoperative Drainagen im HNO-Bereich benötigen, besteht ein Infektionsrisiko, wenn diese Vorrichtungen nicht unter aseptischen Bedingungen aufbewahrt werden. Wenn ein Drain oder eine Kanüle über einen längeren Zeitraum vorhanden ist, erhöht sich das Risiko einer Kolonisierung durch opportunistische Bakterien.

2. Sterilisation von HNO-Instrumenten: ein entscheidender Schritt

Die **Sterilisation von** Instrumenten ist eine wesentliche Barriere gegen Infektionsrisiken im HNO-Bereich, da sie die Übertragung von Krankheitserregern zwischen Patienten oder zwischen verschiedenen Körperbereichen verhindert. In der -HNO Heilkunde, wo bei vielen Untersuchungen und Eingriffen wiederverwendbare Instrumente (Otoskope, Fiberskope, chirurgische Zangen usw.) verwendet werden, ist ein strenges Sterilisationsmanagement unerlässlich.

2.1 Desinfektion und Reinigung von Instrumenten

Vor jeder Sterilisation ist eine **gründliche Reinigung** der Instrumente unerlässlich. Das bedeutet, dass alle biologischen Rückstände (Blut, Schleim, Sekrete) entfernt werden müssen, die Mikroorganismen vor der Sterilisation schützen könnten. Die

Reinigung sollte mit speziellen Reinigungslösungen und mechanischen Methoden (Bürsten, Ultraschall) durchgeführt werden.

- **Zerlegung und Vorreinigung**: Die Instrumente müssen **zerlegt** werden, um eine vollständige Desinfektion zu ermöglichen, insbesondere solche mit schwer zugänglichen Innenteilen (wie z. B. Glasfaserendoskope). Rückstände von Gewebe oder Körperflüssigkeiten müssen vor jedem weiteren Schritt vollständig entfernt werden.

2.2 Sterilisationstechniken

Nach der Reinigung durchlaufen die Instrumente Desinfektions- und **Sterilisationsschritte**, um sicherzustellen, dass alle Mikroorganismen, einschließlich bakterieller Sporen, abgetötet werden.

- **Dampfsterilisation**: Die gängigste Methode für HNO-Instrumente ist die **Dampfsterilisation** unter Druck (Autoklav), bei der Keime durch hohe Temperaturen wirksam abgetötet werden. Die Autoklavenzyklen müssen auf die Art der Instrumente abgestimmt sein, um eine Beeinträchtigung der Wirksamkeit zu vermeiden.

- **Sterilisation mit chemischen** Mitteln: Einige empfindliche Instrumente, wie flexible Endoskope, können keinen hohen Temperaturen ausgesetzt werden und erfordern Sterilisationsmethoden mit **chemischen Mitteln**, wie Wasserstoffperoxid oder Peressigsäure. Diese Techniken gewährleisten eine vollständige Desinfektion und schützen gleichzeitig empfindliche Materialien.

2.3 Aufbewahrung von sterilisierten Instrumenten

Nach der Sterilisation müssen die Instrumente **aseptisch gelagert** werden, um eine Rekontamination zu vermeiden. Sie werden bis zu ihrer Verwendung steril verpackt, und das Pflegepersonal sollte darauf achten, diese aseptischen Bedingungen aufrechtzuerhalten, indem es bei der Handhabung sterile Handschuhe verwendet.

3. Postoperative Pflege und Infektionsprävention

Die **postoperative Pflege** in der HNO-Klinik spielt eine entscheidende Rolle bei der Vermeidung von Infektionen nach einem chirurgischen Eingriff. Die Patienten müssen engmaschig überwacht werden, mit spezieller Pflege für Operationswunden, Kanülen oder Drainagen und Nachsorgemaßnahmen, um eine komplikationslose Heilung zu gewährleisten.

3.1 Versorgung von Operationswunden

Operationswunden, insbesondere im HNO-Bereich, erfordern eine **sorgfältige Pflege**, um Infektionen zu vermeiden. Sie müssen regelmäßig mit antiseptischen Lösungen gereinigt werden, und Verbände sollten häufig unter Verwendung steriler Techniken gewechselt werden.

- **Regelmäßige Reinigung und Desinfektion**: Die tägliche Reinigung der Wunden ist unerlässlich, um zu verhindern, dass Bakterien aus dem Mund oder der Nasenhöhle den operierten Bereich infizieren. Die Verwendung geeigneter, nicht reizender **antiseptischer Lösungen** wird empfohlen, um die lokale Asepsis aufrechtzuerhalten.

- **Wechseln von Verbänden** : Verbände, die chirurgische Wunden abdecken, müssen regelmäßig gewechselt werden, um Mazeration und Infektionsrisiken zu vermeiden. Die Pflegekraft muss beim Wechseln der Verbände sterile **Techniken** einhalten und Handschuhe, sterile Kompressen und geeignete Antiseptika verwenden.

3.2 Pflege von Kanülen und Drainagen

Bei Patienten mit **Trachealkanülen** oder **Drainagen** nach HNO-Eingriffen ist eine besondere Pflege erforderlich, um Infektionen im Zusammenhang mit diesen Vorrichtungen zu vermeiden. Die Kanülen müssen regelmäßig gereinigt und die Drainagen überwacht werden, damit sich keine Sekrete ansammeln, die das Bakterienwachstum fördern könnten.

- **Absaugen von Sekreten** : Bei tracheotomierten Patienten muss das Bronchialsekret oft **regelmäßig abgesaugt** werden, um zu verhindern, dass es sich in den Atemwegen ansammelt und zu Lungeninfektionen führen kann. Das Absaugen muss unter aseptischen Bedingungen erfolgen, um zu verhindern, dass infektiöse Erreger in die Atemwege gelangen.

- **Überwachung der Drainagen**: Die postoperativen Drainagen sollten regelmäßig kontrolliert werden, um sicherzustellen, dass sie ordnungsgemäß funktionieren und nicht verstopft sind. Die Menge und das Aussehen des abgeleiteten Sekrets müssen unbedingt überwacht werden, da jede Veränderung auf eine zugrunde liegende Infektion hindeuten kann, die schnell behandelt werden muss.

  ◦ Präventionsmaßnahmen (Handhygiene, Tragen von Schutzausrüstung)

Präventionsmaßnahmen stehen im Mittelpunkt der Infektionsbekämpfung im medizinischen Bereich, wobei sie in der Hals-Nasen-Ohrenheilkunde (HNO) eine besondere Bedeutung haben. In diesem Bereich, in dem bei vielen Eingriffen empfindliche Körperbereiche wie die Atemwege, der Hals und die Ohren betroffen sind, besteht ein hohes Infektionsrisiko. **Nosokomiale** oder postoperative **Infektionen** können auftreten, wenn die Präventionsprotokolle nicht strikt eingehalten werden.

Unter anderem sind **Handhygiene** und das **Tragen von persönlicher Schutzausrüstung (PSA)** entscheidend, um sowohl die Patienten als auch das Pflegepersonal vor der Übertragung von Krankheitserregern zu schützen.

Diese Praktiken, die oft als einfache Gesten wahrgenommen werden, haben einen direkten Einfluss auf die Reduzierung von Infektionen. Im Kontext einer Abteilung-HNO, in der die Nähe zu den Schleimhäuten und Atemwegen häufig vorkommt, garantiert die strikte Anwendung dieser Präventionsregeln eine höhere Gesundheitssicherheit und trägt zur Qualität der Pflege bei.

1. Handhygiene: Erste Verteidigungslinie gegen Infektionen

Die **Händehygiene** gilt als eine der wirksamsten Maßnahmen, um **die Übertragung von Infektionen** in Gesundheitseinrichtungen **zu verhindern**. In der HNO-Heilkunde, wo das Pflegepersonal regelmäßig in direkten Kontakt mit Patienten und deren Sekreten kommt, ist eine gründliche Handhygiene unerlässlich. Die Hände, die häufig mit Instrumenten, kontaminierten Oberflächen oder empfindlichem Gewebe in Berührung kommen, können wichtige Keimüberträger sein, wenn sie nicht richtig desinfiziert werden.

1.1 Schlüsselmomente für die Handhygiene

In Krankenhäusern ist es unerlässlich, die Hände in **Schlüsselmomenten** zu waschen oder zu desinfizieren, um die Übertragung von Mikroben zwischen Personal, Patienten und medizinischen Geräten zu verhindern.

- **Vor und nach dem Patientenkontakt**: Egal, ob Sie einen Patienten für eine Beratung, eine Untersuchung oder einen Eingriff berühren, sollten Ihre Hände mit einem alkoholhaltigen Mittel desinfiziert oder mit Wasser und Seife gewaschen werden. Dies verhindert die Übertragung von Keimen, die sich möglicherweise auf den Händen der Pflegekraft befinden, auf den Patienten.

- **Nach dem Berühren von kontaminierten Oberflächen** : Türklinken, medizinische Geräte oder gemeinsam genutzte Ausrüstung können ein Reservoir für Bakterien oder Viren sein. Die Handhygiene nach dem Umgang mit diesen Gegenständen ist entscheidend, um die Ausbreitung von Mikroorganismen zu verhindern.

- **Vor invasiven Verfahren**: Bei invasiven Behandlungen wie dem Absaugen von Trachealsekret oder der Handhabung von Kanülen müssen sich die Pflegekräfte unbedingt die Hände desinfizieren, um zu verhindern, dass Keime in empfindliche Körperbereiche des Patienten gelangen.

1.2 Techniken zum Waschen und Desinfizieren der Hände

Die Wirksamkeit der Händehygiene hängt von der **richtigen Technik** ab. Händewaschen mit Wasser und Seife wird empfohlen, wenn die Hände sichtbar schmutzig sind, während die Desinfektion mit einer hydroalkoholischen Lösung in Situationen ideal ist, in denen die Hände sauber sind, aber eine schnelle Desinfektion erfordern.

- **Händewaschen mit Seife**: Das Händewaschen sollte **mindestens 40 bis 60 Sekunden** dauern. Es ist wichtig, die gesamte Oberfläche der Hände einschließlich der Fingerzwischenräume, der Fingerspitzen, der Daumen und der Handgelenke gründlich einzuseifen. Spülen Sie die Hände gründlich ab und trocknen Sie sie mit einem Einweghandtuch.

- **Desinfektion mit einer hydroalkoholischen Lösung**: Wenn die Hände nicht sichtbar schmutzig sind, ist die Verwendung einer **hydroalkoholischen Lösung** oft schneller und genauso wirksam. Es ist wichtig, eine ausreichende Menge des Produkts aufzutragen und alle Oberflächen der Hände **mindestens 20-30 Sekunden lang** zu reiben, bis die Hände trocken sind.

1.3 Bedeutung von Aufklärung und Erinnerung

Die Infektionsprävention beschränkt sich nicht nur auf technische Maßnahmen, sondern erfordert auch eine **ständige Sensibilisierung** des Pflegepersonals. Regelmäßige Kampagnen, die an die Bedeutung der Händehygiene erinnern, das Vorhandensein von Spendern für hydroalkoholische Lösungen an strategischen Orten und ständige Schulungen sorgen dafür, dass in den HNO-Abteilungen ein hohes Maß an Wachsamkeit aufrechterhalten wird.

2. Tragen von persönlicher Schutzausrüstung (PSA)

Das **Tragen von persönlicher Schutzausrüstung (PSA)** ist eine weitere entscheidende Maßnahme zur Verringerung des Risikos einer Infektionsübertragung, insbesondere in einer HNO-Umgebung, in der das Pflegepersonal in direkten Kontakt mit den **Atemwegssekreten** und **Schleimhäuten** der Patienten kommt. Die PSA stellt eine physische Barriere zwischen dem Pflegepersonal und den in der Krankenhausumgebung vorhandenen Infektionserregern dar.

2.1 Die Arten von PSA, die im HNO-Bereich verwendet werden

Die Schutzausrüstung variiert je nach Eingriff und dem Grad des Infektionsrisikos. Im Bereich-HNO, wo es häufig zu Aerosolen und Sekretspritzern kommt, sind mehrere Arten von PSA unerlässlich.

- **OP-Masken und FFP2**: Die **OP-Maske** schützt vor Tröpfchenspritzern, die von Patienten stammen. Bei bestimmten Eingriffen, bei denen Aerosole entstehen (wie beim Absaugen der Luftröhre), ist jedoch eine **FFP2-Maske** erforderlich, um die Pflegekraft vor luftgetragenen Partikeln zu schützen, die Krankheitserreger transportieren können.

- **Schutzbrille oder Visier**: **Schutzbrillen** oder **Visiere** sind bei Verfahren, bei denen die Gefahr besteht, dass Körperflüssigkeiten oder Atemwegssekrete verspritzt werden, von entscheidender Bedeutung. Sie schützen die Augen und die Augenschleimhäute des Pflegepersonals, die eine Eintrittspforte für Infektionen darstellen.

- **Einweghandschuhe**: **Handschuhe** müssen bei jedem Kontakt mit Patienten, medizinischen Instrumenten oder potenziell kontaminierten Oberflächen getragen werden. Sie schützen die Hände des Pflegepersonals vor Infektionen und verhindern die Übertragung von Mikroorganismen zwischen dem Pflegepersonal und den Patienten.

- **Einwegkittel und -schürzen**: Je nach Eingriff kann ein **Einwegkittel** oder eine **Schürze** erforderlich sein, um die Kleidung des Pflegepersonals vor Spritzern von Körperflüssigkeiten oder kontaminierten Substanzen zu schützen. Diese PSA muss nach jedem Gebrauch entsorgt werden, um die Übertragung von Infektionen zu vermeiden.

2.2 Verfahren zum An- und Ablegen der PSA

Das Tragen von PSA muss mit **strengen An- und Ausziehverfahren** einhergehen, um eine Kreuzkontamination zu vermeiden. Eine falsche Handhabung der PSA kann zu einer Kontamination der Kleidung oder der Hände der Pflegekraft führen und damit das Übertragungsrisiko erhöhen.

- Anziehen: Die Pflegekraft muss die PSA in einer bestimmten Reihenfolge anziehen, beginnend mit dem **Kittel**, gefolgt von **Handschuhen**, **Mundschutz** und **Brille oder Visier**. Jeder Schritt muss so durchgeführt werden, dass vor dem Kontakt mit dem Patienten ein vollständiger Schutz gewährleistet ist.

- **Sichere** Entfernung: Das Entfernen der PSA ist ein kritischer Schritt. Sie muss in einer Reihenfolge durchgeführt werden, die das Risiko einer Kontamination der Hände oder der Kleidung der Pflegekraft minimiert. Beispielsweise **sollten zuerst** die **Handschuhe ausgezogen werden**, dann der **Kittel**, dann die **Brille** und schließlich die **Maske**. Jede PSA muss in einen **dafür vorgesehenen Behälter** geworfen werden, und bei jedem Schritt ist eine Händedesinfektion erforderlich.

2.3 Einhaltung von Standards und Überwachung

Die Einhaltung der **Normen für die Verwendung von PSA** ist von grundlegender Bedeutung, um die Sicherheit von Pflegekräften und Patienten zu gewährleisten. Regelmäßige Audits und Schulungen erinnern an die Bedeutung dieser Ausrüstung und stellen sicher, dass sie ordnungsgemäß verwendet wird. Es ist auch von entscheidender Bedeutung, sicherzustellen, dass PSA immer in ausreichender Menge vorhanden ist, insbesondere in Abteilungen mit hohem Risiko, wie z. B. Abteilungen, die infektiöse oder immunsupprimierte Patienten behandeln.

3. Die Bedeutung einer Kultur der Prävention

Abgesehen von technischen Handgriffen beruht die Infektionsprävention auf einer **Präventionskultur** innerhalb der Gesundheitseinrichtung. Es ist von entscheidender Bedeutung, dass das gesamte Pflegepersonal, einschließlich der Pflegeassistenten, diese Maßnahmen voll und ganz unterstützt, ihre Bedeutung versteht und sie in der täglichen Routine konsequent anwendet.

3.1 Weiterbildung und Sensibilisierung

Um ein hohes Maß an Wachsamkeit aufrechtzuerhalten, ist eine **kontinuierliche Schulung** in Hygiene und der Verwendung von PSA erforderlich. Regelmäßige Erinnerungen an die

Infektionsrisiken, die Organisation von Schulungssitzungen oder die Durchführung von Situationsübungen ermöglichen es, die Kompetenzen des Pflegepersonals zu stärken.

3.2 Kollektive Wachsamkeit

Kollektive Wachsamkeit ist ebenfalls von entscheidender Bedeutung: Jedes Mitglied des Pflegeteams muss dazu angehalten werden, **die Einhaltung der Protokolle zu überwachen** und im Falle eines Versagens Alarm zu schlagen. Dies ist nicht nur eine individuelle, sondern auch eine **kollektive Verantwortung**, um die Sicherheit der Pflege zu gewährleisten.

- **Die Anpassung des Arbeitsplatzes für die Pflegekraft**
  - Optimierung der Ergonomie in der HNO-Abteilung

Die **Optimierung der Ergonomie** in einer Abteilung für Hals-Nasen-Ohrenheilkunde (HNO) ist von entscheidender Bedeutung, um eine sichere und effiziente Arbeitsumgebung zu gewährleisten, gleichzeitig die Gesundheit des Gesundheitspersonals zu schützen und eine optimale Pflegequalität für die Patienten sicherzustellen. In der HNO-Heilkunde umfassen die Aufgaben häufig **präzise technische Handgriffe**, **häufige** Patientenmanipulationen und die Verwendung **spezieller Instrumente**. Dies kann zu Ermüdungserscheinungen, Muskel- und Skelettschmerzen oder sogar Verletzungen führen, wenn die Ergonomie nicht berücksichtigt wird.

Ergonomie betrifft nicht nur den Komfort des Pflegepersonals, sondern spielt auch eine entscheidende Rolle für die **Patientensicherheit**, denn Pflegekräfte, die unter optimalen Bedingungen arbeiten, sind aufmerksamer, effizienter und weniger fehleranfällig. Die Anpassung der Ausrüstung, die Organisation der Arbeitsplätze und das Erlernen der richtigen

Körperhaltung sind allesamt Faktoren, die zur Verbesserung des Wohlbefindens am Arbeitsplatz und zur Qualität der HNO-Pflege beitragen.

1. Anpassung von Ausrüstung und Arbeitsplätzen

Einer der Grundpfeiler der Ergonomie im HNO-Bereich ist die **Anpassung der Geräte** an die Bedürfnisse des Pflegepersonals und der Patienten. Eine gut gestaltete Arbeitsumgebung reduziert körperliche Belastungen, verbessert die Effizienz der Pflege und beugt Muskel- und Skeletterkrankungen vor.

1.1 Einrichtung von Arbeitsplätzen

In einer HNO-Abteilung müssen die Arbeitsplätze so gestaltet sein, dass ein schneller und flüssiger Zugriff auf die Werkzeuge möglich ist und gleichzeitig unnötige Bewegungen und Zwangshaltungen minimiert werden. Die **Anordnung von Instrumenten** und medizinischen Geräten sollte so gestaltet werden, dass das Pflegepersonal in neutralen Körperhaltungen arbeiten kann und so die körperliche Anstrengung minimiert wird.

- **Höhe der Arbeitsflächen: Arbeitsflächen** und Untersuchungstische sollten höhenverstellbar sein, um sich der Körpergröße des Pflegepersonals anzupassen und zu verhindern, dass es sich übermäßig bücken oder strecken muss. Dies ermöglicht eine **aufrechte** Körperhaltung, insbesondere bei Untersuchungen oder Behandlungen, die präzise Handgriffe erfordern, wie z. B. die Verwendung von Otoskopen oder Glasfaserendoskopen.

- **Medizinische Geräte in Reichweite**: Häufig verwendete Geräte wie Otoskope, Glasfaserendoskope, Sekretsauger oder chirurgische Instrumente sollten **leicht zugänglich** sein, ohne dass die Pflegekraft sich ständig bewegen oder unbequeme Körperhaltungen einnehmen muss. Durch die Verwendung von **Wandhalterungen** oder **Gelenkarmen** für die Geräte können wiederholte Bewegungen vermieden und Eingriffe erleichtert werden.

- **Ergonomische Stühle und Hocker**: Pflegekräfte verbringen oft viele Stunden im Sitzen, vor allem bei Konsultationen oder HNO-Eingriffen. **Ergonomische Stühle**, die in der Höhe verstellbar sind und eine gute Lendenwirbelstütze bieten, sind wichtig, um Rückenschmerzen zu vermeiden. Diese Stühle sollten es ermöglichen, **nah am Patienten zu** arbeiten und gleichzeitig eine bequeme Körperhaltung beizubehalten.

1.2 Verwendung geeigneter Instrumente

Die in der HNO-Heilkunde verwendeten Instrumente, seien es Endoskope, Absauggeräte, Mikrofone oder andere Geräte, müssen **ergonomisch** gestaltet sein, um Ermüdungserscheinungen zu verringern und die Präzision der technischen Handgriffe zu verbessern. Die Auswahl der Instrumente und ihr Design haben einen direkten Einfluss auf die Gesundheit des Pflegepersonals und die Qualität der Pflege.

- **Leichte und gut ausbalancierte Instrumente**: In der HNO-Heilkunde werden viele Instrumente über lange Zeiträume hinweg gehandhabt. Daher ist es wichtig, dass sie **leicht** und gut ausbalanciert sind, um die Belastung der Handgelenke und Unterarme zu verringern. Ergonomisch geformte Griffe erleichtern die Handhabung und verringern das Risiko von Sehnenscheidenentzündungen oder Gelenkschmerzen.

- **Ergonomische Fiberskope und Otoskope**: Moderne Fiberskope und Otoskope sind oft mit **ergonomischen Griffen** und **Sichtsystemen** ausgestattet, die das Arbeiten in bequemeren Positionen ermöglichen. Sie sollten leicht zu handhaben sein, ohne dass das Handgelenk verdreht werden muss, und eine optimale Sicht bieten, ohne die Augen oder den Nacken zu belasten.

2. Optimierte Körperhaltungen und Bewegungen zur Vermeidung von Muskel-Skelett-Erkrankungen

Im HNO-Bereich müssen Pflegekräfte häufig **Zwangshaltungen** einnehmen und repetitive Bewegungen ausführen, sei es bei der Handhabung von Patienten oder bei heiklen chirurgischen Eingriffen. Um **Muskel- und Skeletterkrankungen** vorzubeugen, ist es wichtig, **ergonomische Handgriffe** zu erlernen und zu praktizieren.

2.1 Angemessene Körperhaltungen bei der Pflege

Die Aufrechterhaltung einer **neutralen Körperhaltung** ist von grundlegender Bedeutung, um Schmerzen und Verletzungen vorzubeugen. In der HNO-Heilkunde ist es wichtig, dass das Pflegepersonal eine Körperhaltung einnimmt, die die natürliche Ausrichtung der Wirbelsäule respektiert, eine Verdrehung des Rumpfes vermeidet und die Belastung der Gelenke begrenzt.

- **Auf Patientenhöhe arbeiten**: Ob bei einer klinischen Untersuchung oder einem Eingriff, es ist wichtig, **die Höhe des Untersuchungstisches** oder des Patientenstuhls so **einzustellen**, dass **der** Patient sich nicht übermäßig bücken oder die Arme heben muss. Dadurch wird die **Wirbelsäule gerade** gehalten, was Verspannungen im Rücken und in den Schultern verringert.

- **Kniebeugen**: Wenn ein Patient angehoben oder bewegt werden muss, sollten die Pflegekräfte immer die **Knie beugen** und die Kraft der Beine nutzen, anstatt den Rücken zu belasten. Dadurch wird das Risiko von Verletzungen im Lendenwirbelbereich verringert und die Anstrengung auf die stärksten Muskeln des Körpers verteilt.

2.2 Umgang mit repetitiven Bewegungen

Repetitive Bewegungen, z. B. im Zusammenhang mit der Verwendung von chirurgischen Instrumenten oder dem Umgang mit Patienten, können langfristig zu **Mikrotraumata** führen, wenn sie nicht unter den richtigen Bedingungen ausgeführt werden. Um diese Risiken zu minimieren, ist es wichtig, spezielle Techniken anzuwenden und die Aufgaben abzuwechseln.

- **Abwechselnde Aufgaben**: Es wird empfohlen, **die Aufgaben** so oft wie möglich zu **variieren**, um zu vermeiden, dass dieselben Muskeln ständig beansprucht werden. Wenn Sie z. B. zwischen Aufgaben, die manuelle Präzision erfordern, und weniger anspruchsvollen Aufgaben wechseln, beugen Sie Schmerzen vor, die durch sich wiederholende Bewegungen verursacht werden.

- **Vermeidung von Drehungen des Rumpfes** : Wenn eine seitliche Bewegung erforderlich ist, z. B. um ein Instrument zu erreichen oder einen Patienten zu bewegen, ist es besser, **den ganzen Körper** zu drehen, als nur den Rumpf zu drehen. Eine Verdrehung des Oberkörpers erhöht das Risiko von Rückenschmerzen und Verletzungen.

3. Ausbildung und Sensibilisierung für Ergonomie

Eine **gute Ergonomieschulung** ist unerlässlich, um das Pflegepersonal für die Risiken zu sensibilisieren, die mit schlechten Körperhaltungen und unangemessenen Handgriffen verbunden sind. Diese Schulung muss von Beginn der Karriere an integriert und regelmäßig verstärkt werden, um ein optimales Arbeitsumfeld zu gewährleisten.

3.1 Fortlaufende Schulungen zu guten Praktiken

Angehörige der Gesundheitsberufe, einschließlich Pflegehelfer und Krankenschwestern, müssen **kontinuierlich** in guten ergonomischen Praktiken geschult werden, insbesondere im Hinblick auf das Tragen von Patienten, die Verwendung von Medizinprodukten und die Organisation ihres Arbeitsplatzes.

- **Praktische Workshops**: In **praktischen Workshops** können Pflegekräfte in korrekten Körperhaltungen, Hebetechniken und Bewegungen, die sie vermeiden sollten, unterrichtet werden. Diese Schulungen beinhalten oft auch Demonstrationen zum sicheren Umgang mit Patienten und zur richtigen Verwendung ergonomischer Geräte.

- **Sensibilisierung für den Selbstschutz**: Pflegekräfte müssen dafür sensibilisiert werden, wie wichtig es ist, auf ihren eigenen Körper zu achten, indem sie die richtigen Handgriffe anwenden und auf Warnsignale wie Schmerzen oder Muskelermüdung achten. **Individuelle Wachsamkeit** ist unerlässlich, um berufsbedingte Verletzungen zu vermeiden.

3.2 Regelmäßige Bewertung der Ergonomie in der Abteilung

Die **regelmäßige Bewertung** der ergonomischen Bedingungen in der Abteilung-HNO ermöglicht es, Risiken zu erkennen und in Echtzeit Verbesserungen vorzunehmen. Es ist sinnvoll, ergonomische Audits durchzuführen, um sicherzustellen, dass die Ausrüstung richtig angepasst ist, die Körperhaltung des Pflegepersonals korrekt ist und die Arbeitsumgebung optimal ist.

- **Ergonomische Audits**: Auf Ergonomie spezialisierte Fachleute können gebeten werden, die Einrichtung der Station, die Positionierung der Geräte und die Arbeitstechniken des Pflegepersonals zu bewerten. Ihre Empfehlungen helfen bei der Anpassung der Praktiken und der Prävention von Muskel-Skelett-Risiken.

◦ Tipps zur Vermeidung von körperlicher und geistiger Erschöpfung im Alltag

Die Vermeidung von **körperlicher und geistiger Ermüdung** im Alltag ist für alle Beschäftigten im Gesundheitswesen von entscheidender Bedeutung, insbesondere für diejenigen, die in anspruchsvollen Abteilungen wie der Hals-Nasen-Ohrenheilkunde (HNO) arbeiten. In diesem medizinischen Bereich werden Körper und Geist durch vielfältige Aufgaben ständig beansprucht: Patientenmanipulationen, technische Eingriffe, postoperative Pflege, während gleichzeitig intensive Konzentration und emotionales Engagement erforderlich sind. Der effektive Umgang mit dieser **Ermüdung** ist entscheidend, um nicht nur die **körperliche Gesundheit** der Pflegekräfte, sondern auch ihr **seelisches Gleichgewicht** zu erhalten. Durch die Anwendung präventiver Praktiken und die Einführung von Selbstpflegeroutinen ist es möglich, eine **nachhaltige Energie** aufrechtzuerhalten, den Burnout einzudämmen und weiterhin eine qualitativ hochwertige Pflege zu leisten.

1. Umgang mit körperlicher Erschöpfung: Den Körper im Alltag bewahren

Körperliche Ermüdung in einer HNO-Abteilung entsteht vor allem durch **lange Körperhaltungen, sich wiederholende Handgriffe** und das **Tragen von Lasten** beim Umgang mit Patienten. Um dieser Ermüdung vorzubeugen, müssen Sie **Ihren Körper** den ganzen Tag über **pflegen**, indem Sie einfache, aber wirksame Praktiken anwenden.

1.1 Die richtige Körperhaltung einnehmen

Die **Körperhaltung** spielt eine entscheidende Rolle bei der Vermeidung von Schmerzen und körperlicher Ermüdung. Wenn Sie über längere Zeit in unbequemen Positionen arbeiten, kann dies zu Muskelverspannungen, Rückenschmerzen und Muskel-Skelett-Erkrankungen führen.

- **Eine neutrale Haltung einnehmen**: Sowohl beim Sitzen als auch beim Stehen ist es wichtig, eine **ausgerichtete Wirbelsäule** zu haben. Wenn Sie sitzen, stellen Sie die Höhe Ihres Stuhls so ein, dass Ihre Füße flach auf dem Boden stehen und Ihre Knie einen rechten Winkel bilden. Wenn Sie stehen, verteilen Sie Ihr Gewicht gleichmäßig auf beide Beine.

- **Knie beugen beim** Heben: Wenn es notwendig ist, einen Patienten oder einen schweren Gegenstand zu heben, sollten Sie immer **die Knie beugen** und die Kraft der Beine nutzen, anstatt den Rücken zu belasten. Dies verringert das Risiko von Rückenverletzungen und unnötigen Verspannungen.

- **Wechselnde Positionen**: Es ist wichtig, nicht zu lange in derselben Position zu verharren. Regelmäßiges Wechseln zwischen Sitzen und Stehen oder Umhergehen, um die Arbeitsumgebung anzupassen, **beugt Steifheit vor** und fördert eine bessere Durchblutung.

1.2 Regelmäßige Pausen machen

In einem anspruchsvollen Umfeld wie dem HNO-Bereich, in dem es auf Konzentration und präzise Handgriffe ankommt, kann es leicht passieren, dass man vom hohen Arbeitstempo absorbiert wird. Wenn man jedoch keine **regelmäßigen Pausen** einlegt, **kann dies** schnell zu einer angestauten körperlichen Ermüdung führen.

- **Sich Mikropausen gönnen**: Schon kurze Pausen von **wenigen Minuten** können helfen, körperliche Ermüdung zu vermeiden. In diesen Momenten sollten Sie aufstehen, ein wenig herumlaufen oder ein paar sanfte Dehnübungen machen, um die Muskeln zu entspannen und die Spannung im Rücken, in den Schultern und im Nacken zu verringern.

- **Dehnen und Beweglichkeit**: Wenn Sie sich im Laufe des Tages regelmäßig einen Moment Zeit nehmen, um sich zu dehnen, hilft dies, Muskelverspannungen und Gelenkschmerzen vorzubeugen. Einfache Dehnübungen wie das Ausstrecken der Arme zur Decke, sanfte Drehungen des Halses oder seitliche Neigungen des Oberkörpers können körperliche Ermüdung lindern.

1.3 Hydratation und ausgewogene Ernährung

Flüssigkeitszufuhr und eine **gesunde Ernährung** werden oft unterschätzt, spielen aber eine Schlüsselrolle bei der Bewältigung körperlicher Erschöpfung. Pflegekräfte, die in ihre Arbeit vertieft sind, können diese grundlegenden Aspekte manchmal vernachlässigen, was zu einem Energieabfall beiträgt.

- **Regelmäßig trinken**: Eine ausreichende Flüssigkeitszufuhr trägt dazu bei, die Energie aufrechtzuerhalten und Kopfschmerzen oder Müdigkeit aufgrund von Dehydrierung zu vermeiden. Es ist ratsam, den ganzen Tag über **regelmäßig Wasser zu trinken**, auch wenn kein Durstgefühl besteht, um den Flüssigkeitshaushalt aufrecht zu erhalten.

- **Ausgewogene Mahlzeiten zu sich nehmen** : Die Mahlzeiten sollten **nährstoffreich** sein, um die Energie zu liefern, die für intensive körperliche und geistige Arbeit benötigt wird. Bevorzugen Sie Lebensmittel, die reich an Ballaststoffen, Proteinen und guten Kohlenhydraten für lang anhaltende Energiequellen sind, anstatt sich schnellen Zuckern hinzugeben, die nach ihrer sofortigen Wirkung zu einem Energietief führen.

2. Geistiger Erschöpfung vorbeugen: Umgang mit Stress und emotionaler Belastung

Die Arbeit in einer HNO-Abteilung beschränkt sich nicht auf körperliche Erschöpfung. Auch die **geistige Ermüdung** spielt eine wichtige Rolle, denn Konzentration, schnelle Entscheidungen und der Umgang mit emotionaler Belastung sind zentrale Bestandteile der Patientenversorgung. Die Fähigkeit, mit **Stress** umzugehen und Wege zu finden, um das geistige Gleichgewicht zu bewahren, ist entscheidend, um Burnout zu vermeiden.

2.1 Umgang mit Stress im Alltag

In Krankenhäusern kann sich Stress schnell ansammeln, vor allem in Abteilungen, in denen chirurgische Eingriffe und die Betreuung von Patienten ein hohes Maß an Aufmerksamkeit erfordern. Daher ist es von entscheidender Bedeutung, dass Sie lernen, **die Anzeichen von Stress zu erkennen** und Strategien zu entwickeln, um effektiv mit **Stress** umzugehen.

- **Bewusstes Atmen praktizieren** : Die **Tiefenatmung** ist eine einfache, aber sehr wirksame Technik zur Stressbewältigung im Alltag. In angespannten Momenten genügt es, ein paar langsame, tiefe Atemzüge zu machen und sich dabei auf das Ein- und Ausatmen zu konzentrieren, um die Herzfrequenz zu senken und den Geist zu beruhigen.

- **Prioritäten setzen**: Es ist wichtig, **Aufgaben zu priorisieren** und den Tag so zu gestalten, dass man nicht ständig überfordert ist. Wenn Sie Aufgabenlisten verwenden, Prioritäten planen und lernen zu delegieren, können Sie Ihr Arbeitspensum gelassener bewältigen und Stress besser widerstehen.

2.2 Nach der Arbeit emotional abschalten

Die **emotionale Belastung** kann für Pflegekräfte groß sein, insbesondere wenn komplexe Pflege involviert ist oder wenn schwierige Situationen mit Patienten oder deren Familien auftreten. Zu lernen, wie man nach der Arbeit emotional **abschalten** kann, ist unerlässlich, um das seelische Gleichgewicht zu erhalten und eine anhaltende geistige Erschöpfung zu vermeiden.

- **Grenzen setzen**: Es ist wichtig, **Grenzen** zwischen dem Berufs- und dem Privatleben **zu ziehen**. Dazu kann gehören, keine Arbeit mit nach Hause zu nehmen, Zeiten festzulegen, in denen man komplett abschalten kann (z. B. indem man das geschäftliche Telefon nach der Arbeitszeit ausschaltet), oder Routinen zu schaffen, um sich nach einem anstrengenden Tag zu entspannen.

- **Entspannende Tätigkeiten ausüben** : Nach der Arbeit sollten Sie **entspannende Aktivitäten** ausüben, die Ihnen helfen, geistig abzuschalten. Das kann Lesen, Sport treiben, Meditation oder eine andere kreative Tätigkeit sein, die hilft, den Druck abzubauen, der sich im Laufe des Tages angesammelt hat.

2.3 Eine gute Kommunikation mit dem Team pflegen

Die Arbeit in einem so anspruchsvollen Umfeld wie der HNO-Heilkunde erfordert eine **gute Kommunikation** mit den Kollegen und eine Kultur der gegenseitigen Unterstützung. Der Austausch von Informationen, das Delegieren von Aufgaben und das Äußern der eigenen Bedürfnisse sind entscheidend, um ein ausgewogenes Arbeitsumfeld aufrechtzuerhalten und eine psychische Überlastung zu vermeiden.

- **Unterstützung unter Kollegen**: Die Arbeit im Team ermöglicht es, sich in schwierigen Zeiten **gegenseitig zu unterstützen**. Die Fähigkeit, Sorgen zu teilen, bei

Überlastung um Hilfe zu bitten und ein offenes Ohr für andere zu haben, trägt zur Aufrechterhaltung eines positiven Teamgeistes bei und hilft, Stress besser zu bewältigen.

- **Bedürfnisse äußern**: Wenn die Arbeitsbelastung zu groß wird oder der Druck zu hoch ist, ist es wichtig, **seine Bedürfnisse** den Vorgesetzten oder Kollegen mitzuteilen. Wenn Sie erkennen, wann Sie delegieren oder Abstand gewinnen müssen, beugen Sie einer geistigen Erschöpfung vor.

3. Ein globales Gleichgewicht aufrechterhalten: sich langfristig um sich selbst kümmern

Um chronische Müdigkeit zu vermeiden, ist es wichtig, ein **umfassendes Gleichgewicht** zwischen Arbeit und Privatleben zu kultivieren. Sich langfristig um sich selbst zu kümmern, erfordert **gesunde Lebensgewohnheiten**, ausreichend Ruhe und Zeit zur **Regeneration**.

3.1 Einen erholsamen Schlaf haben

Schlaf ist eine der grundlegenden Säulen, um die Energie zu erhalten und Erschöpfung zu vermeiden. Gute Nächte sorgen dafür, dass Sie sich körperlich und geistig erholen und jeden Tag mit einem klaren und erholten Geist beginnen können.

- **Regelmäßige Schlafzeiten einhalten**: Zu regelmäßigen Zeiten ins Bett zu gehen und aufzustehen hilft, den Schlafzyklus zu regulieren und verbessert die Schlafqualität. Es ist ratsam, vor dem Schlafengehen Entspannungsrituale wie Lesen oder Meditation zu bevorzugen, um Körper und Geist auf einen erholsamen Schlaf vorzubereiten.

3.2 Sich um sein psychologisches Wohlbefinden kümmern

Schließlich ist es wichtig, **sein psychologisches Wohlbefinden** im Alltag zu pflegen, indem man sich Zeit für sich selbst nimmt. Sich Pausen zu nehmen, um Aktivitäten nachzugehen, die Freude und persönliche Befriedigung bereiten, ist entscheidend, um die Anforderungen der Arbeit mit dem Bedürfnis nach Entspannung ins Gleichgewicht zu bringen.

- **Aktivitäten zum Auftanken** : Wenn Sie außerhalb der Arbeit Freizeitaktivitäten oder Hobbys nachgehen, z. B. Sport, Kunst oder Ausflüge mit Freunden und Verwandten, können Sie Ihre geistige Gesundheit erhalten und neue Kraft schöpfen.

Schlussfolgerung

Auf dem Weg zu einer erfüllten HNO-Karriere

- Die Bedeutung der persönlichen und beruflichen Entwicklung

Die **persönliche und berufliche Weiterentwicklung** ist ein wesentlicher Pfeiler in der Karriere eines jeden Gesundheitsfachmanns, insbesondere in anspruchsvollen Bereichen wie der Hals-Nasen-Ohrenheilkunde (HNO). Dabei geht es nicht nur um die Verbesserung der fachlichen Kompetenzen, sondern auch um die Kultivierung menschlicher Qualitäten, die Bereicherung des Fachwissens und die Förderung des persönlichen Wachstums. Die persönliche und berufliche Entwicklung ermöglicht nicht nur eine berufliche Weiterentwicklung, sondern auch eine bessere Selbstkenntnis, Stressbewältigung, Resilienz gegenüber den täglichen Herausforderungen und eine erfülltere Karriere. Dies ist nicht nur für den Einzelnen von entscheidender Bedeutung, sondern auch für das reibungslose Funktionieren von Pflegeteams, die Qualität der Pflege und letztlich die Zufriedenheit der Patienten.

In einem schnelllebigen Sektor wie dem Gesundheitswesen, in dem ständig neue Technologien, Behandlungsmethoden und Erkenntnisse entstehen, ist es für Pflegekräfte von größter Bedeutung, sich ständig weiterzubilden, neue Fähigkeiten zu erwerben und menschliche und zwischenmenschliche Qualitäten zu entwickeln.

1. Die Bedeutung der beruflichen Weiterentwicklung: Auf dem Laufenden bleiben und in seinem Beruf vorankommen

Im medizinischen Bereich ist eine **ständige berufliche Weiterentwicklung** unerlässlich, um mit den neuesten Entwicklungen in Bezug auf Technologien, Behandlungen und Pflege auf dem Laufenden zu bleiben. Die Welt des Gesundheitswesens verändert sich schnell und um die Bedürfnisse der Patienten optimal zu erfüllen, ist es notwendig, sich ständig weiterzubilden.

1.1 Erwerb neuer Fähigkeiten

Berufliche Weiterentwicklung bedeutet, dass man sich ständig **neue** technische, medizinische und zwischenmenschliche **Fähigkeiten aneignet.** In der Heilkunde-HNO beispielsweise erfordert die Einführung neuer Technologien wie **3D-Bildgebung, Operationsroboter** oder die Verwendung von **vernetzten Geräten** zur Patientenüberwachung eine regelmäßige Aktualisierung der Kenntnisse und Fähigkeiten.

- **Fortbildungen**: Gesundheitsfachkräfte müssen an **Fortbildungen** teilnehmen, **medizinische Kongresse** besuchen oder Fachkurse belegen, um in ihren jeweiligen Bereichen kompetent und effizient zu bleiben. Dadurch können sie moderne Hilfsmittel beherrschen und Praktiken anwenden, die auf den neuesten wissenschaftlichen Erkenntnissen beruhen.

- **Technologische Entwicklung**: Technologische Fortschritte in der Heilkunde-HNO, wie robotische Assistenzsysteme oder neue Behandlungsprotokolle, erfordern häufige Aktualisierungen, um den Patienten Behandlungen auf dem neuesten Stand der Technik zu bieten. Die Übernahme dieser neuen Technologien setzt ein ständiges Lernen voraus, das oft durch Online-Schulungsprogramme oder E-Learning-Module erleichtert wird.

1.2 In der Karriere vorankommen

Die **berufliche Weiterentwicklung** bietet auch Möglichkeiten, um in der eigenen Karriere voranzukommen. Dies kann durch Spezialisierungen, zusätzliche Zertifizierungen oder die Entwicklung in Management- oder Lehrpositionen geschehen.

- **Spezialisierungen**: In der HNO-Heilkunde kann man sich auf bestimmte Bereiche spezialisieren, z. B. auf die **Chirurgie der Nasennebenhöhlen, die Behandlung von**

Hörstörungen oder die **onkologische Chirurgie**. Jede Spezialisierung ermöglicht es, das Fachwissen zu vertiefen und eine noch präzisere und auf die speziellen Bedürfnisse der Patienten zugeschnittene Behandlung anzubieten.

- **Verantwortungsvolle Positionen**: Die berufliche Entwicklung kann auch zu verantwortungsvollen Positionen führen, z. B. zu Rollen als **Teamkoordinator**, **Pflegeaufseher** oder auch als **Ausbilder**, der sein Wissen an junge Fachkräfte weitergibt. Diese Aufstiegsmöglichkeiten ermöglichen es, seine Aufgaben abwechslungsreicher zu gestalten und seine Kompetenzen zu erweitern.

1.3 Verbesserung der Qualität der Pflege

Eines der Hauptziele der beruflichen Weiterentwicklung ist es, **die Qualität der** Patientenversorgung zu **verbessern.** Indem sie sich über neue Ansätze und innovative Behandlungsmethoden auf dem Laufenden halten, können Pflegekräfte eine angemessenere, effektivere und humanere Pflege anbieten.

- **Besseres Verständnis der Erkrankungen**: Indem sie mit der Forschung und den medizinischen Entdeckungen Schritt halten, erlangen die Pflegekräfte ein besseres Verständnis der HNO-Erkrankungen, ihrer Ursachen und ihrer Behandlung. Dies ermöglicht ihnen, eine gezieltere Pflege anzubieten und ihre Patienten besser zu betreuen.

- **Anpassung an die Bedürfnisse der Patienten** : Die berufliche Weiterentwicklung ermöglicht es auch, **die Pflege** an die spezifischen Bedürfnisse der Patienten **anzupassen.** Beispielsweise sind die Weiterentwicklung der Kommunikationstechniken mit hörgeschädigten Patienten oder die Verwendung neuer Instrumente zur Diagnose von Atemwegserkrankungen konkrete Beispiele dafür, wie wichtig es ist, in seinem Beruf flexibel und informiert zu bleiben.

2. Die Bedeutung der persönlichen Entwicklung: Stärkung der menschlichen und zwischenmenschlichen Qualitäten

Während die berufliche Entwicklung für die technische und wissenschaftliche Weiterentwicklung von entscheidender Bedeutung ist, ist die **persönliche Entwicklung** ebenso entscheidend, um die **menschlichen Fähigkeiten** zu stärken, den Umgang mit Stress zu verbessern und wichtige Eigenschaften wie Einfühlungsvermögen und Kommunikationsfähigkeit zu entwickeln. In einer medizinischen Abteilung, in der die Interaktion mit Patienten und Teams allgegenwärtig ist, sind zwischenmenschliche Qualitäten ebenso wichtig wie technische Fähigkeiten.

2.1 Empathie und Zuhören entwickeln

Eine der wichtigsten Eigenschaften einer Pflegekraft ist **Empathie**, die Fähigkeit, sich in die Lage des anderen zu versetzen, seine Gefühle zu verstehen und wohlwollend zu reagieren. Durch Persönlichkeitsentwicklung kann diese wertvolle Eigenschaft kultiviert werden, vor allem in einer Abteilung wie der HNO, wo die Pathologien oft die Lebensqualität der Patienten ernsthaft beeinträchtigen können (Hörverlust, Atembeschwerden usw.).

- **Aktives Zuhören verbessern**: **Aktives Zuhören** ist eine entscheidende Fähigkeit, die es dem Pflegepersonal ermöglicht, die Bedürfnisse und Sorgen der Patienten besser zu verstehen. Zuhören zu können, ohne zu urteilen, und dabei ganz präsent zu sein, hilft nicht nur, das

Vertrauensverhältnis zum Patienten zu stärken, sondern verbessert auch die Diagnose und die Pflege.

- **Die Emotionen von Patienten verstehen** : HNO-Patienten können manchmal mit belastenden Situationen wie Stimmstörungen, Atembeschwerden oder Hörproblemen konfrontiert werden, die ihren Alltag beeinträchtigen. Eine Pflegekraft, die **emotionale Intelligenz** entwickelt hat, ist besser darauf vorbereitet, moralische Unterstützung zu bieten, auf Sorgen einzugehen und Trost zu spenden.

2.2 Stressbewältigung und Stärkung der Resilienz

Stress ist in medizinischen Umgebungen allgegenwärtig, vor allem in anspruchsvollen Abteilungen wie der HNO, wo chirurgische Eingriffe und die Behandlung komplexer Krankheitsbilder zu einer hohen Belastung führen können. Personalentwicklung hilft dabei, die **Resilienz** gegenüber diesen Herausforderungen zu stärken, indem man lernt, auf gesunde Weise mit Stress umzugehen und Burnout zu vermeiden.

- **Achtsamkeit praktizieren**: Techniken wie **Meditation** oder **Achtsamkeit** können Pflegekräften helfen, im gegenwärtigen Moment verankert zu bleiben, Stress zu bewältigen und zu verhindern, dass sie vom täglichen Druck überwältigt werden. Diese Praktiken fördern einen besseren Umgang mit Emotionen und verbessern die Konzentration.

- **Gleichgewicht zwischen Berufs- und Privatleben**: Die persönliche Entwicklung hilft auch dabei, ein Gleichgewicht zwischen Berufs- und Privatleben zu finden, indem man lernt, nach einem Arbeitstag **abzuschalten**, neue Energie zu tanken und sich um sich selbst zu kümmern. Dies ist entscheidend, um einen **Burnout** zu vermeiden und eine lange und erfüllende Karriere aufrechtzuerhalten.

2.3 Verbesserung der Kommunikation und Teamarbeit

Die persönliche Entwicklung trägt auch dazu bei, die **zwischenmenschliche Kommunikation zu** verbessern und die **Beziehungen innerhalb des Pflegeteams** zu stärken. Eine gute Kommunikation ist entscheidend, um ein reibungsloses Arbeiten zu gewährleisten, Konflikte zu reduzieren und die Koordination der Pflege zu verbessern.

- **Stärkung der Zusammenarbeit**: Wenn man lernt, **effektiv** mit seinen Kollegen zu **kommunizieren**, kann man die Zusammenarbeit verbessern, die Verantwortung ausgewogen verteilen und eine bessere Patientenversorgung gewährleisten. Es hilft auch, Spannungen abzubauen und ein positives Arbeitsumfeld zu fördern.

- Konfliktbewältigung: Die Entwicklung von Kommunikationsfähigkeiten hilft auch bei der Bewältigung **von Konflikten**, die in einem stressigen Umfeld auftreten können. Die Fähigkeit, konstruktiv zu diskutieren, hilft dabei, angespannte Situationen zu entschärfen und Lösungen zu finden, die für alle Beteiligten akzeptabel sind.

3. Globale Vorteile der persönlichen und beruflichen Entwicklung

Die persönliche und berufliche Entwicklung bringt nicht nur für den Einzelnen, sondern auch für das Team und die Patienten **vielfältige Vorteile mit** sich. Indem der Pfleger in sein eigenes Wachstum investiert, verbessert er nicht nur seine Fähigkeiten und seine Lebensqualität, sondern trägt auch dazu bei, die Effizienz und den Zusammenhalt des Teams zu stärken.

3.1 Persönliche Entfaltung und Arbeitszufriedenheit

Die persönliche und berufliche Entwicklung führt zu einer größeren **Selbstverwirklichung**, indem sie dem Pflegenden das Gefühl vermittelt, kompetent, nützlich und im Einklang mit seinen Werten zu sein. Sie hilft, **Motivation** und berufliche Zufriedenheit langfristig aufrechtzuerhalten, indem sie das Gefühl von Erschöpfung oder Stagnation vermeidet.

3.2 Verbesserte Qualität der Pflege

Pflegekräfte, die in ihre berufliche und persönliche Entwicklung investieren, sind besser in der Lage, eine **qualitativ hochwertige Pflege** zu leisten. Ihre technischen Fähigkeiten in Verbindung mit ihren menschlichen Qualitäten ermöglichen es ihnen, den Patienten eine umfassende und individuelle Betreuung zu bieten, wodurch die Zufriedenheit der Patienten und die Behandlungsergebnisse gestärkt werden.

3.3 Stärkung der Teams und der Zusammenarbeit

Schließlich trägt die persönliche und berufliche Entwicklung dazu bei, stärkere und kohärentere **Pflegeteams** zu schaffen. Ein geschultes, motiviertes Team, das effektiv kommunizieren kann, ist produktiver, bietet eine bessere Pflege und ist in der Lage, die täglichen Herausforderungen gelassener und effektiver zu bewältigen.

- Die Herausforderungen des Berufs: die Entwicklung von Techniken und Wissen

Der Pflegeberuf, insbesondere im Bereich der Hals-Nasen-Ohrenheilkunde (HNO), befindet sich in ständiger Entwicklung. Diese Dynamik wird durch technische Fortschritte, technologische Innovationen und ein immer besseres Verständnis der Pathologien genährt. Doch diese rasante Entwicklung eröffnet zwar zahlreiche Chancen, stellt die Angehörigen der Gesundheitsberufe aber auch vor **große Herausforderungen**. Um kompetent und effizient zu bleiben, müssen sich die Pflegekräfte ständig anpassen, neue Fähigkeiten erwerben und ihr Wissen aktualisieren.

Diese Herausforderungen sind vielfältig und betreffen sowohl die Fähigkeit, mit medizinischen Innovationen Schritt zu halten, als auch die Beherrschung neuer Technologien und chirurgischer Techniken und nicht zuletzt die Herausforderungen, die mit der Bewältigung der zunehmend komplexen Patientenversorgung verbunden sind. Diese Herausforderungen prägen die Art und Weise, wie Angehörige der Gesundheitsberufe arbeiten, sich weiterbilden und mit Patienten und Kollegen interagieren.

1. Der schnelle technologische Fortschritt: eine Anpassungsherausforderung

Eines der Hauptmerkmale der technischen Entwicklungen in der Heilkunde-HNO, wie auch in anderen Bereichen der Medizin, ist die **Geschwindigkeit der technologischen Innovationen**. Die Fortschritte in der Diagnostik, der robotergestützten Chirurgie, der medizinischen Bildgebung und der Verwendung von vernetzten Geräten sind enorm. Diese Beschleunigung stellt jedoch auch eine große Herausforderung für das Pflegepersonal dar, das in der Lage sein muss, diese Fortschritte in seine tägliche Praxis zu integrieren.

1.1 Beherrschung neuer Technologien

Technologien wie **robotergestützte Chirurgie, intelligente Fiberskope** und **telemedizinische** Systeme verändern die Art und Weise, wie in der HNO-Klinik gearbeitet wird, grundlegend. Diese Innovationen verbessern zwar die Präzision der Handgriffe, verringern das Operationsrisiko und erleichtern die Nachsorge der

Patienten, sie erfordern aber auch eine **ständige Weiterbildung** und die Fähigkeit, sich schnell anzupassen.

- **Technische Ausbildung**: Die Beherrschung dieser hochentwickelten Werkzeuge erfordert eine gründliche Ausbildung. Beispielsweise erfordert die Einführung der robotergestützten Chirurgie bei bestimmten HNO-Eingriffen die Fähigkeit, komplexe Geräte mit fortschrittlichen digitalen Schnittstellen zu bedienen. Diese Komplexität bedeutet, dass sich das Pflegepersonal regelmäßig fortbilden muss, um ein angemessenes Kompetenzniveau aufrechtzuerhalten.

- **Aktualisierung der Kompetenzen**: Die rasante Entwicklung von Medizinprodukten zwingt Gesundheitsfachkräfte, ihre Kompetenzen ständig zu aktualisieren. Sie müssen nicht nur verstehen, wie diese neuen Technologien funktionieren, sondern auch wissen, wie sie diese in die Behandlungsprotokolle integrieren können, um den Nutzen für die Patienten zu maximieren.

1.2 Zunehmende Komplexität von Diagnose und Behandlung

Die Integration neuer Technologien wie **3D-Bildgebung**, **vernetzte Überwachungssysteme** oder auch **Werkzeuge der künstlichen Intelligenz** machen die **Diagnoseprozesse** und die **klinische Entscheidungsfindung** immer komplexer. Das Pflegepersonal muss in der Lage sein, diese zunehmende Komplexität zu bewältigen, indem es die von diesen Geräten gelieferten Daten interpretiert und dabei einen ganzheitlichen Ansatz für den Patienten beibehält.

- **Analyse komplexer Daten** : In der Heilkunde-HNO beispielsweise können durch den Einsatz von **3D-Bildgebung** die inneren Strukturen der Nasennebenhöhlen, des Rachens oder der Ohren sehr detailliert dargestellt werden. Diese Technologie verbessert zwar die Genauigkeit der Diagnosen, erfordert aber auch die Fähigkeit, große Datenmengen zu interpretieren und diese Informationen für die Planung von Eingriffen zu nutzen.

- **Multidisziplinärer Ansatz**: Mit dem Aufkommen ausgefeilter Techniken ist die Arbeit in der HNO zunehmend **multidisziplinär** geworden und beinhaltet die Zusammenarbeit mit Radiologen, Anästhesisten, Chirurgen und biomedizinischen Ingenieuren. Die Fähigkeit, im Team zu arbeiten und gleichzeitig die komplexe Pflege zu koordinieren, wird zu einer echten Herausforderung für das Pflegepersonal.

2. Die Entwicklung des medizinischen Wissens: ein ständiger Lernprozess

Neben dem technologischen Aspekt zwingt die Entwicklung des **medizinischen Wissens die** Angehörigen der Gesundheitsberufe dazu, ein **kontinuierliches Lernniveau** aufrechtzuerhalten, um auf dem neuesten Stand zu bleiben. Die medizinische Forschung im HNO-Bereich schreitet ständig voran und bringt neue Erkenntnisse über Krankheitsbilder, Behandlungen und pathophysiologische Mechanismen.

2.1 Fortschritte beim Verständnis von HNO-Erkrankungen

Fortschritte im **Verständnis von Krankheiten** wie HNO-Krebs, Hörstörungen oder Nasennebenhöhleninfektionen führen zu einer besseren Versorgung der Patienten. Dieser Wissenszuwachs kann jedoch auch eine Herausforderung darstellen, da sich die Behandlungsmethoden schnell ändern und neue Praktiken auf der Grundlage der neuesten Forschungsergebnisse integriert werden müssen.

- **Entwicklung der Behandlungsprotokolle**: Beispielsweise beeinflussen neue Erkenntnisse über **Atemwegskrebs** oder **Nasenpolypen** regelmäßig die Behandlungsprotokolle. Daher ist es für das

Pflegepersonal von entscheidender Bedeutung, sich über die neuesten Empfehlungen zu informieren und die Pflege entsprechend den wissenschaftlichen Fortschritten anpassen zu können.

- **Einfluss von Komorbiditäten**: Durch den Wissenszuwachs wird auch der Einfluss von **Komorbiditäten** (wie Fettleibigkeit, Diabetes oder Asthma) auf HNO-Erkrankungen besser verstanden. Dies führt zu einer zusätzlichen Komplexität bei der Behandlung der Patienten, die eine kontinuierliche Fortbildung erfordert, um diese neuen Informationen in die klinische Praxis zu integrieren.

2.2 Anpassung an die Entwicklung der klinischen Praxis

Die klinische Praxis entwickelt sich mit dem wissenschaftlichen Fortschritt und den neuen Pflegestandards weiter. Das Pflegepersonal muss daher nicht nur die **neuen Protokolle** beherrschen, sondern auch seine Vorgehensweise anpassen, um den steigenden Erwartungen an die Sicherheit und Qualität der Pflege gerecht zu werden.

- **Evidenzbasierte Praxis**: Klinische Entscheidungen werden zunehmend auf der Grundlage von **Evidenz** getroffen. Das bedeutet, dass das Pflegepersonal die neuesten Forschungsergebnisse kennen und dieses Wissen in ihre tägliche Praxis einfließen lassen muss. Beispielsweise hat sich der Einsatz von Antibiotika im HNO-Bereich zu einem gezielteren, evidenzbasierten Ansatz entwickelt, um Resistenzen gegen die Behandlung zu verringern.

- **Sensibilisierung für neue Standards**: Die Einhaltung von **Sicherheitsprotokollen** und **Qualitätsstandards** ist in HNO-Abteilungen zu einer Priorität geworden, insbesondere im Hinblick auf die Vermeidung postoperativer Infektionen und das Risikomanagement.

Die Anpassung an diese Standards, die sich regelmäßig ändern, ist eine zusätzliche Herausforderung für das Pflegepersonal, das ständig wachsam sein muss.

3. Menschliche Herausforderungen: zwischen Technizität und Beziehungsfähigkeit

Die Entwicklung der Techniken und des Wissens in der HNO-Heilkunde verbessert zwar die Qualität der Pflege, kann aber manchmal die **Beziehung zwischen Pflegekraft und Patient** komplizierter machen. In einem so sensiblen Bereich wie der HNO-Heilkunde, in dem die Patienten unter Kommunikations-, Atem- oder Hörstörungen leiden können, sind diese jedoch von entscheidender Bedeutung.

3.1 Aufrechterhaltung eines patientenzentrierten Ansatzes

Eine der größten Herausforderungen für das Pflegepersonal besteht darin, trotz der zunehmenden technischen Komplexität einen **patientenzentrierten Ansatz** beizubehalten. Angesichts der immer ausgefeilteren Technologien ist es von entscheidender Bedeutung, die **menschliche Begleitung** des Patienten nicht aus den Augen zu verlieren.

- **Mit den Patienten kommunizieren** : HNO-Patienten leiden häufig an **sensorischen Störungen**, die ihre Kommunikation beeinträchtigen. Ob es sich um Hörverlust, Sprechschwierigkeiten nach einer Operation oder Atembeschwerden handelt - diese Störungen können die Beziehung zwischen Pflegekraft und Patient erschweren. Für Pflegekräfte ist es von entscheidender Bedeutung, Fähigkeiten in der **nonverbalen Kommunikation** zu entwickeln und **Geduld** und **Einfühlungsvermögen** zu zeigen.

- **Umgang mit Angstzuständen von Patienten** : HNO-Erkrankungen können bei den Patienten viel **Angst auslösen**, insbesondere wenn ihre Lebensqualität beeinträchtigt ist (Atembeschwerden, Stimmverlust, Hörverlust). Die Fähigkeit des Pflegepersonals, die Patienten zu beruhigen und sie während des gesamten Behandlungsverlaufs zu begleiten, ist eine wesentliche Herausforderung, da eine gute emotionale Betreuung ebenso wichtig ist wie die technische Pflege.

3.2 Technizität und menschliche Verfügbarkeit in Einklang bringen

Eine weitere wichtige Herausforderung besteht darin, ein **Gleichgewicht** zwischen der zunehmenden **Technisierung** der Eingriffe und der **Verfügbarkeit** für die Patienten zu finden. Steigende technische und administrative Anforderungen können die Zeit, die Pflegende für den einzelnen Patienten aufwenden können, verringern, was die Qualität der Beziehung beeinträchtigen kann.

- **Zeitmanagement**: Angesichts der zunehmenden Aufgaben, die mit der Einführung neuer Technologien und Protokolle verbunden sind, müssen Pflegekräfte lernen, ihre Zeit effektiv einzuteilen, um für ihre Patienten verfügbar zu bleiben. Die **Planung** und **Priorisierung** von Aufgaben sind Schlüsselkompetenzen, um dies zu erreichen.

- **Persönliche Pflege**: Es ist auch wichtig, die Bedeutung der **persönlichen Pflege** nicht aus den Augen zu verlieren. Auch bei der Weiterentwicklung der Technik ist jeder Patient einzigartig und seinen individuellen Bedürfnissen muss besondere Aufmerksamkeit geschenkt werden. Dazu gehört nicht nur die medizinische Versorgung, sondern auch die emotionale Begleitung und die Anpassung von Erklärungen an die Verständnismöglichkeiten des Patienten.

Anhänge : Tools und Ressourcen für HNO-Pflegehelfer/innen

- Datenblätter zu Materialien und Instrumenten

Die **Merkblätter** über die in der Heilkunde-Ohren-Nasen-Hals (HNO) verwendeten Materialien und Instrumente sind unverzichtbare Dokumente, um den Gebrauch, die Pflege und die Eigenschaften der in diesem medizinischen Bereich verwendeten Instrumente zu verstehen. Die HNO-Abteilung verwendet eine Vielzahl spezifischer Instrumente, von denen jedes eine ganz bestimmte Rolle spielt, sei es bei der **Diagnose**, der **Operation** oder der **postoperativen Pflege**. Mithilfe dieser Merkblätter kann eine optimale und sichere Verwendung jedes Instruments gewährleistet werden, während gleichzeitig die Pflege und Sterilisation erleichtert wird.

Hier finden Sie einen Überblick über die wichtigsten **Datenblätter** zu Materialien und Instrumenten, die in der HNO-Heilkunde verwendet werden:

1. Otoskop

Beschreibung :

Das **Otoskop** ist ein medizinisches Instrument, mit dem das Innere des Ohrs, insbesondere der äußere Gehörgang und das Trommelfell, untersucht wird. Damit können Anomalien wie Infektionen, Trommelfellperforationen oder das Vorhandensein von Ohrenschmalz festgestellt werden.

Technische Daten :

- **Bestandteile**: Griff, Kopf (mit Lichtquelle und Vergrößerungslinse), Einweg- oder wiederverwendbares Ohrspekulum.
- **Linse**: 3-fache Vergrößerung, um Details des Gehörgangs und des Trommelfells zu beobachten.

- **Beleuchtung**: LED- oder Halogenlicht für eine starke und helle Beleuchtung.
- **Spekulum**: In verschiedenen Größen, je nach Alter des Patienten (Erwachsener, Kind).

Verwendung :

- Führen Sie das Spekulum vorsichtig in den Gehörgang ein, nachdem Sie sich vergewissert haben, dass der Patient bequem sitzt.
- Richten Sie das Otoskop aus, um die verschiedenen Teile des Gehörgangs und des Trommelfells zu untersuchen.
- Verwenden Sie die Linse, um die beobachteten Strukturen zu vergrößern und etwaige Anomalien zu erkennen.

Interview:

- Sterilisieren Sie die wiederverwendbaren Teile (Spekulum, Linse) nach jedem Gebrauch.
- Reinigen Sie den Otoskopkopf mit geeigneten Desinfektionstüchern.

2. Nasal-Fibroskop

Beschreibung :

Das **Nasenfaserendoskop** ist ein flexibles Instrument, das zur Untersuchung der Nasenhöhlen und des Nasopharynx verwendet wird. Es ermöglicht eine direkte Beobachtung der inneren Nasenstrukturen und des Kehlkopfes durch eine Glasfaser.

Technische Daten :

- **Durchmesser**: In der Regel 2,8 bis 4 mm, je nach Verwendungszweck (Erwachsene oder Kinder).
- **Länge**: 30-40 cm.

- **Glasfaser**: Überträgt das Bild aus dem Inneren der Nase und der Atemwege.
- **Lichtquelle**: LED oder Halogen, liefert kaltes Licht für eine optimale Beobachtung.

Verwendung :

- Betäuben Sie die Nasenschleimhäute mit einem Lokalanästhetikum-Spray, bevor Sie das Glasfaserendoskop einführen.
- Führen Sie das Glasfaserendoskop vorsichtig in die Nasenhöhle ein und folgen Sie dabei der Anatomie, um dem Patienten Beschwerden oder Schmerzen zu ersparen.
- Beobachten Sie die nasalen Strukturen und den Kehlkopf durch das Okular oder über einen Monitor, wenn das Glasfaserendoskop an eine Kamera angeschlossen ist.

Interview:

- Unmittelbare Reinigung nach jedem Gebrauch mit einer speziellen antiseptischen Lösung für weiche Instrumente.
- Desinfektion durch Eintauchen in ein Sterilisationsbad für empfindliche Innenteile.

3. Audiometer

Beschreibung :

Ein **Audiometer** ist ein Gerät, mit dem das Hörvermögen eines Patienten gemessen wird, indem seine Fähigkeit, verschiedene Tonfrequenzen zu hören, getestet wird. Es wird häufig für das Screening und die Diagnose von Hörverlust verwendet.

Technische Daten :

- **Frequenzen**: Typischer Bereich zwischen 125 Hz und 8000 Hz.

- **Lautstärke**: Einstellbar von -10 dB bis 120 dB.
- **Testarten**: Tonal, Vokal und Knochenleitungstest.
- **Ausgänge**: Kopfhörer für die Luftleitung, Vibrator für die Knochenleitung.

Verwendung :

- Setzen Sie die Kopfhörer auf die Ohren des Patienten und ggf. den Knochenvibrator auf den Warzenfortsatz, um die Knochenleitung zu testen.
- Testen Sie die Fähigkeit des Patienten, Töne unterschiedlicher Intensität und Frequenz zu hören, indem Sie ihn auffordern, zu signalisieren, wenn er einen Ton hört.
- Speichern Sie die Ergebnisse in Form eines Audiogramms zur Analyse.

Interview:

- Reinigen Sie die Ohrhörer nach jedem Gebrauch mit einem Desinfektionsmittel.
- Regelmäßige Überprüfung der Kabel und Anschlüsse, um einen reibungslosen Betrieb zu gewährleisten.
- Regelmäßige Kalibrierung, um die Genauigkeit der Messungen zu gewährleisten.

4. Chirurgisches Mikroskop

Beschreibung :

Das Operationsmikroskop wird bei präzisen chirurgischen Verfahren in der HNO-Heilkunde verwendet, insbesondere bei Eingriffen am Mittelohr. Es ermöglicht eine vergrößerte Darstellung der operierten Bereiche.

Technische Daten :

- **Vergrößerung**: Zwischen x4 und x40, je nach Einstellung.
- **Lichtquelle**: Kaltlicht mit Glasfaseroptik für schattenfreie Beleuchtung.
- **Mobilität**: Auf einem Gelenkarm montiert, der präzise Anpassungen ermöglicht.
- **Einstellungen**: Einstellbarer optischer Zoom und Fokus.

Verwendung :

- Positionieren Sie das Mikroskop über der Operationsstelle, indem Sie die Höhe und den Winkel anpassen.
- Stellen Sie die Vergrößerung und die Beleuchtung so ein, dass feine Strukturen (Trommelfell, Knochenkette usw.) scharf und präzise abgebildet werden.
- Verwenden Sie den Zoom, um zwischen Gesamtansichten und mikroskopischen Details zu navigieren.

Interview:

- Reinigen Sie die Linsen und das Mikroskopstativ mit speziellen Tüchern für optische Geräte.
- Sterilisieren von Zubehör, das mit der Operationsstelle in Berührung kommt (sterile Mikroskopabdeckung).

5. Chirurgischer Staubsauger

Beschreibung :

Die **chirurgische Absaugpumpe** wird zur Entfernung von Sekreten, Flüssigkeiten und Ablagerungen bei chirurgischen Eingriffen oder in der postoperativen Pflege (z. B. nach einem Luftröhrenschnitt) verwendet.

Technische Daten :

- **Saugleistung**: Einstellbar zwischen 0 und 50 L/min.
- **Saugdruck**: Wird zur Vermeidung von Traumata reguliert (zwischen -100 und -600 mmHg).
- **Zubehör**: Absaugkatheter in verschiedenen Größen je nach Verfahren (tracheal, nasal usw.).
- **Behälter** : Steriler Flüssigkeitssammler für den einmaligen oder wiederverwendbaren Gebrauch.

Verwendung :

- Verwenden Sie sterile Absaugkatheter, die für die Größe des Kanals oder der Luftröhre geeignet sind.
- Stellen Sie den Saugdruck entsprechend der Art des Verfahrens und der Empfindlichkeit des Patienten ein.
- Absaugen von Sekreten oder Flüssigkeiten in kontrollierter Weise, um eine Gewebeschädigung zu vermeiden.

Interview:

- Reinigung und Sterilisation des Zubehörs nach jedem Gebrauch (Katheter, Schläuche).
- Entleeren und Reinigen des Flüssigkeitsbehälters.
- Regelmäßige Überprüfung, ob die Absaugpumpe richtig funktioniert.

6. Laryngoskop

Beschreibung :

Das **Laryngoskop** ist ein Instrument, das zur direkten Betrachtung des Kehlkopfs verwendet wird, häufig bei Intubationen oder diagnostischen Untersuchungen der Stimmbänder.

Technische Daten :

- **Klinge**: In verschiedenen Größen (Erwachsene, Kinder) aus Metall oder Hartplastik.
- **Lichtquelle**: LED oder Glasfaser, um die Atemwege zu beleuchten.
- **Griff**: Ergonomisch, manchmal aufladbar bei Versionen mit eingebautem Akku.

Verwendung :

- Führen Sie die Spatel des Laryngoskops in den Mund des Patienten ein und heben Sie die Zunge an, um den Blick auf die Stimmbänder und die Epiglottis freizugeben.
- Verwenden Sie die Lichtquelle, um die Larynxstrukturen zu beobachten, eventuell im Hinblick auf eine Intubation.

Interview:

- Sterilisieren Sie den Objektträger nach jedem Gebrauch, insbesondere bei wiederverwendbaren Objektträgern.
- Regelmäßige Überprüfung, ob die Lichtquelle und die Batterien oder Akkus einwandfrei funktionieren.

Diese nicht erschöpfenden Datenblätter veranschaulichen, wie wichtig es ist, die **Eigenschaften, den Gebrauch** und die **Pflege** der wichtigsten Instrumente, die in einer HNO-Abteilung verwendet werden, genau zu kennen. Die Beherrschung dieser Instrumente ermöglicht es, eine **optimale Pflegequalität** zu gewährleisten und gleichzeitig die in einem medizinischen Umfeld erforderlichen Hygiene- und Sicherheitsstandards einzuhalten.

- Bibliografie und Empfehlungen für weiterführende Literatur (Lektüre, Internetseiten usw.)

343

Hier finden Sie eine Auswahl an **Büchern, Websites** und **Ressourcen,** die Ihnen helfen, Ihr Wissen im Bereich der Hals-Nasen-Ohrenheilkunde (HNO) zu erweitern, sowie bibliografische Empfehlungen, die sowohl klinische als auch technische und praktische Aspekte dieses Fachgebiets abdecken. Diese Ressourcen sind nützlich für Angehörige der Gesundheitsberufe, Studierende und alle, die mehr über die neuesten Entwicklungen, Behandlungsprotokolle und Technologien in der HNO erfahren möchten.

1. Bücher und Nachschlagewerke

Diese Bücher bilden eine solide Grundlage für das Verständnis von HNO-Erkrankungen, chirurgischen Techniken und der Behandlung von Patienten. Sie behandeln sowohl das theoretische Wissen als auch die klinische Anwendung.

1.1 HNO-Fachbücher

- **"Otorhinolaryngology, Head and Neck Surgery"** von John C. Watkinson und Ralph W. Gilbert (2018)
    - Dieses Buch ist ein Standardlehrbuch für HNO-Fachärzte und deckt die Erkrankungen des Kopf- und Halsbereichs, die chirurgischen Techniken und Behandlungsprotokolle umfassend ab.
    - **Themen**: Erkrankungen der Nasennebenhöhlen, der Ohren, des Halses, Schluckstörungen, HNO-Krebs.
- **"Cummings Otolaryngology - Head and Neck Surgery"** von Paul W. Flint et al. (7. Auflage, 2020)

- Dieses mehrbändige Werk gilt als weltweites Standardwerk und ist eine umfassende Ressource für alle Facetten der HNO-Heilkunde, von der Pathologie über die Diagnose bis hin zur Behandlung und Chirurgie.
  - **Themen**: technologische Innovationen, Fortschritte in der HNO-Chirurgie, Diagnose komplexer Pathologien.
- **"Clinical Otology"** von Gordon B. Hughes und Myles L. Pensak (2016)

  - Dieses Buch konzentriert sich besonders auf die Erkrankungen des Ohrs und die damit verbundenen Diagnose- und Behandlungstechniken.
  - **Themen**: Hörstörungen, Mittelohrentzündung, Taubheit, Ohrchirurgie.

1.2 Praktische Bücher für Pfleger und Pflegehelfer

- **"Krankenpflege in der Hals-Nasen-Ohrenheilkunde"** von M.-J. Laigneau und P. Lebel (2019)

  - Ein praktisches Buch für Pflegekräfte, die an der Behandlung von Patienten in einer HNO-Abteilung beteiligt sind. Es behandelt technische Handgriffe, die Sterilisation von Instrumenten und die postoperative Pflege.
  - **Themen**: Postoperative Pflege in der HNO, Patientenbegleitung, HNO-Instrumente.
- **"Praktischer HNO-Leitfaden für Assistenzärzte und Medizinstudenten"** von Vincent Darrouzet et al. (2015)

  - Ein knapper und praktischer Leitfaden für Assistenzärzte und Studenten, der die wichtigsten Diagnosen und Eingriffe im HNO-Bereich abdeckt.

◦   **Themen**: häufige Krankheitsbilder, Behandlungen, technische Handgriffe.

2. Artikel und Fachzeitschriften

Wissenschaftliche Artikel und Fachzeitschriften helfen dabei, über die **neuesten Entdeckungen** und **technologischen Fortschritte** in der HNO-Heilkunde auf dem Laufenden zu bleiben. Hier einige der wichtigsten Zeitschriften :

- **"Das Laryngoskop"**

  ◦ Eine der führenden internationalen Forschungszeitschriften im Bereich HNO. Sie veröffentlicht Artikel über die neuesten chirurgischen Innovationen, neue Behandlungsmethoden und grundlegende Entdeckungen in der Hals-Nasen-Ohrenheilkunde.

  ◦ **Zugriff** : https://onlinelibrary.wiley.com/journal/15314995

- **"JAMA Otolaryngology - Head & Neck Surgery"** (JAMA Otolaryngologie - Kopf- und Halschirurgie)

  ◦ Diese medizinische Fachzeitschrift, die der American Medical Association (AMA) angegliedert ist, deckt ein breites Spektrum an HNO-Themen ab und enthält Originalartikel über klinische Forschung, technologische Innovationen und Fallstudien.

  ◦ **Zugang:** https://jamanetwork.com/journals/jamaotolaryngology

- **"European Archives of Oto-Rhino-Laryngology"** (Europäisches Archiv für Hals-Nasen-Ohrenheilkunde)

  ◦ Eine europäische Fachzeitschrift für HNO-Heilkunde. Sie veröffentlicht regelmäßig Forschungsergebnisse zu Behandlungen,

Diagnosen und Innovationen in der HNO-
Chirurgie.
- ○ **Zugriff** : https://www.springer.com/journal/405

3. Websites und Online-Plattformen

Diese **Websites** und **Online-Plattformen** bieten zusätzliche
Ressourcen zur Vertiefung von Wissen, Zugang zu Schulungen
oder Multimedia-Ressourcen im HNO-Bereich.

3.1 Pädagogische Ressourcen und Berufsverbände

- **American Academy of Otolaryngology - Head and
  Neck Surgery (AAO-HNS)**

  - ○ Diese Website bietet **Bildungsressourcen**, Online-
    Schulungen und Forschungsartikel zu HNO-
    Erkrankungen. Sie ist eine Referenz für Fachleute
    auf diesem Gebiet.
  - ○ **Zugriff** : https://www.entnet.org/
- **Französische Gesellschaft für Oto-Rhino-Laryngologie
  (SFORL)**

  - ○ Die SFORL-Website bietet Leitfäden zur guten
    Praxis, offizielle Empfehlungen und pädagogische
    Ressourcen für französischsprachige Fachkräfte.
  - ○ **Zugriff** : https://www.sforl.org/
- **ENT UK**

  - ○ Die Website des britischen HNO-Verbands bietet
    populärwissenschaftliche Artikel für die breite
    Öffentlichkeit, aber auch spezielle Ressourcen für
    Ärzte und Pflegepersonal, insbesondere zum
    Thema Weiterbildung.
  - ○ **Zugriff** : https://www.entuk.org/

3.2. Plattformen für die Weiterbildung

- **Medscape HNO**

  - Medscape ist eine weltweite Plattform, die Fachartikel und Online-Lernmodule anbietet. Der HNO-Bereich enthält Nachrichten, Fallstudien und Forschungsanalysen.
  - **Zugang:** https://www.medscape.com/otolaryngology
- **Coursera** (Schulungen in HNO-Medizin)

  - Coursera bietet Online-Kurse von führenden Universitäten und medizinischen Einrichtungen mit speziellen Modulen zu HNO, Hörgesundheit und dem Umgang mit Atemwegserkrankungen.
  - **Zugriff** : https://www.coursera.org/

4. Konferenzen und Kongresse

Die Teilnahme an **Kongressen** und **Konferenzen** ermöglicht es Gesundheitsfachkräften, sich über die neuesten Innovationen und Entdeckungen im HNO-Bereich auszutauschen und gleichzeitig ihr berufliches Netzwerk zu stärken.

- **Weltkongress der Oto-Rhino-Laryngologie**

  - Diese internationale Veranstaltung ist der ideale Ort, um sich über die neuesten Entwicklungen in der HNO zu informieren. Es werden Vorträge über Chirurgie, innovative Behandlungsmethoden und neue Technologien gehalten.
  - **Informationen** : https://www.ifosworld.org/
- **SFORL - Nationaler Kongress der Französischen HNO-Gesellschaft**

  - Diese Veranstaltung bringt jedes Jahr die französischsprachigen HNO-Fachleute zusammen, um sich über Forschung und Innovationen in diesem Bereich auszutauschen. Es ist ein unumgängliches Treffen für HNO-Fachärzte in Frankreich.

  ◦ **Zugriff** : https://www.sforl.org/congres/

5. Andere digitale Ressourcen

Für Fachleute, die **multimediale Medien erkunden** möchten, bieten einige Plattformen schließlich **chirurgische Videos**, **Webinare** oder **Podcasts** an, die sich speziell mit HNO befassen.

- **ENT Masterclass**

  ◦ Diese Website bietet Lehrvideos und Online-Vorträge zu verschiedenen HNO-Themen, einschließlich chirurgischer Demonstrationen und Vorlesungen.
  ◦ **Zugriff** : https://www.entmasterclass.com/
- **YouTube - Medizinische Kanäle, die auf HNO spezialisiert sind**

  ◦ Viele HNO-Fachleute teilen erklärende Videos und chirurgische Demonstrationen auf YouTube. Suchen Sie nach Kanälen, die der Hals-Nasen-Ohren-Heilkunde gewidmet sind, um **Webinare**, **chirurgische Eingriffe** oder **theoretische Vorlesungen** zu verfolgen.

Diese **Lektüre**, **Websites** und **Multimedia-Ressourcen** bilden eine solide Grundlage für die Vertiefung Ihres HNO-Wissens. Sie decken sowohl technische, klinische als auch theoretische Aspekte ab und bieten gleichzeitig Möglichkeiten zur Weiterbildung und zum Austausch mit anderen Fachleuten.

www.ingramcontent.com/pod-product-compliance
Lightning Source LLC
Chambersburg PA
CBHW072135290526
45794CB00004B/1321